全国中医药行业高等教育"十四五"创新教材
河南省"十四五"普通高等教育规划教材

中医康复治疗技术

（供中医康复学、康复治疗学、运动康复等专业用）

主　编　冯晓东　邢红霞

全国百佳图书出版单位
中国中医药出版社
·北京·

图书在版编目（CIP）数据

中医康复治疗技术 / 冯晓东，邢红霞主编. —北京：中国中医药出版社，2024.1（2025.1重印）

全国中医药行业高等教育"十四五"创新教材

ISBN 978-7-5132-8542-1

Ⅰ.①中… Ⅱ.①冯… ②邢… Ⅲ.①中医学—康复医学—中医学院—教材 Ⅳ.① R247.9

中国国家版本馆 CIP 数据核字（2023）第 216833 号

中国中医药出版社出版
北京经济技术开发区科创十三街 31 号院二区 8 号楼
邮政编码 100176
传真 010-64405721
河北省武强县画业有限责任公司印刷
各地新华书店经销

开本 787×1092 1/16 印张 21.25 彩插 0.75 字数 492 千字
2024 年 1 月第 1 版 2025 年 1 月第 4 次印刷
书号 ISBN 978-7-5132-8542-1

定价 87.00 元
网址 www.cptcm.com

服 务 热 线 010-64405510
购 书 热 线 010-89535836
维 权 打 假 010-64405753

微信服务号 zgzyycbs
微商城网址 https://kdt.im/LIdUGr
官方微博 http://e.weibo.com/cptcm
天猫旗舰店网址 https://zgzyycbs.tmall.com

如有印装质量问题请与本社出版部联系（010-64405510）
版权专有 侵权必究

全国中医药行业高等教育"十四五"创新教材
河南省"十四五"普通高等教育规划教材

《中医康复治疗技术》编委会

主　　编　冯晓东（河南中医药大学康复医学院）
　　　　　　邢红霞（新乡医学院第三附属医院/新乡医学院康复学院）

副 主 编　郑　婕（河南中医药大学康复医学院）
　　　　　　关晨霞（郑州大学第五附属医院）
　　　　　　孙　岩（河南中医药大学康复医学院）
　　　　　　袁志垚（新乡医学院三全学院康复医学院）
　　　　　　吴　楠（河南中医药大学康复医学院）

编　　委（以姓氏笔画为序）
　　　　　　王欣雨（河南中医药大学康复医学院）
　　　　　　王国胜（郑州大学第五附属医院）
　　　　　　申利坊（郑州大学第五附属医院）
　　　　　　刘永涛（河南中医药大学第一附属医院）
　　　　　　许国防（河南中医药大学康复医学院）
　　　　　　张华锴（郑州工业应用技术学院医学院）
　　　　　　张海丹（新乡医学院第三附属医院）
　　　　　　金小琴（河南中医药大学康复医学院）
　　　　　　赵婧先（河南中医药大学针灸推拿学院）
　　　　　　姜玉莹（新乡医学院第三附属医院）
　　　　　　高玲莉（河南中医药大学康复医学院）
　　　　　　郭　宇（河南中医药大学康复医学院）
　　　　　　曹世霞（郑州工业应用技术学院医学院）
　　　　　　程　雪（河南中医药大学康复医学院）

编写说明

中医康复学是一门新兴学科，是在中医学理论指导下，采用各种中医康复治疗技术和方法，改善和预防伤病残者的身心功能障碍，增强自理能力，使其重返社会，提高生存质量的一门学科。"中医康复"存在虽然久远，但独立作为一门专业仍属新兴学科。河南中医药大学康复医学院通过专业、课程和教材建设形成有益探索经验，创设了《中医康复学导论》《中医康复基本功》《中医康复治疗技术》《中医康复学》《中医康复医籍选》(《中医康复经典选读》)及《中医康复综合能力实训》六门中医康复学专业系列课程及教材，形成了一个从基础到技术再到临床的课程教材体系。

中医康复治疗技术种类繁多，内容丰富，具有简、便、廉、验的特点。本教材重点介绍针灸康复疗法、推拿康复疗法、中药康复疗法、传统运动康复疗法、中医饮食疗法、情志疗法、五行音乐疗法等。各种康复方法均有其独特的基本理论、基本操作和适用范围。

本教材第一章对中医康复治疗技术进行概述。在第二至四章，重点介绍了经络系统的构成和循行分布规律，腧穴的分类和主治规律，腧穴的定位方法，特定穴的概念和应用，十四经脉的循行及各经腧穴的定位、主治和操作要点等。第五章重点介绍针灸康复疗法的基本操作和应用，包括毫针刺法的基本操作，灸法、刮痧、拔罐的操作，以及其他常用特殊针法如三棱针、皮肤针、皮内针、电针、头针、耳针的操作方法及适应证等。第六至七章详细介绍了推拿康复疗法的基础知识，以及临床常用推拿手法的动作要领、注意事项、适应证和禁忌证等。第八章中药康复疗法包括常用的中药内治法和外治法的原则、方法、适应证，以及临床常见疾病的内外治法的处方选择。第九章传统运动康复疗法主要介绍六字诀、八段锦、五禽戏和易筋经的习练方法和康复应用等。第十章其他传统康复疗法包括穴位埋线、穴位注射、火针等特殊针法，以及中医饮食疗法、情志疗法、五行音乐疗法等自然疗法。本教材可提供中医康复学、康复治疗学、运动康复等专业用。

本教材是河南省"十四五"普通高等教育规划教材建设项目（新编教材）重点项目，编委会由高等中医药院校及三甲医院长期从事中医康复专业、具有丰富教学经验和临床经验的学者组成。编写分工如下：编写说明由冯晓东编写，第一章由冯晓东、许国防编写，第二至四章由邢红霞、郑婕、高玲莉、王欣雨、郭宇、曹世霞编写，第五章由关晨霞、吴楠、申利坊、王国胜编写，第六至七章由袁志垚、孙岩、姜玉莹、张海丹编写，第八章由程雪、许国防编写，第九章由郑婕、刘永涛、赵婧先编写，第十章由金小琴、张华锴编写。

在此感谢本教材的全体编写人员，感谢他们在繁忙的工作中为本书所作的贡献，感谢所有为我们提供帮助的人们，感谢在本教材中被引用过文献资料的国内外专家，感谢中国中医药出版社的大力支持。为使本教材内容日臻完善，希望广大师生对本教材中的不妥或错误之处给予批评和指正。

《中医康复治疗技术》编委会
2023 年 8 月

目 录

第一章 中医康复治疗技术概述 1
第一节 中医康复治疗技术的概念和内容 1
第二节 中医康复治疗技术的发展简史 2
一、远古至秦汉时期 2
二、晋唐时期 5
三、宋元时期 6
四、明清时期 7
五、近现代时期 9
第三节 中医康复治疗技术和现代康复疗法的关系 10
一、中医康复治疗技术的分类与特点 10
二、现代康复疗法的分类与特点 12
三、中医康复治疗技术与现代康复疗法间的联系与区别 13
第四节 中医康复治疗技术的发展展望 14
一、患者和社会发展的需要 14
二、中医康复治疗技术的社区化发展 14
三、中医康复治疗技术的现代化 14
四、中医康复治疗技术走向世界 15

第二章 经络总论 16
第一节 经络系统的组成 16
一、十二经脉 16
二、奇经八脉 19
三、十二经别 21
四、十五络脉 22
五、十二经筋 22
六、十二皮部 23
第二节 经络的作用和经络学说的临床应用 24
一、经络的作用 24
二、经络学说的临床应用 25

第三章 腧穴总论 27
第一节 腧穴的分类和命名 27
一、腧穴的分类 27
二、腧穴的命名 28
第二节 腧穴的主治特点和规律 28
一、腧穴的主治特点 28
二、腧穴的主治规律 29
第三节 特定穴 30
一、五输穴 31
二、原穴、络穴 33
三、郄穴 34
四、背俞穴、募穴 35
五、下合穴 36
六、八会穴 36

七、八脉交会穴 …………… 37
　　八、交会穴 ………………… 38
　第四节　腧穴的定位方法 ……… 38
　　一、体表解剖标志定位法 …… 38
　　二、骨度折量定位法 ………… 39
　　三、指寸定位法 ……………… 40
　　四、简便定位法 ……………… 42

第四章　经络腧穴各论 ………… 43

　第一节　手太阴肺经及其腧穴 …… 43
　　一、经脉循行 ………………… 43
　　二、主要病候 ………………… 44
　　三、主治概要 ………………… 44
　　四、本经腧穴（11穴） ……… 44
　第二节　手阳明大肠经及其腧穴 … 48
　　一、经脉循行 ………………… 48
　　二、主要病候 ………………… 49
　　三、主治概要 ………………… 49
　　四、本经腧穴（20穴） ……… 49
　第三节　足阳明胃经及其腧穴 …… 55
　　一、经脉循行 ………………… 55
　　二、主要病候 ………………… 56
　　三、主治概要 ………………… 56
　　四、本经腧穴（45穴） ……… 56
　第四节　足太阴脾经及其腧穴 …… 67
　　一、经脉循行 ………………… 67
　　二、主要病候 ………………… 68
　　三、主治概要 ………………… 69
　　四、本经腧穴（21穴） ……… 69
　第五节　手少阴心经及其腧穴 …… 74
　　一、经脉循行 ………………… 74
　　二、主要病候 ………………… 75
　　三、主治概要 ………………… 75
　　四、本经腧穴（9穴） ……… 75
　第六节　手太阳小肠经及其腧穴 … 79
　　一、经脉循行 ………………… 79
　　二、主要病候 ………………… 80
　　三、主治概要 ………………… 80
　　四、本经腧穴（19穴） ……… 80
　第七节　足太阳膀胱经及其腧穴 … 85
　　一、经脉循行 ………………… 85
　　二、主要病候 ………………… 87
　　三、主治概要 ………………… 87
　　四、本经腧穴（67穴） ……… 87
　第八节　足少阴肾经及其腧穴 …… 101
　　一、经脉循行 ………………… 101
　　二、主要病候 ………………… 102
　　三、主治概要 ………………… 102
　　四、本经腧穴（27穴） ……… 103
　第九节　手厥阴心包经及其腧穴
　　　　　…………………………… 109
　　一、经脉循行 ………………… 109
　　二、主要病候 ………………… 110
　　三、主治概要 ………………… 110
　　四、本经腧穴（9穴） ……… 110
　第十节　手少阳三焦经及其腧穴
　　　　　…………………………… 113
　　一、经脉循行 ………………… 113
　　二、主要病候 ………………… 114
　　三、主治概要 ………………… 115
　　四、本经腧穴（23穴） ……… 115
　第十一节　足少阳胆经及其腧穴
　　　　　…………………………… 120
　　一、经脉循行 ………………… 120
　　二、主要病候 ………………… 122
　　三、主治概要 ………………… 122
　　四、本经腧穴（44穴） ……… 122
　第十二节　足厥阴肝经及其腧穴
　　　　　…………………………… 133
　　一、经脉循行 ………………… 133
　　二、主要病候 ………………… 134
　　三、主治概要 ………………… 134
　　四、本经腧穴（14穴） ……… 134

第十三节　奇经八脉及其相关腧穴 ……………………………………… 137
 一、督脉及其腧穴 …………… 137
 二、任脉及其腧穴 …………… 146
 三、冲脉及其交会腧穴 ……… 153
 四、带脉及其交会腧穴 ……… 154
 五、阴维脉及其交会腧穴 …… 154
 六、阳维脉及其交会腧穴 …… 154
 七、阴跷脉及其交会腧穴 …… 155
 八、阳跷脉及其交会腧穴 …… 155

第十四节　常用经外奇穴 …… 155
 一、头颈部穴 ………………… 155
 二、胸腹部穴 ………………… 159
 三、背部穴 …………………… 160
 四、上肢部穴 ………………… 162
 五、下肢部穴 ………………… 166

第五章　针灸康复疗法 …… 170

第一节　针灸康复疗法简介 … 170
 一、针灸疗法的现代应用 …… 170
 二、针灸疗法的治疗作用 …… 170
 三、针灸疗法在康复医学中的应用 ……………………… 171

第二节　毫针针刺疗法 ……… 171
 一、毫针的构造、规格、选择和检查 ……………………… 172
 二、练针 ……………………… 173
 三、进针前的准备 …………… 175
 四、持针法 …………………… 176
 五、进针方法 ………………… 176
 六、进针的方向、角度与深度 ……………………………… 179
 七、行针手法 ………………… 181
 八、针刺得气 ………………… 183
 九、针刺补泻 ………………… 184
 十、留针 ……………………… 186
 十一、出针 …………………… 187
 十二、针刺异常情况的预防及处理 ………………………… 187
 十三、针刺的注意事项 ……… 190

第三节　灸法 ………………… 191
 一、灸法的作用及补泻 ……… 191
 二、灸法的分类、操作方法及适应证 ……………………… 192
 三、施灸的注意事项 ………… 197

第四节　拔罐疗法 …………… 198
 一、罐的种类 ………………… 198
 二、拔罐的方法 ……………… 199
 三、拔罐法的临床应用 ……… 200
 四、拔罐法的作用和适应范围 ……………………………… 202
 五、拔罐的注意事项 ………… 202

第五节　刮痧疗法 …………… 203
 一、刮痧用具及辅助材料 …… 204
 二、操作方法 ………………… 204
 三、适应证与禁忌证 ………… 207
 四、刮痧疗法的注意事项 …… 208

第六节　头针法 ……………… 208
 一、标准头穴线的定位和主治 ……………………………… 209
 二、适用范围 ………………… 212
 三、操作方法 ………………… 212
 四、注意事项 ………………… 213

第七节　耳针法 ……………… 213
 一、耳与经络脏腑的关系 …… 214
 二、耳郭表面解剖 …………… 214
 三、耳穴的分布 ……………… 216
 四、耳穴的部位和主治 ……… 216
 五、耳针的临床应用 ………… 225

第八节　其他针刺疗法 ……… 228
 一、三棱针法 ………………… 228
 二、皮肤针法 ………………… 230
 三、皮内针法 ………………… 232

四、电针法 …………………………… 234

第六章　推拿康复疗法总论 …… 237

第一节　推拿基础知识 ………… 237
一、推拿康复疗法的定义和特点
………………………………… 237
二、推拿手法的分类 …………… 237
三、推拿手法的基本要求 ……… 238
四、推拿的适应证与禁忌证 …… 239
五、推拿手法的操作体位 ……… 240
六、推拿意外的处理及预防 …… 241
七、推拿临床常用的介质 ……… 244

第二节　推拿常用检查方法 …… 245
一、推拿经络按诊法 …………… 245
二、特殊功能检查 ……………… 246

第七章　推拿基本手法 ………… 250

第一节　摆动类手法 …………… 250
一、一指禅推法 ………………… 250
　附一：缠法 ………………… 251
　附二：跪推法 ……………… 251
二、一指禅偏锋推法 …………… 252
　附：推摩法 ………………… 252
三、滚法 ………………………… 253
　附：滚法 …………………… 254
四、揉法 ………………………… 254

第二节　摩擦类手法 …………… 255
一、摩法 ………………………… 255
二、推法 ………………………… 256
　附：刮法 …………………… 257
三、擦法 ………………………… 257
四、抹法 ………………………… 258

第三节　挤压类手法 …………… 259
一、按法 ………………………… 259
　附：指压法 ………………… 260
二、点法 ………………………… 260
　附：掐法 …………………… 261

三、捏法 ………………………… 262
四、拿法 ………………………… 262
　附一：拿揉法 ……………… 263
　附二：抓法 ………………… 264
五、搓法 ………………………… 264
　附一：搓揉法 ……………… 265
　附二：捻法 ………………… 265
六、拨法 ………………………… 266

第四节　叩击类手法 …………… 266
一、拍法 ………………………… 267
二、击法 ………………………… 267
　附：啄法 …………………… 268
三、弹法 ………………………… 269

第五节　振动类手法 …………… 269

第六节　运动关节类手法 ……… 270
一、摇法 ………………………… 270
二、拔伸法 ……………………… 272
　附：勒法 …………………… 274
三、屈伸法 ……………………… 275
四、背法 ………………………… 276
五、扳法 ………………………… 277

第八章　中药康复疗法 ………… 282

第一节　中药康复疗法简介 …… 282
一、中药内治法概述 …………… 282
二、中药外治法概述 …………… 285

第二节　中药内治法 …………… 286
一、作用机制 …………………… 286
二、处方原则 …………………… 286
三、处方配伍 …………………… 288
四、适用范围和注意事项 ……… 289

第三节　中药外治法 …………… 292
一、作用原理 …………………… 292
二、治疗原则 …………………… 293
三、外治方法分类 ……………… 293
四、外治方药及适应证 ………… 297
五、适用范围和注意事项 ……… 300

第九章 传统运动康复疗法 …… 303

第一节 传统运动康复疗法锻炼的基本原则 …… 303
一、松静自然 …… 303
二、灵活准确 …… 304
三、圆软柔和 …… 304
四、意气合一 …… 304
五、树立三心 …… 305
六、循序渐进 …… 305

第二节 传统运动康复疗法的作用 …… 305
一、增力添劲，强筋壮骨 …… 305
二、调和气血，疏通经络 …… 306
三、协调脏腑，平衡阴阳 …… 306
四、扶正祛邪，培育元气 …… 307
五、养生益智，延年益寿 …… 307

第三节 四种常见传统运动康复疗法 …… 308
一、六字诀 …… 308
　附：功法口诀 …… 309
二、八段锦 …… 310
　附：功法口诀 …… 311
三、五禽戏 …… 311
　附：功法口诀 …… 312
四、易筋经 …… 313
　附：功法口诀 …… 315

第十章 其他传统康复疗法 …… 316

第一节 穴位埋线 …… 316
一、治疗原理 …… 316
二、治疗特点 …… 316
三、器材和穴位选择 …… 316
四、注意事项 …… 317
五、术后反应 …… 317

第二节 穴位注射 …… 318
一、操作方法 …… 318
二、适用范围 …… 319
三、常用药物 …… 319
四、注意事项 …… 319

第三节 火针疗法 …… 320
一、操作方法 …… 320
二、适用范围 …… 320
三、注意事项 …… 321

第四节 中医饮食疗法 …… 321
一、作用机制 …… 321
二、注意事项 …… 323

第五节 情志疗法 …… 324
一、喜伤心，恐胜喜 …… 324
二、怒伤肝，悲胜怒 …… 324
三、思伤脾，怒胜思 …… 324
四、忧伤肺，喜胜忧 …… 324
五、恐伤肾，思胜恐 …… 325

第六节 五行音乐疗法 …… 325
一、作用机制 …… 325
二、适用范围 …… 326
三、注意事项 …… 326

主要参考书目 …… 328

第一章 中医康复治疗技术概述

康复译自英文 rehabilitation，是指通过综合、协调地应用各种措施，消除或减轻病、伤、残者身心及社会功能障碍，达到或保持最佳功能水平，同时改善患者与环境的关系，增强患者的自理能力，使其重返社会。《素问·五常政大论》："其久病者，有气从不康……必养必和，待其来复……"这是"康复"一词在医书中的最早记载。《尔雅》中分别对"康"与"复"进行了解释，认为"康，安也""复，返也"，故康复二字的合意是恢复健康或平安。

由于中西方对"康复"一词的解释不同，社会上形成了康复就是疾病恢复的认识误区。实际上，在临床上虽然对疾病或创伤进行了积极的医疗救治，但其身心功能、社会功能一旦受到损伤，导致躯体、心理、精神和社会能力产生功能障碍，甚至形成残疾，其健康水平是无法恢复到伤病前状态的。康复就是针对这些功能障碍进行相应的康复治疗，从生理、心理及社会等方面进行全面康复，使其恢复功能、改善残存功能和提高潜在能力，实现独立生活、学习和工作。因此，康复不等同于恢复，它以功能障碍为主导，主要研究功能障碍的预防、评定和治疗等问题。在临床上，凡是因疾病、损伤、先天畸形、老龄及亚健康状态等情况导致的各种功能障碍，均属于康复的治疗范畴。

中医康复治疗技术即是在中医康复理论的指导下，综合运用一系列中医传统康复方法，使患者的功能障碍得以改善或恢复，帮助他们最大限度地恢复生活自理能力和日常生活活动能力，使他们在身体、心理、职业和社会活动等方面都得到最大限度的恢复，能够充分参与社会生活，以减轻家庭和社会的负担。

第一节 中医康复治疗技术的概念和内容

中医康复治疗技术是以中医理论为基础，以整体观、功能观、辨证观和正气观为核心，针对病、伤、残者的功能障碍，通过针灸推拿、中药内外治、理筋正骨、运动疗法、饮食疗法、五行音乐疗法、文娱疗法等一系列传统康复方法的治疗，达到消除或减轻患者功能障碍、提高生存质量、回归社会的目的。

中医康复治疗技术内容丰富，包括利用工具作用于人体的针刺、艾灸、拔罐、刮痧、放血等疗法；通过手法治疗的推拿、理筋、正骨等方法；中药疗法则分为内服和外治，中药外治中囊括了中药热敷、熏蒸、熏洗、敷贴、脐疗、膏药、芳香等方法；运动疗法中有太极拳、八段锦、五禽戏、易筋经、六字诀、捧气贯顶法、三心并站庄、形神庄等传统运动；中医饮食中有药膳、药粥、药酒、药茶等不同方式；文娱疗法则有舞蹈、琴棋书画、花木园艺、垂钓旅游等手段；还有五行音乐、鼻内吹药、中药灌肠、中药涂擦、泉水疗法、森林疗法、空气疗法、日光疗法等。本教材重点介绍针灸康复疗法、推拿康复疗法、中药康复疗法、传统运动康复疗法、中医饮食疗法、情志疗法、五行音乐疗法等。

第二节　中医康复治疗技术的发展简史

中医康复治疗技术在我国传统医学发展历史长河中，逐步形成了自己独特的理论体系及有效的治疗方法，其形成和发展的历史大体分为五个时期。

一、远古至秦汉时期

这一时期的中医康复治疗技术发展分为两个阶段，第一阶段是从远古时期至公元前22世纪，是中医康复治疗技术的萌芽阶段；第二阶段是从公元前21世纪到汉代，是中医康复治疗技术理论体系的建立阶段。

（一）中医康复治疗技术的萌芽阶段

从远古至公元前22世纪，人类为了生存和繁衍，在与自然灾害、猛兽、疾病作斗争的过程中，逐渐产生了原始的医疗和保健活动，医疗技术和手段也是个别、具体和零散的，没有形成相应的体系，这一时期是中医康复技术的萌芽阶段。

远古时期时经常造成创伤。当出现疼痛时，自然地用手去抚摸、按揉以达到止痛的效果；出血时便本能地用手按压以止血；损伤局部隆起时，又本能地通过抚摸、揉动使隆起变小或消失，从而缓解肿痛。经过长期的认识与实践，人类从无意识的偶然动作中摸索出能够祛病的抚摸按揉手法，这就是推拿按摩、理筋正骨的康复技能萌芽。

砭石，是我国古代最早发明和使用的一种最原始的医疗用具，是距今一万多年前新石器时代的产物。在旧石器时代，虽然可以通过手的抚摸和按压缓解病痛，但手的力量不能持久，人类将注意力转移到身体外的其他工具上。最初随手抓一块石头在病患处下意识地刮、擦、压、刺，到了新石器时代，人类逐渐学会了制造石斧、石锛、石铲、石刀、石碾、石磨盘等磨制石器，也制出了用于治病的各种各样的"砭石"，如砭块、砭锥、砭棒、砭板等，在砭石治疗技术方面已有了压、刮、擦、刺、划、滚、挑、叩、温、凉、割等方法，形成了一种以石质工具为主的康复治疗技术。全元起在《黄帝内经·素问》注中明确指出："砭石者，是古外治之法，有三名，一针石，二砭石，三镵石，其实一也。古来未能铸铁，故用石为针。"说明砭石作为一种治疗针具，常用来切开痈肿，排脓放血，是一种以针刺为主要治疗手段的康复方法。在我国古代，除了砭石之外，用于疾病康复的还有骨针、陶针和竹针等，都是现代针刺疗法的雏形。

灸法源于火的发现和使用。人们在长期用火的过程中，偶然发现病痛经火的烧灼、烘烤可以缓解或消除，继而学会用兽皮或树皮包裹烧热的石块、砂土对局部热熨或以树木的枝叶做燃料，对局部进行温热刺激，驱散寒邪，温暖胸腹、腰背和肢体关节。《说文解字》谓:"灸,灼也。"说明"灸"字本身的含义,即为长时间地用"火"治病,形成了利用温热刺激治疗疾病的灸法。

先民在与大自然斗争过程中,不仅解决了食物资源问题,同时发现了药物,为人类生存、健康维护和疾病康复提供了一种重要方法。原始人在长期的生产与生活体验中,逐渐熟悉了多种可食用植物的营养,也逐渐认识了某些植物的毒性以及催吐、泻下与止痛等药用功能,久而久之积累了辨别食物和药物的经验,也逐步了解了一些植物药的知识,这就是早期植物药的发现。由于生产工具的进步,弓箭的发明,人类开始了狩猎及畜牧。人们在认识肉类食物营养知识的同时,也逐渐发现了某些动物的脂肪、血液、骨髓和内脏等部位具有治疗作用,这就是动物药的开始。随后,采矿和冶炼技术不断提高,一些矿物的治疗作用也被发现,逐渐产生了矿物药。在对植物、动物、矿物的营养及药物功效认识的基础上,产生了中药疗法和饮食疗法。

原始人在生产实践过程中,偶然发现了一些解决病痛的方法,经过不断地探索和经验的积累,认识和掌握中医康复治疗技术的知识日益丰富,当经验积累到一定程度人们就会追溯其本质和原因,进入下一步的理论整理阶段,这一时期是中医康复治疗技术的萌芽时期。

(二) 中医康复治疗技术理论体系的建立阶段

从公元前 21 世纪至汉代,我们的祖先从早期对传统康复技术的简单应用,到对疾病的病因、病机、诊断和治疗等方面的认识逐渐深入,逐步将积累的医药经验进行总结和提升,建立了中医康复治疗技术的理论体系。

先秦时期成书的《黄帝内经》是我国现存最早的一部医学著作,其阴阳五行学说、整体观念、藏象学说及经络学说等,奠定了中医学的理论基础,同样成为了中医康复治疗技术理论体系的核心。《黄帝内经》中广泛应用了针灸、气功、导引、按摩、热熨、饮食、体育、调摄情志等康复方法。在康复思想方面,提出无论是防病还是病后康复,都必须以四时阴阳为根本,要顺应自然,做到"春夏养阳,秋冬养阴",强调了未病先防、既病防变、病后防复的康复思想。在中医康复治疗技术的治病原则上,总结出"杂合以治,各得其所宜""三因制宜"及"善治者治皮毛,其次治肌肤,其次治筋脉,其次治六腑,其次治五脏。治五脏者半死半生矣"。在具体的方法上,《黄帝内经》在非药物疗法和药物疗法的应用方面,提出了"毒药治其内,针石治其外"的基本方法,强调治法应随病情不同而灵活改变,提倡应当"杂合以治",综合治疗。其中,在饮食疗法上,《黄帝内经》按照五行理论把谷物、瓜果、畜肉、菜蔬等分为五类,五味分别归属五脏,与人的生理病理和疾病康复有机结合起来,强调了合理饮食搭配对养生保健及病后康复十分重要。书中载有 13 方,内服方仅 10 首,属于药膳就达 6 首之多。情志疗法中,阐述了情志变化与五脏之间的相互关系,强调疾病康复"必先治神",说明神乃身形之主,神不守则体不康,对于疾病康复更重要的是静以养神为基础,中医康复要做到形神兼养,强调"形体不敝,精神不散""形与神俱,则尽终其天年"。在导引疗法中,针对"痿""厥"这一类肌肉挛缩甚至瘫痪的患者,提出采用导引、按跷等方法促进功能的康复。综上所述，《黄帝内经》中所载的注意周围环境、避免情绪波动、饮食宜忌和坚持气功导引等原则，为中医康复确定了良好的理论基础。

东汉名医张仲景在其所著《伤寒杂病论》中提出了著名的"观其脉证，知犯何逆，随证治之"的辨证论治思想，他创立的辨证论治体系对中医临床康复的发展有重要指导意义。其涉及的具体康复方法包括内治法、外治法、体育疗法、饮食疗法、针灸疗法等。在《伤寒杂病论》中还创制了许多非常实用的药膳经方，如"当归生姜羊肉汤""百合鸡子汤""猪肤汤""甘麦大枣汤"等，为后世制订了配制和施用药膳的指导原则及应用实例。同时在《金匮要略》中阐述了虚劳、眩晕、血痹、消渴、心痛、中风等许多慢性疾病的康复方法，开中药康复疗法之先河，他所创的治疗方法与中药至今仍在有效地指导临床实践。

这一时期，中药知识的积累促进了中药疗法的发展，夏朝的时候，人类对疾病已有比较深刻的认识，并发明了酒和汤液，以酒"通血脉、行药势"；商代，伊尹在《汤液经》中明确记载酒的治疗作用与康复作用。随着酒和汤液的应用，药法逐步形成了中药内服和外用两种治疗方法。《山海经》记载了食、汤服、沐浴、佩戴、涂抹等多种用药方法；至东汉时期，我国现存最早的一部药物学专著《神农本草经》问世，书中记载了365种药物，分为上中下三品，其中植物药252味、动物药67味、矿物药46味。书中概括地记述了"七情合和""四气五味""君臣佐使"等药物学理论和配伍规则，在几千年的用药实践中发挥了巨大作用。

针法与灸法均是建立在经络理论体系上的治疗方法，在《黄帝内经》中形成了完整的经络系统，即十二经脉、十五络脉、十二经筋、十二经别等，并对腧穴、针灸的方法、针刺适应证和禁忌证等也作了详细的论述。针法与灸法的材料上，从夏、商、周开始，随着社会的发展，冶金术的发明和进步，针具逐渐发展到铁针、金针、银针等，金属针具取代了砭石尖骨，特别是九针的出现，使针刺技术得到进一步提高，为针刺康复方法的发展提供了必要条件。与针具不断发展的同时，灸疗的材料也进行着不断的演变，《黄帝虾蟆经》记载了古代的一种木灸，即用松、柏、竹、桔、榆、枳、桑、枣等木为灸，称"八木之火"，每一种木灸各有不同的主治病证。后来由于艾叶的易燃、气味芳香、遍地生长和易于加工贮存等优点，被后世启用为灸治的主要药物。

导引养生康复，在我国已有悠久的历史。在夏、商、西周时期，对儿童的教育即以"六艺"为基本内容，要求幼儿文武兼修，对身体训练的要求尤为严格，其中"乐舞"就是重要内容之一。"教之以舞，所以均调其血气，而收束其筋骸，调畅其精神，而涵养其心术，是以气血和平，耳目聪明，移风易俗，天下皆宁。"到了春秋、战国时期，"导引"术有了较大的发展，并有了一定的理论和方法，对防病祛病具有重要意义。马王堆汉墓出土的帛画《导引图》是现存最早的医疗体操图。内容十分丰富，所载几十种呼吸与引挽肢体的运动姿势，动作姿态大致分为呼吸运动、肢体运动和持械运动三类，说明这时的导引，不仅用于防病保健，而且也用于康复治疗。《却谷食气》为马王堆帛书，是我国现存最早的气功导引专著，主要记载了导引行气的方法和四时食气的宜忌。东汉名医华佗也通晓导引养生康复之术，他在继承古代导引、行气、吐纳等功法的基础上，模仿虎、鹿、熊、猿、鸟（鹤）等五种禽兽的神态和动作，编成了"五禽戏"，是我国第一套由医生编成的医疗体操。五禽戏作为一种重要的气功导引康复疗法，既能防病健身，又能促使患者康复，对后世影响极为深远，至今沿用。

饮食疗法用于疾病康复在我国也有漫长的历史。有文献记载商汤的宰相伊尹，不仅精通烹调之术，亦谙熟疗疾之道，被尊为"先医"，并著有《汤液经》，其中记载了不少以烹调之法疗疾的内容。《吕氏春秋·本味》中记载伊尹有"调和之事，必以甘酸苦辛咸，先后多少，其齐甚微，皆有自起"。商代伊尹制作的汤液，对后来饮食卫生和食疗药膳起了促进作用。至周代，宫廷内设置了"食医"一职，如《周礼·天官》中记载的食医有"中士二人，掌和王之六食、六膳、百馐、百酱、八珍之齐"。说明了可以通过"五味、五谷、五药养其病"，认识到药膳食疗对身体具有的保健、预防、康复疾病等重要作用。秦汉以后，随着祖国医药学的发展，药膳亦随之发展完善起来。

这一阶段，成立了一些专门的康复机构，如齐国宰相管仲设立了聋哑、肢体运动障碍、精神心理障碍等病伤残患者的康复中心，对他们进行康复治疗，被认为是我国最早的康复医疗专门机构。

二、晋唐时期

晋唐时期的康复医疗水平不断提高，康复方法和手段也越来越多，积累了较为丰富的经验，产生了大量中医康复治疗技术的专著和综合类的医书，是中医康复治疗技术的全面发展时期。

晋代皇甫谧编撰的《针灸甲乙经》，是集晋之前针灸疗法大成的针灸专著。《针灸甲乙经》在《黄帝内经》基础上补充了大量腧穴的名称、部位、取穴方法和刺灸法，介绍了穴位的适应证和禁忌证，对各科病证的针灸治疗作了详细的论述，对针灸康复疗法的发展具有深远的意义。

葛洪著有《肘后备急方》和《抱朴子》，其中《肘后备急方》中包含药物康复及饮食康复的相关内容。书中收集了大量救急用的处方、民间验方验法，以及个人临床经验，治法简便易行，方药价廉效著。《肘后备急方》中还介绍不少简易外治法，如针法、灸法、拔罐法、熏洗法、蒸法、熨法、按摩疗法等，如书中有"渍之""淋洗"等记载，指出"男子阴疮损烂，煮黄柏洗之，又白蜜涂之""洗眼汤，以当归、芍药、黄连等份，煎浓汁，乘热洗，冷即再温洗，甚益眼目……"等。所介绍的小夹板固定法及捏脊手法等至今仍在使用。此外，葛洪尤其强调灸法的使用，明确地记载了各种灸法的使用方法。在《抱朴子》中他还十分关注导引术的预防保健以及早期康复作用，提出"行气可以治百病……""夫导引疗未患之疾，通不和之气，动之则百关气畅，闭之则三宫血凝，实养生之大律，祛病之玄术矣"。可见导引不仅适用于养生保健，同样适用于疾病康复和病后调养。

南北朝时期的陶弘景所撰《养性延命录》论述的养生康复法则和方术甚多，概括起来，大致包括顺四时、调情志、节饮食、宜小劳、慎房事、行气吐纳等几个方面，其中将气功、吐纳的方法应用于医学实践，提出引气攻病是促使患者康复的方法，并解释了吐纳六字诀在疾病康复治疗上的功用。

隋代巢元方的《诸病源候论》是我国第一部病因学专著，书中对导引、气功、按摩等传统运动康复技能有较详细的论述，后世流传的八段锦、易筋经、太极拳等，均可在此书中找到类似的内容。其中记载了260余种导引术式，全书介绍的导引术绝大多数是根据五脏六腑不同证候而选用的不同方法，常用于偏枯、拘挛、痹病、癫痫、中风、腰痛等病残者的康复。如对消渴病的康复主张采取运动疗法，对偏枯提出若干气功与体育的康复方法，迄今仍有一定的指导价值。《诸病源候论》问世，标志着导引在医学上的应用已进入成熟阶段，对中医传统运动康复的发展产生了深远的影响。

唐代孙思邈对饮食疗法颇有研究，在其所著的《备急千金要方》中设有"食治"篇，讲述了食养、食疗食物154种，分谷米、蔬菜、果实、鸟兽四类，并论述其性味、功效，以供人们酌情选用。他提出的"五脏所宜食法"是适用于五脏病康复的食疗方法，书中还有关于药物、导引、按摩、针灸、药熨、熏洗、敷贴等康复方法的阐述。其门生孟诜所著的《食疗本草》被认为是我国现存最早的一部食疗专著，全书共3卷，收载了261味药食兼用之品。书中还记载了用胡桃研泥外敷治疗白发等外敷疗法。王焘所撰《外台秘要》进一步充实了《诸病源候论》的导引方法，并对其中的导引方法给予了理论上的说明，王焘在书中收录了大量的灸法治疗经验，还将蒸、熨、熏、洗、敷、贴、吹、摩、灌、搽等外治法，以及磁疗、光疗、热疗、冷疗、沐浴疗法等用于康复医疗的实践中，丰富了中医康复方法的内容。同时，唐朝太医署设有按摩专科，配备专人进行按摩、导引等，这一时期在倡导药物康复法的同时，针灸、导引、气功等传统康复技能均有了全面的发展。

三、宋元时期

宋元时期十分重视医药学术成就的整理、总结和提高，在官方的重视和众多医家的努力下，中医康复治疗技术的方法和经验也因此而得到较为系统的整理，是中医康复治疗技术的整理提高时期。

宋代官方出版的《太平圣惠方》《圣济总录》均专设有"食治"门，所载食疗方均在百首以上，推崇采用食疗药膳的方法对疾病进行康复。《太平圣惠方》是一部具有理、法、方、药完整体系的医书，书中记载了不少可用于康复治疗的方剂，对中风、产后、偏枯、水肿、脚气以及诸般虚损等病证，尤其注意药物与食物相结合的方法，对后世中医食疗药膳康复保健的发展产生了一定的影响。《太平圣惠方》中还载有熏洗方163首，其中包括眼疾病24首，阴疮及阴部湿疹24首，痈疽15首等，发展了中药外治熏洗疗法。《圣济总录》内容十分丰富，包括内、外、妇、儿、五官、针灸及养生、杂治等66门，载有一些病后康复疗法的内容，如食治虚劳、伤寒后诸病、脾胃虚弱诸证、产后诸病等，并充分肯定了气功、导引及按摩的康复作用。寇宗奭所撰的《本草衍义》，将《黄帝内经·素问》中的药理原则运用于解释药效，书中记载了大量单方验方，是其临证康复经验的总结。

针灸康复方法在宋元时期也有了很大的发展，出现了著名的针灸专著，如北宋王惟一的《铜人腧穴针灸图经》、南宋王执中的《针灸资生经》、元代滑伯仁的《十四经发挥》等。《铜人腧穴针灸图经》设计了闻名国内外的两具"针灸铜人",《针灸资生经》搜集了许多民间临床经验,重视灸疗和压痛点的使用,金代何若愚还创立了子午流注针法,建立了针灸时间医学。宋代整理的《正统道藏》及其辑要本《云笈七签》,记述很多导引、气功、按摩等有关方法,对于防病保健和疾病康复具有重大的价值。

宋金元时期老年医学的发展,促进了中医康复医学的整体进步。陈直的《养老奉亲书》对老年病的预防和康复,主张心病心医的精神摄养原则。在用药方面,他提出:老年人医药调治应采取"扶持"之法,即用温平、顺气、补虚和中、促进食欲之方来调治,不可峻补猛泻。元代邹铉在此书的基础上继增三卷,更名为《寿亲养老新书》,专门补充了老年疾病的食物疗法,注意食养方法和药物扶持相结合。

"金元四大家"对中医康复治疗技术的发展有较大贡献。刘完素编著的《素问玄机原病式》对临床康复辨证具有一定的指导意义,主张疾病康复和养生防病均应重视气、神、精、形的调养,尤其强调重在养气。对于养气方法,他认为当从导引按跷,以调其气;平气定息,以守其气;法则天地,济用水火,以交其气。张子和主张用攻法康复疾病,认为祛邪即所以扶正,邪去则正气自安,提出"养生当用食补,治病当用药攻",主张采用调饮食、施药物、戒房劳、练气功等综合方法防病治病,在《儒门事亲》中还载"忽笛鼓应之,以治人之忧而心痛者",提出音乐康复的理念。对许多疑难杂病的康复医疗采用情志相胜疗法,常获奇效。李东垣强调以脾胃为本,"元气之充足,皆由脾胃之气无所伤,而后能滋养元气"。无论是养生防病还是病后康复的治疗,均应顾护脾胃,因此注重调理脾胃是康复医疗中必须遵循的原则。朱震亨著有《格致余论》《丹溪心法》,力倡"相火论""阳常有余,阴常不足",阴气"难成易亏",因而在疾病康复治疗与养生上,都主张以滋阴为主,善用滋阴潜阳的康复方法,强调顺四时以调养神气,节欲保精以息相火,饮食"尤当谨节""茹淡",药食并用等方法,对后世影响深远。此外,张元素的《珍珠囊》、李东垣的《用药法象》、朱丹溪的《本草衍义补遗》等著作,均强调根据体质和疾病,选择相应性味的药物,使其既适用于疾病辨证康复,又有利于防病保健。

四、明清时期

明清时期中医康复治疗技术的应用扩展到临床各科,康复的适应证已逐渐受到重视,一些医著中有专门章节记载康复理论与各种传统康复技术。其内容丰富,范围广泛,均是前所未有的,是中医康复治疗技术发展的鼎盛时期。

明代是针灸康复技术发展较为活跃的时期,创立了丰富的针刺手法,代表性的著作有杨继洲的《针灸大成》、李时珍的《奇经八脉考》、徐凤的《针灸大全》等。《针灸大成》可谓是继《针灸甲乙经》后对针灸学的第三次总结,该书汇编了历代诸家针灸学术观点和自己的实践经验,为针灸康复技术在理论研究和临床实践方面的发展提供了重要参考文献。

明代由于药疗和食疗康复方法的发展,载入"本草"中的食物也大为增加。李时珍的《本草纲目》对于药饵和食疗的论述极为丰富，提供了有关食疗药膳的丰富资料，收集了很多食疗方法，所载谷、菜、果、鳞、禽、兽等食物就有500种左右。对食物应用多数还附有验方。对于中药外治法，记述了膏药治疗痈疽、风湿证，方药脐疗治疗水肿、尿短等病证。李时珍在书中还详尽论述了各种不同来源之水的性能，阐明了泉水疗法的应用和选择等。

明代龚廷贤所著的《寿世保元》内容丰富，多用脾肾理论指导养生防病及老年病康复，涉及民间单验方、急救、气功、食疗、杂治、灸法等。龚氏对老年病病因病机的阐发有许多独到之处，全书涉及老年病证治30多种。龚氏主张清心寡欲以养神气，还善于应用饮食和运动调养疾病，总结了呼吸静功及六字诀等练功法，集导引、行气、按摩于一体，还记述了用艾火熏蒸脐蒂达到祛疾延年的作用。龚居中撰写的《红炉点雪》从深层次阐述灸的内涵，补充和发展了灸学理论，为扩展灸法康复的疾病范围提供了依据。书中还载有"却病延年一十六句之术"，巧妙地将气功、导引、情志、饮食、体育等多种疗法融于一体。同时还明确指出"歌咏所以养性情，舞蹈所以养脉"，对文娱康复作用作了较正确的评价。高濂所著《遵生八笺》内容极为丰富，其重视形、气的调养，主张"养气以保神"推崇胎息、导引以调气，强调"运体以却病"的体育运动康复思想。书中有祛病延年十六妙诀分析，是一套方法简便、朴实无华、动静相兼、行之有效的优秀传统导引功法。在《饮馔服用笺》中，他重视脾胃的调养，主张务尚淡薄，以养脾胃之气，而资生化之源。这些观点对于养生保健和病后康复调养均有重要的指导意义。

在明清时期，导引康复疗法更加系统、科学，导引的形式更加丰富。专论气功、导引、武术之著作也随之增多，静功和动功与武术的结合，其中比较突出的如敬慎山房主人彩绘二十四幅《导引图》，将气功、导引、按摩熔为一炉，用于养心炼精、补虚、病后康复调养和强身益寿，有较高的实用价值。

清代沈金鳌《杂病源流犀烛》中，将"运动规法"等康复手段列在卷首，其中包括气功、按摩、导引等。沈氏认为百病皆由气滞所致，故在药物治疗之后，还应设法调气，使患者得以康复。提出应使用《黄帝内经》中的导引、针灸诸法，以行一身之气，而不单纯依赖药物。反映出作者既长于辨证用药，又善于气功导引之术，并认识到康复医疗与临床治疗不同，故又在一些需要进行康复医疗的疾病证治方药之后列导引、气功之法，供医者选用。曹庭栋《老老恒言·导引》中创"卧功、坐功、立功"三项，以供老年锻炼之用，有益于老年病的康复。《老老恒言》载有散步专论，对散步的作用和要求等作了较为全面的论述，强调了动静结合的重要性。针对老人脾胃虚弱的特点，曹庭栋以粥养胃益寿，在书中编制药粥配方百余首，可谓集食疗食养保健粥之大成。沈子复在《养病庸言》中论述了中医康复治疗技术的一般原则，并且特别强调精神因素对疾病康复的重要作用。

晚清外治宗师吴师机，集历代外治法之大成，并结合大量的民间外治偏方、验方及其个人的医疗实践，撰写出《理瀹骈文》，书中明确提出"外治之理，即内治之理"，他认为外治之法可以收到与内服汤丸相同的效果。同时还阐释和发展了熏、洗、熨、擦、敷、贴等外治康复方法，并载有外用的各种不同剂型，诸如膏、丹、丸、散、饼、栓、泥等以及各种验方，该书还对各种外治疗法的作用机制、药物选择、赋形基质、用法用量、操作方法及注意事项等，都作了详细介绍。吴氏提倡膏、药外贴等理疗法，如引嚏、坐药、药浴等，载外敷方药近200首，提出"须知外治者，气血流通即是补"。《理瀹骈文》载脐疗方剂数十首，涉及内、外、妇、儿等科病证。强调应在辨证论治的基础上，运用各种外治调摄的方法进行治疗，以促使患者康复，至今仍有重要的临床价值。此外，吴氏还强调音乐疗法的重要性。在清代，针灸康复方法创新较少，医者多提出"针刺火灸，究非奉君所宜"，出现重药轻针的现象，制约了针灸疗法的进一步发展。

五、近现代时期

在民国时期，中医康复治疗技术的发展处于停滞状态。新中国成立后，在国家的领导和大力支持下，中医学得到了快速发展。20世纪80年代以后，随着现代康复的引进，中国传统康复与其相结合，中医康复技术在我国土地上开始成长起来。

卫生部1989年颁布的《综合医院分级管理标准》，把设置康复医学科作为一项内容，并对不同级别的综合医院提出了不同的要求。1990年通过的《中华人民共和国残疾人保障法》是迄今为止与康复有关的一部最重要的法律，其中对于培养康复医学专业人才、设置康复医学医疗机构及其网络等，都作了明确规定。1982年6月，广州中山医学院率先设立了"物理医学与康复医学教研室"，随后多所高等医学院校也相继成立了康复医学教研室。1983年，我国成立了第一个康复医学专业学术团体——中国康复医学会，并积极开展学术活动。1984年，卫生部要求全国各高等医学院校开设康复医学课程。我国第一本《康复医学》专著于1984年出版，《中国康复医学杂志》于1986年创刊。1988年，在北京成立了我国第一所"肢体伤残康复研究中心"，该中心集康复医疗、科研、教学为一身，是一所综合性的康复医疗研究中心。

中医康复学起步较晚。2016年中医康复学本科医学专业在教育部获准设置，2017年，黑龙江中医药大学申报的中医康复学专业获批准。而后南京、河南、云南、四川等地的16所高校开办中医康复学专业。为我国中医康复事业的发展培养了大批储备人才。进入21世纪以来，中医康复事业的发展更得到了国家政策的大力扶持。近年来，国家连续发布多项文件，强调要重视并大力推动中医康复事业的全面发展。2016年发布的《"健康中国2030"规划纲要》中明确提出要充分发挥中医药在疾病康复中的核心作用。2020年发布的《中医药康复服务能力提升工程实施方案（2021—2025年）》指出要强化中医药康复专业人才培养和队伍建设，开展中医康复方案和技术规范研究，积极发展中医特色康复服务。2021年发布的《关于加快推进康复医疗工作发展的意见》也强调要提升中医康复服务能力，充分发挥中医药在疾病康复中的重要作用。

中医康复治疗技术作为中医康复事业最重要的服务手段，一方面要在国家利好政策背景下，充分发挥中医康复治疗技术简便易行、经济安全、疗效显著等优势，另一方面要不断吸取现代康复医学之长处。中西医康复疗法的完美结合必将对我国乃至世界人民的康复医学事业的发展，提高人民的生存质量起到积极的推动作用。

第三节　中医康复治疗技术和现代康复疗法的关系

一、中医康复治疗技术的分类与特点

（一）中医康复治疗技术的分类

中医康复治疗技术的分类有：针刺疗法（毫针针刺、三棱针刺法、皮肤针刺法、皮内针刺法、电针、头针刺法）、灸法（艾炷灸法、艾条灸法、温针灸、温灸器灸、灯火灸法、天灸）、拔罐疗法（火罐法、抽气罐法）、刮痧疗法、推拿康复疗法（成人推拿、小儿推拿）、中药内治法（汤剂疗法、散剂疗法、丸剂疗法、膏剂疗法、丹剂疗法、冲剂疗法、酒剂疗法、茶剂疗法等）、中药外治法（热敷疗法、熏蒸疗法、熏洗疗法、敷贴疗法、脐疗、膏药疗法、吹鼻疗法、药捻疗法等）、传统运动康复疗法（太极拳、八段锦、五禽戏、易筋经、少林内功、六字诀、放松功、内养功、松静功等）、中医饮食疗法、五行音乐疗法、文娱疗法等。目前，在我国大多数医疗机构中，中医康复治疗技术已成为十分重要和应用广泛的康复技术和手段。

（二）中医康复治疗技术的特点

中医康复治疗技术是建立在中国传统哲学基础上，以整体观、功能观、辨证观、正气观为基本指导理论，以脏腑经络和气血津液为生理病理学基础，以中医传统治疗技术为手段，来改善病伤残者的功能障碍。中医康复治疗技术的特点和其指导理论密不可分，可大致归纳为以下5个方面。

1. 整体观念　中医康复理论认为，人的精神活动与躯体状态具有完整性和统一性，且人与自然环境、社会环境有着有机联系，保持着统一和适应的整体关系，这就是中医的整体观念。

（1）形与神具　"形"即形体，"神"有广义和狭义之分。广义的"神"是指人体生命活动外在表现的总称，包括生理性或病理性外露的征象；狭义的"神"是指精神意识思维活动。人体的"形"与"神"在生理状态下是相互资生、相互依存的统一整体，所谓"形具而神生"；在病理状态下则相互影响，所谓"神之不守则体之不康"。故在康复技术的运用中，须树立形神一体观念，在急则治标的情况下，可先"复其形"，而在一般情况下则可二者兼顾。

（2）天人相应　天人相应在中医康复技术的应用中有着非常重要的意义。一是顺应自然，利用时令气候的周期性变化和日昼时序节律，以及自然地理环境对人体有益的因素进行康复治疗；二是利用自然万物，如日光、泉水、空气、金石、草木、香花、泥沙、海滨、声音、山石等进行预防、保健、养生益寿。

（3）人与社会相统一　人与社会的关系是在康复过程中难以解决的问题，此问题若得不到真正意义上的解决，将对康复产生巨大的影响。1981年，世界卫生组织（WHO）

对康复定义做出的补充说明中明确阐述:"康复不仅是指训练残疾人使其适应周围的环境,而且也指调整残疾人周围的环境和社会条件,以利于他们重返社会。"由此可见,人与社会的关系在康复医学中占有重要地位。

2. 辨证论治

(1) 辨证与辨病相结合　辨证康复是经过四诊合参,综合了解患者现阶段的整体状况,在全面了解患者病因、病情、发病和治疗过程以及机体目前的功能状态的基础上,按照八纲、经络、脏腑、气血辨证等原则制订现阶段的康复策略和措施。中医不仅重视证,也注重病;不仅辨中医的病,更要辨西医的病。通过对病的诊断,掌握疾病与其功能障碍的全过程,从而确定全过程与现阶段的治疗方法。

在康复诊治过程中,辨证与辨病都是认识病、伤、残者功能障碍的过程。不同的是,辨证康复是对疾病与其功能障碍发展过程中某一阶段证候的辨析,是对疾病现阶段病变本质的把握,从而确立现阶段的康复治疗方法;辨病康复是对疾病与其功能障碍全过程的辨析,从整体上把握疾病的发展过程及预后、转归,以确定总体上的康复治疗方案及目标。因而在疾病康复实践中,应采取辨证与辨病相结合的方法。

(2) 因人、因时、因地制宜　因人、因时、因地制宜,是指治疗疾病要根据季节、地区及人体的体质、性别、年龄等不同而制订适宜的治疗方法。由于疾病的发生、发展与转归受多方面因素的影响,如时令气候、地理环境等,尤其是患者个体的体质因素,对疾病的影响更大,因此在治疗疾病时,必须把这些方面的因素考虑进去,对具体情况做具体分析,才能制订出适宜的治疗方法。

3. 正气为本

(1) 扶正与祛邪相结合　中医康复治疗技术可以从整体上归纳为扶正和祛邪两大类。扶正的目的是加强人体正气,提高自我调节能力,促进机体战胜病邪;而祛邪的目的,旨在祛除病邪,恢复自我调节能力。扶正与祛邪相结合,才能使机体更快恢复到阴阳平衡状态。

中医理论认为,任何疾病的康复治疗均要遵从"急则治其标,缓则治其本"的原则。康复所研究的对象多为急性病瘥后以及慢性久病等所遗留的身心功能障碍,康复中除了祛邪和关注局部功能障碍以外,更应注重扶持正气。人体本身具有一定的自我康复能力,正气充足,自身体质强健,则祛邪能力增强,疾病康复的可能性就更大。在中医康复治疗技术中,无论针灸、推拿、中药内外治,还是导引、食疗、自然疗法等,均在于扶持正气,扶正才能祛邪,协调脏腑经络,恢复体内阴阳平衡,使气血通畅、营卫通达、形与神俱,最终达到康复的目的。

(2) 未病先防,既病防变　治未病是中医康复的重要原则,也强调扶助人体正气的重要性,包括"未病先防"和"既病防变"。在用于指导康复预防时,"未病先防"可预防病残的发生,如《素问·四气调神大论》曰:"是故圣人不治已病治未病,不治已乱治未乱,此之谓也。""既病防变"是指通过早期康复诊断和治疗,来防止病残的恶化和再次致残。这二者间,防重于治。未病之前,要采取一定措施防止病残的发生;已病之后,要早期诊断、早期治疗,以防止病残的恶化、蔓延和再次发生。

4. 杂合以治 "杂合以治"是《黄帝内经》中提出的康复原则,即以中医辨证论治为基础,针对不同的病情,采取综合性的康复治疗手段。

随着医疗事业的进步,人的平均寿命不断延长,由慢性病、老年病等导致的功能障碍逐年增加。因此,康复治疗对象也愈来愈趋于慢性化、老年化,病情亦趋于多样化、复杂化,常常表现为多因素致病、多病理改变、多层次受累、多功能障碍。单一的康复手段往往收效甚微。而中医康复治疗技术经过几千年的不断发展和完善,已经形成了内治和外治"内外相扶"的调、养、治相结合的康复局面。康复的患者多属气血亏虚、病情复杂多变、病程较长的慢性病证,要培补久虚的阴阳气血,并非一朝一夕所能奏效。只有多种疗法"杂合以治",如通过食治和药疗,"食药并举"以培补元气,针灸、推拿等技术以调整脏腑功能,才能最大限度地调动人体自然康复能力,使功能障碍的患者更快达到康复目的。

5. 疏通经络 中医学认为,经络是人体气血运行的通道,具有沟通表里内外、纵横交错、网络全身的特点。只有经络通畅,经络与脏腑相互沟通联系,才能运行气血,营养全身,抗御外邪,调节脏腑功能,维持机体的生命活动。生理上,经络是人体通达内外的一个联络系统;病理上,经络又成为病邪传注的重要途径和对病变部位进行经络诊断的依据。通过经络,外邪可以内传至脏腑,内在脏腑病变会相互传变,内在病变也可以反映于体表。

经络理论要求中医康复必须以保证经络通畅为前提,认为病证的发生、发展及其康复过程都与经络有关。邪气一旦导致经络气血运行受阻,甚至经络闭阻不通,则病变部位由于失去气血的滋养,会产生诸多病证,如痿痹、瘫厥等。因此,疏通经络、调节阴阳平衡、恢复气血的正常运行,是康复疾病之本。常用的针灸、中药、导引、食疗等康复技术均以经络归经理论为指导。

二、现代康复疗法的分类与特点

(一) 现代康复疗法的分类

现代康复疗法的分类有:运动疗法、物理因子疗法(声、电、光、磁、水、蜡、压力等)、作业疗法(功能性作业疗法、日常生活活动训练等)、言语疗法、心理疗法、文体疗法、康复工程、康复护理等多种康复治疗方法。而这些现代康复疗法是在康复医师的领导和协调下,由康复护士、物理治疗师、作业治疗师、言语治疗师、心理治疗师、假肢与矫形器师、文体治疗师、社会工作者等组成的康复医疗组分别完成的,全面、协调地实施康复医疗工作。

(二) 现代康复疗法的特点

现代康复疗法是随着物理医学、理疗学等不同学科的逐渐发展而形成的,现代康复疗法要求各种有效康复治疗手段和技术相结合,具有功能性、协作性、主动性、多科性、社会性等特点。

1. 功能性 现代康复疗法主要针对功能障碍进行治疗，以恢复功能为永恒的目标，现代康复疗法针对不同层次的障碍，拥有不同的康复对策。如通过物理疗法、作业疗法、言语治疗、辅助器具，使具有个体水平的功能障碍者恢复功能；通过改造公共设施和社会环境，使具有社会活动障碍的残障者能方便、平等地参与活动。

2. 协作性 现代康复疗法的工作方式是必须依靠物理治疗师、作业治疗师、言语治疗师等不同康复专业协作小组依靠团队合作，共同完成。

3. 主动性 在实施现代康复疗法的过程中，要求病伤残者积极主动参与康复活动，尽可能地直接参与功能训练，提高个体活动能力、预防疾病或损伤造成的功能障碍和减轻残疾的影响。

4. 多科性 现代康复疗法是建立在神经生理学、运动生理学、功能解剖学、人体发育学、运动生物力学等多学科的理论基础之上。

5. 社会性 现代康复疗法重视从社会医学的角度组织患者进行康复治疗，使患者能够掌握职业技能，恢复心理健康，帮助患者重返社会。

三、中医康复治疗技术与现代康复疗法间的联系与区别

（一）中医康复治疗技术与现代康复疗法间的联系

1. 康复对象的一致性 中医康复治疗技术与现代康复医学一样，主要针对患者的功能障碍，服务的对象与范围相同。

2. 在技术层面上相互结合、相互渗透 中医康复治疗技术是广泛应用物理疗法来进行康复治疗的，如推拿所采用的物理力学疗法，以及融合非力学疗法中的热、光、电、磁技术的灸法、拔罐、火针、电针、磁针等康复方法；现代康复疗法中的理疗法同样也融合了中医康复的经络腧穴理论。

3. 康复目的相同 中医康复治疗技术与现代康复疗法的主要目的都是要尽最大可能改善康复对象的症状，恢复功能，进而提高生存质量，重返社会。

4. 康复理念一致 中医康复治疗技术立足于中医整体观念，对患者身心进行整体康复；而现代康复医学虽然采用的具体方法不同，但同样着眼于全面康复，综合应用医疗、教育、工程、职业和社会康复等手段，使功能障碍者运动功能、精神心理、日常生活活动能力等获得最大限度的康复。

（二）中医康复治疗技术与现代康复疗法间的区别

二者的特色和优势不尽相同。首先，中医康复治疗技术是我国历代医家以中医学整体康复观和辨证康复观的学术思想为指导，以康复医疗的临床实践为依据，在辨证的基础上，制订相应的康复医疗原则，采用一系列恰当的康复技术，包括针灸、推拿、中药内外治、导引、食疗等，来调整经络气血的运行，恢复正气，提高人体自然康复能力，最终改善和恢复身心功能，达到康复目的。所以大部分中医康复技术可以称为"绿色疗法"，对身体无额外负担。如针灸康复的良性双向调整作用，可以使机体偏亢或偏衰的

病理状态都趋向于平衡；中药康复所使用的大多是植物药，为平淡、无毒之品，甚至其中许多药物源于食物，有"食药同源"之说。此外，中医康复技术无严格场地要求，整个康复过程不需要大型的仪器设备，既适用于大型康复中心或小型康复机构，又可在患者家中进行。如导引功法，可在医生的指导下，由患者自行择一处平整空旷、空气流通的地方进行练习。所以综合来看，中医康复治疗技术具有简、便、廉、验的优势，这是现代康复医学所欠缺的。

现代康复医学对设备的依赖程度较高，大多数患者的康复过程要在大型康复机构中进行，这些机构中的康复设施先进，专业人才集中，但康复费用相对较高。现代康复医学与现代科学技术联系紧密，通过小组的工作方式进行多学科合作，充分利用现代科技的进步完善康复工程学，在运用矫形器、假肢、助行器及其他辅助工具等补偿患者的形体与功能残缺方面具有相当优势，极大地改善了功能障碍患者的活动空间和自理能力，提高了患者的生存质量。这是中医康复技术所欠缺的。

第四节　中医康复治疗技术的发展展望

随着社会的发展和人们健康的需要，中医康复服务的需求增多，中医康复治疗技术作为我国传统医学的瑰宝，具有广阔的发展空间。

一、患者和社会发展的需要

随着经济发展，人口平均寿命延长，社会老龄化趋势的加剧，老年疾病及保健问题愈发突出。人类疾病谱中慢性病比例逐渐增加，对慢性病的预防、治疗也显得尤为重要。医学技术的进步使患者存活率提高，也带来了存活者的康复治疗问题。这些老年病、慢性病、重大疾病等情况都有可能带来相应的功能障碍，需要长期的康复治疗。而中医传统康复技术"廉、验"的特色，尤其适合患者进行长期的康复治疗，中医康复的服务对象几乎覆盖了所有人群，社会需求量极大，发展空间十分广阔。

二、中医康复治疗技术的社区化发展

现代康复疗法主要在综合医院和专科医院的康复专科，以及康复中心中进行，这些大型的康复机构具有设施完备、人才集中，有较高的专业技术水平等特点，能解决病、伤、残等各种康复问题。但我国人口多，看病难，人口老龄化问题严重，国家医疗负担大，亟需不断发展和完善社区康复，为社区病、伤、残者提供简便实用的康复服务。而中医康复技术"简、便"的特点，使之易于推广，更适合社区康复开展的需要，对社区康复的推广、普及和发展具有重要意义。

三、中医康复治疗技术的现代化

中医康复治疗技术是在中医临床与现代康复医学基础上发展的一门技术。中医康复治疗技术既有自身独到之处，更应不断吸收现代康复医学的先进思想与技术，借助现代

医学的研究方法对其机制、疗效等进行研究，使其自身不断得到发展和完善。更可以借助现代科学技术的进步来丰富中医康复治疗技术的内涵，如中医康复工程、中医康复仪器和设备开发等，都将给中医康复治疗技术的发展带来更广阔的维度和空间。2019年发布的《中共中央 国务院关于促进中医药传承创新发展的意见》提出："提升中医药特色康复能力……制定推广一批中医康复方案，推动研发一批中医康复器具。"明确指出中医康复的发展要不断提升中医康复的服务能力，这些能力主要从中医康复技术（方案）、结合中医理论和现代科技研发的康复器具上来。因此，中医康复治疗技术的现代化是中医康复的一个重要发展方向，中西医结合康复医学科的组建也是未来的发展趋势。

四、中医康复治疗技术走向世界

中医康复治疗技术具有悠久的历史、丰富的内容、确切的疗效。针灸康复法、推拿康复法、传统运动康复法等越来越受到国际社会的重视，尤其是针刺镇痛已经得到世界公认。随着"一带一路"国家战略目标的实施，世界上日益增加的康复需求及中医传统康复技术的多种优势，中医康复治疗技术逐渐被国际社会所接受，有的国家已经立法承认中医。这不仅代表着中医康复已经走向世界，也可以作为中国的一张世界名片，让全世界的友人了解中国、爱上中国，推动人类命运共同体的构建和实现。

第二章 经络总论

经络是经脉和络脉的总称,是人体内运行气血、联络脏腑、沟通内外、贯穿上下的通路。经,有路径的含义,经脉贯通上下,沟通内外,是经络系统中的主干,深而在里。络,有网络的含义,络脉是经脉别出的分支,较经脉细小,纵横交错,遍布全身;络脉又包括浮络、孙络,浮而在表,难以计数。如《灵枢·脉度》记载:"经脉为里,支而横者为络,络之别者为孙。"《灵枢·经别》记载,"经脉者,常不可见也""诸脉之浮而常见者,皆络脉也"。

经络学说是阐述人体经络系统的循行分布、生理功能、病理变化及其与脏腑相互关系的一门学说。是中医理论体系的重要组成部分,贯穿于中医学的生理、病理、诊断、治疗等方面,几千年来一直指导着针灸临床治病,同时也指导着中医各科的临床实践,在针灸学中的地位尤为突出。

第一节 经络系统的组成

经络系统由经脉、络脉和连属于体表的十二经筋、十二皮部组成(图2-1),其中经脉包括十二经脉、奇经八脉、十二经别,络脉包括十五络脉和难以计数的浮络、孙络等。

一、十二经脉

十二经脉是经络系统的主体,是手三阴经(肺、心包、心)、手三阳经(大肠、三焦、小肠)、足三阳经(胃、胆、膀胱)、足三阴经(脾、肝、肾)的总称,又称为"正经"。

(一)十二经脉的名称

十二经脉的名称是根据手足、阴阳、脏腑来命名的。首先用手、足将十二经脉分为手六经和足六经。根据中医学理论,内属阴,外属阳,脏属阴,腑属阳,因此属于五脏和心包、分布于四肢内侧的经脉为阴经,属于六腑、分布于四肢外侧的经脉为阳经。根据阴阳消长的规律,阴阳又分为三阴(太阴、厥阴、少阴)、三阳(阳明、少阳、太阳)。十二经脉与脏腑有联属的关系,根据经脉联属的脏腑进一步命名,如联属于肺脏的为肺经,联属于大肠腑的为大肠经。根据上述命名规律,十二经脉的名称即为手太阴肺经、手阳明大肠经、足阳明胃经、足太阴脾经、手少阴心经、手太阳小肠经、足太阳膀胱经、足少阴肾经、手厥阴心包经、手少阳三焦经、足少阳胆经、足厥阴肝经。

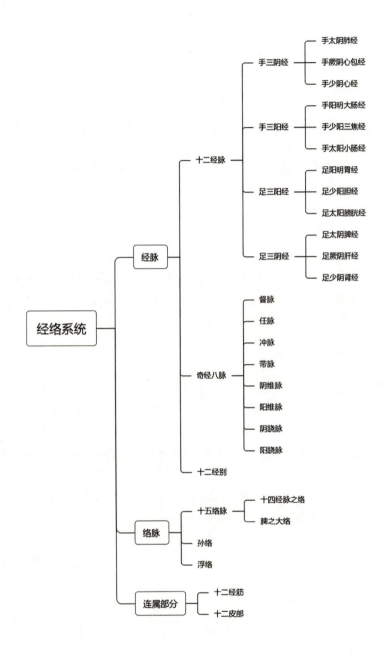

图 2-1　经络系统的组成

(二) 十二经脉在体表的分布规律

十二经脉左右对称地分布于人体体表的头面、躯干和四肢。正立姿势、两臂自然下垂、掌心向内、拇指向前为标准体位。十二经脉中六条阳经分布于四肢外侧和头面、躯干，其中上肢外侧的是手三阳经，下肢外侧的是足三阳经，其分布规律是阳明在前、少阳在中（侧）、太阳在后。六条阴经分布于四肢内侧和胸腹，其中上肢内侧是手三阴经，下肢内侧是足三阴经。手三阴经的分布规律是太阴在前、厥阴在中、少阴在后。足三阴经在内踝上8寸以下分布规律是厥阴在前、太阴在中、少阴在后，在内踝上8寸以上，太阴交出厥阴之前，分布规律为太阴在前、厥阴在中、少阴在后。

（三）十二经脉表里属络关系

十二经脉在体内与脏腑相联属，脏腑有表里相合的关系，十二经脉之阴经和阳经亦有明确的脏腑属络和表里关系。其中阴经属脏络腑主里，阳经属腑络脏主表。如手太阴肺经属肺络大肠，手阳明大肠经属大肠络肺，足阳明胃经属胃络脾，足太阴脾经属脾络胃，手少阴心经属心络小肠，手太阳小肠经属小肠络心，足太阳膀胱经属膀胱络肾，足少阴肾经属肾络膀胱，手厥阴心包经属心包络三焦，手少阳三焦经属三焦络心包，足少阳胆经属胆络肝，足厥阴肝经属肝络胆。

十二经脉之间存在着表里配对关系。如《素问·血志形气》所载："足太阳与少阴为表里，少阳与厥阴为表里，阳明与太阴为表里，是为足阴阳也。手太阳与少阴为表里，少阳与心主为表里，阳明与太阴为表里，是为手之阴阳也。"互为表里的经脉在生理上有密切联系，病变时会相互影响，治疗时可相互为用。

（四）十二经脉循行走向与交接规律

十二经脉循行走向的规律是：手三阴经从胸走手，手三阳经从手走头，足三阳经从头走足，足三阴经从足走腹（胸）。如《灵枢·逆顺肥瘦》所载："手之三阴，从脏走手；手之三阳，从手走头；足之三阳，从头走足；足之三阴，从足走腹。"

十二经脉相互交接的规律是：①相表里的阴经与阳经在四肢末端交接，如手太阴肺经与手阳明大肠经交接于食指端。②同名的阳经与阳经在头面部交接，如手阳明大肠经与足阳明胃经交接于鼻旁。③相互衔接的阴经与阴经在胸中交接，如足太阴脾经与手少阴心经交接于心中（图2-2）。

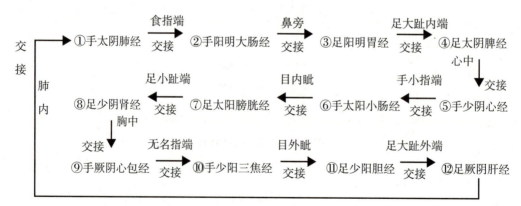

图2-2 十二经脉循行走向与交接规律

(五) 十二经脉气血流注规律

十二经脉气血流注顺序有一定规律。中焦受纳、腐熟水谷，化生水谷精微而生气血，所以十二经脉气血源于中焦。气血的运行，有赖于肺气的输送，因此十二经脉气血流注从手太阴肺经开始，由肺经逐经相传，形成周而复始、如环无端的流注系统，将气血周流全身，营养和维持各组织器官的功能活动。流注次序是：气血流注始于手太阴肺经，然后交手阳明大肠经，再交足阳明胃经、足太阴脾经，继交手少阴心经、手太阳小肠经、足太阳膀胱经、足少阴肾经、手厥阴心包经、手少阳三焦经、足少阳胆经、足厥阴肝经，自肝经上注肺，再返回至肺经，重新再循环，周而复始。如《灵枢·卫气》载："阴阳相随，外内相贯，如环之无端。"

(六) 十二经脉与脏腑器官的联络

十二经脉除了与属络的脏腑有特定联系外，还与其循行分布部位的其他脏腑或组织器官有着密切的联络（表2-1）。临床上辨证分经，循经取穴，多以此为依据。

表 2-1　十二经脉与脏腑器官的联络

经脉名称	属络的脏腑	联络的器官
手太阴肺经	起于中焦，属肺，络大肠，还循胃口	喉咙
手阳明大肠经	属大肠，络肺	入下齿中，夹口、鼻
足阳明胃经	属胃，络脾	起于鼻，入上齿，环口夹唇，循喉咙
足太阴脾经	属脾，络胃，流注心中	夹咽，连舌本，散舌下
手少阴心经	属心，络小肠，上肺	夹咽，系目系
手太阳小肠经	属小肠，络心，抵胃	循咽，至目锐眦，入耳中，抵鼻，至目内眦
足太阳膀胱经	属膀胱，络肾	起于目内眦，至耳上角，入络脑
足少阴肾经	属肾，络膀胱，上贯肝，入肺中，络心	循喉咙，夹舌本
手厥阴心包经	属心包，络三焦	
手少阳三焦经	属三焦，络心包	系耳后，出耳上角，入耳中，至目锐眦
足少阳胆经	属胆，络肝	起于目锐眦，下耳后，入耳中，出耳前
足厥阴肝经	属肝，络胆，夹胃，注肺	过阴器，连目系，环唇内

二、奇经八脉

(一) 奇经八脉的命名与特点

奇经八脉指督脉、任脉、冲脉、带脉、阴维脉、阳维脉、阴跷脉、阳跷脉八条，因与十二经脉不同而别道奇行，故称为奇经八脉。

奇经之"奇"含义有二：一指"异"，它们与十二正经不同，既不直属脏腑，除任、督外又无专属穴位和表里配合关系，且"别道奇行"。二指单数，偶之对，因奇经没有表里配合关系。

（二）奇经八脉的作用与临床意义

奇经八脉交错地循行分布于十二经脉之间，具有以下作用。

1. 统率、主导作用 奇经八脉将部位相近、功能相似的经脉联系起来，达到统率有关经脉气血、协调阴阳的作用。督脉之"督"有总督之意。督脉督领诸阳经，统摄全身阳气和真元，为"阳脉之海"。任脉之"任"有妊养之意。任脉妊养诸阴经，总调全身阴气和精血，为"阴脉之海"。冲脉之"冲"为要冲之意。冲脉还与足阳明、足少阴等经关系密切，故有"十二经脉之海"和"血海"之称，具有涵蓄十二经气血的作用。督、任、冲脉皆起于胞中，同出会阴，称为"一源三歧"。带脉之"带"指腰带，带脉起于胁下，绕行腰间一周，有约束纵行躯干部的诸条经脉的作用。维脉之"维"，有维系、主持之意。阳维脉主一身之表，阴维脉主一身之里，具有维系一身阴经和阳经的作用。跷脉之"跷"有足跟、矫捷之意。阴阳跷脉主肢体两侧的阴阳，调节下肢运动与寤寐。

2. 沟通、联络作用 奇经八脉在循行分布过程中，与其他各经相互交会沟通，加强了十二经脉之间的相互联系。如手足三阳经共会督脉于大椎，任脉关元、中极穴为足三阴经之交会穴，冲脉加强了足阳明与足少阴经之间的联系，带脉横绕腰腹，联系着纵行于躯干的各条经脉等。

3. 蓄积、渗灌的调节作用 奇经八脉纵横交错循行于十二经脉之间，当十二经脉和脏腑之气旺盛时，奇经加以储蓄；当十二经脉生理功能需要时，奇经又能渗灌和供应。如《难经·二十八难》所说："比与圣人图设沟渠，沟渠满溢，流于深湖，故圣人不能拘通也。而人脉隆盛，入于八脉，而不环周，故十二经亦不能拘之。"（表2-2）

表 2-2 奇经八脉的循行分布和功能

奇经八脉	循行分布概况	功能
任脉	腹、胸、颏下正中	总任六阴经，调节全身阴经经气，称为"阴脉之海"
督脉	腰、背、头面正中	总督六阳经，调节全身阳经经气，称为"阳脉之海"
冲脉	与足少阴经并行，环绕口唇，且与任、督、足阳明经等有联系	涵蓄十二经气血，故称"十二经之海"，又称"血海"
带脉	起于胁下，环腰一周，状如束带	约束纵行躯干的诸条经脉
阴维脉	起于小腿内侧，并足太阴、厥阴上行，至咽喉合于任脉	维系全身阴经
阳维脉	起于足跗外侧，并足少阳经上行，至项后会于督脉	维系全身阳经
阴跷脉	起于足跟内侧，伴足少阴等经上行，至目内眦与阳跷脉会合	调节下肢运动，司寤寐
阳跷脉	起于足跟外侧，伴足太阳等经上行，至目内眦与阴跷脉会合	调节下肢运动，司寤寐

奇经八脉中的任脉和督脉,各有其所属的腧穴,故与十二经相提并论合称"十四经",其他六条奇经则没有专门的腧穴。

奇经八脉理论是经络理论的重要内容之一。在临床实践中,不论是对诊断辨证,还是针灸治疗选穴配方,以及中医辨证治疗,都有重要指导意义。八脉交会穴、灵龟八法和飞腾八法,都是这一理论的具体运用。

三、十二经别

十二经别是十二正经别行深入体腔的支脉。由于经别均由十二经脉分出,故其名称也依十二经脉而定,即有手三阴、手三阳经别和足三阴、足三阳经别。

(一) 十二经别的特点和分布概况

十二经别的循行分布具有离、入、出、合的特点,多从四肢肘膝关节附近正经别出(离),经过躯干深入体腔与相关的脏腑联系(入),再浅出体表上行头项部(出),在头项部,阳经经别合于本经的经脉,阴经经别合于其相表里的阳经经脉(合),由此十二经别按阴阳表里关系会合成六组,称为"六合"。

足太阳、足少阴经别从腘部分出,入走肾与膀胱,上出于项,合于足太阳膀胱经;足少阳、足厥阴经别从下肢分出,行至毛际,入走肝胆,上系于目,合于足少阳胆经;足阳明、足太阴经别从髀部分出,入走脾胃,上出鼻,合于足阳明胃经;手太阳、手少阴经别从腋部分出,入走心与小肠,上出目内眦,合于手太阳小肠经;手少阳、手厥阴经别分别从所属正经分出,进入胸中,入走三焦,上出耳后,合于手少阳三焦经;手阳明、手太阴经别从所属正经分出,入走肺与大肠,上出缺盆,合于手阳明大肠经。

(二) 十二经别的作用与临床意义

十二经别有加强表里两经联系的作用。阴经经别多走向阳经经别,并与之会合,从而使十二经脉表里两经之间增加了联系。十二经别有加强经脉与脏腑联系的作用。经别进入体腔以后,大多数循行于该经脉所属脏腑,特别是阳经经别全部联系到其本经有关的脏和腑,使体内脏腑的配合及表里两经在内行部分的联系更加密切,也为临床常用的表里配穴法提供了理论依据。十二经别有加强十二经脉与头部联系的作用,不仅阳经经别到达头部,阴经经别也合于头面。由于经别加强了十二经脉与头面的联系,从而突出了头面部经脉和穴位的重要性及其主治作用,也为手足三阴经中部分穴位能够治疗头面和五官疾病,以及近代发展起来的头针、面针、耳针等奠定了理论基础。经别还弥补了十二经脉分布的不足,并加强了各经与心的联系。十二经脉脉气所没有分布到的某些部位和脏器,通过经别联系起来,密切了人体各部分之间的关系。经别无所属穴位和病证,但由于其循行补充了十二经脉的不足,从而扩大了经穴的主治范围。如十二经脉中足阳明胃经没有联系到心脏,手少阴心经也没有循行到胃腑,而足阳明经别的循行是属于胃,散络于脾,又上通于心,沟通了心与胃之间的联系,从而为中医和胃气以安心神的治法提供了理论依据。足太阳膀胱经的承山穴能够治疗肛肠疾患,也是因为其经别

"别入于肛"。

四、十五络脉

十二经脉和任脉、督脉各自别出一络，加上脾之大络，总计 15 条，称为十五络脉，分别以其所别出处的腧穴命名。也有"十六络"之说，包括胃之大络，"胃之大络，名曰虚里。贯膈络肺，出于左乳下，其动应衣，脉宗气也"。

（一）十五络脉分布概况

十二经脉别络在四肢肘膝关节以下本经络穴分出后，均走向其相表里的经脉；任脉的别络，从胸骨剑突下鸠尾分出后，散布于腹部；督脉的别络，从尾骨下长强分出后，散布于头部，并走向背部两侧的足太阳经；脾的大络，出于腋下大包穴，散布于胸胁部。全身络脉中，十五络脉较大，络脉中浮行于浅表部位的称为"浮络"，络脉最细小的分支称为"孙络"，遍布全身，难以计数。

（二）十五络脉的作用与临床意义

四肢部的十二经别络有沟通表里两经，加强十二经脉表里两经之间联系的作用。其中阴经络脉走向阳经，阳经络脉走向阴经，阴阳经的络脉相互交通连接。

十五络脉为大络，有统属全身浮络、血络、孙络以渗灌血液、营养周身、贯通营卫的作用。根据络脉的分布特点，可以使十二经脉气血由线状流行逐渐扩展为网状弥散。十二经的络穴部位，即各经络脉气的汇聚点和枢纽；任络、督络和脾之大络，沟通了腹、背和身侧的经气，输布气血以濡养全身。孙络、浮络纵横交错，网络周身，行于外者为"阳络"，行于内者为"阴络"，内而脏腑，外而五官九窍、四肢百骸，无处不到，输布气血以濡养全身。《灵枢·本脏》记载："经脉者，所以行血气而营阴阳，濡筋骨，利关节者也。"循行于经脉中的营卫气血，正是通过络脉中布散全身的浮络、孙络而温养、濡润全身，维持人体正常生理功能。

络脉理论是经络理论的重要组成部分，对中医临床特别是针灸临床有重要的指导意义。如根据络脉病候和络脉沟通表里两经的特点，可以选用络穴治疗络脉的虚实病证和表里两经的病变。络脉理论还用于诊察疾病，如诊察络脉颜色的变化，可测知脏腑经脉有关方面的病变；指导针刺放血，可治疗相应疾病，如刺络拔罐以放出少许血液，可祛除络脉中的瘀积，达到通畅气血、治疗疾病的目的。

五、十二经筋

十二经筋是十二经脉之气结、聚、散、络于筋肉关节的体系，是附属于十二经脉的筋肉系统。十二经筋皆隶属于十二经脉，并随所辖经脉而命名。

(一) 十二经筋分布概况和特点

十二经筋的循行分布，与其所辖经脉体表通路基本一致，其循行走向均从四肢末端走向头身，行于体表，不入内脏。其分布是成片的，有结、聚、散、络的特点。结聚部位多在关节及肌肉丰厚处，并与邻近的他经相联结。其中足三阳经筋起于足趾，循股外上行结于顷（面部）；足三阴经筋起于足趾，循股内上行结于阴器（腹部）；手三阳经筋起于手指，循臑外上行结于角（头部）；手三阴经筋起于手指，循臑内上行结于贲（胸部）。前阴是宗筋所聚，足三阴与足阳明经筋都在该处聚合。散，主要在胸腹。络，足厥阴肝经除结于阴器外，还能总络诸筋。此外，经筋还有刚（阳）筋、柔（阴）筋之分。刚筋分布于项背和四肢外侧，以手足阳经经筋为主；柔筋分布于胸腹和四肢内侧，以手足阴经经筋为主。

(二) 十二经筋的作用与临床意义

经筋的作用主要是约束骨骼，利于关节屈伸活动，以保持人体正常的运动功能。《素问·痿论》曰："宗筋主束骨而利机关也。"经筋为病，多有转筋、筋痛、弛纵等表现，针灸治疗多局部取穴，且多用燔针劫刺。如《灵枢·经筋》云："治在燔针劫刺，以知为数，以痛为输。"

六、十二皮部

十二皮部是十二经脉功能活动反映于体表的部位，也是络脉之气在皮肤所散布的部位。《素问·皮部论》说："皮者，脉之部也。""凡十二经络脉者，皮之部也。"

(一) 十二皮部分布概况

十二皮部的分布区域，是以十二经脉体表的分布范围为依据的，是十二经脉在皮肤上分属的部位。《素问·皮部论》指出："欲知皮部，以经脉为纪者，诸经皆然。"

(二) 十二皮部的作用与临床意义

十二皮部居于人体最外层，与经络气血相通，是络脉之气（卫气）散布之处，所以是机体的卫外屏障，有保卫机体、抗御外邪和反映病证的作用。

皮部理论临床应用广泛，包括针灸在内的各种外治法离不开皮部理论的指导，中医临床诊断辨证上也常以皮部理论为依据。在针灸临床中，腧穴定位和刺法的操作，都离不开皮部。特别是各种灸法、挑刺、拔罐、穴位贴敷及近代兴起的各种皮肤针法等，与皮部的关系都十分密切。

第二节　经络的作用和经络学说的临床应用

一、经络的作用

《灵枢·经脉》记载："经脉者，所以能决死生，处百病，调虚实，不可不通。"说明了经络在生理、病理和疾病的防治等方面的作用。其所以能决死生，是因为经络具有联系人体内外、运行气血的作用；处百病，是因为经络具有抗御病邪、反映证候的作用；调虚实，是因为刺激经络有传导感应的作用。

（一）联系脏腑，沟通内外

经络具有联络和沟通作用。人体的五脏六腑、四肢百骸、五官九窍、皮肉筋骨等组织器官通过经络的联系而构成一个有机的整体，完成正常的生理活动。十二经脉及其分支等纵横交错、入里出表、通上达下，联系了脏腑器官，正如《灵枢·海论》所说："夫十二经脉者，内属于腑脏，外络于肢节。"

（二）运行气血，营养全身

《灵枢·本脏》说："经脉者，所以行血气而营阴阳，濡筋骨，利关节者也。"气血必须通过经络的传注，才能输布全身，以濡润全身各脏腑组织器官，维持机体的正常功能。如营气之和调于五脏，洒陈于六腑，这就为五脏藏精、六腑传化的功能活动提供了物质条件。

（三）抗御病邪，反映病候

《素问·气穴论》说"孙络"能"以溢奇邪，以通营卫"，这是因为孙络的分布范围很广，最先接触到病邪。当疾病侵犯时，孙络和卫气发挥了重要的抗御作用。

经络又是传注病邪的途径，当体表受到病邪侵犯时，可通过经络由表及里、由浅入深。《素问·缪刺论》载："夫邪之客于形也，必先舍于皮毛，留而不去，入舍于孙脉，留而不去，入舍于络脉，留而不去，入舍于经脉，内连五脏，散于肠胃。"说明经络是外邪内传的渠道，外邪从皮毛腠理内传于脏腑。

经络也是病变相互传变的渠道，是脏腑之间、脏腑与体表组织器官之间相互影响的途径。如心热移于小肠、肝病影响到胃、胃病影响到脾等，是脏腑病变通过经络传注而相互影响的结果。此外，内脏病变可通过经络反映到体表组织器官，如《灵枢·邪客》说："肺心有邪，其气留于两肘；肝有邪，其气留于两腋；脾有邪，其气留于两髀；肾有邪，其气留于两腘。"

（四）传导感应，调和阴阳

针刺中的得气和气行现象都是经络传导感应的功能表现。人身经络之气发于周身腧穴,《灵枢·九针十二原》说:"节之交,三百六十五会,所言节者,神气之所游行出入也。"所以针刺操作的关键在于调气,所谓"刺之要,气至而有效"。当经络或内脏机能失调时,通过针灸等刺激体表的一定穴位,经络可以将其治疗性刺激传导到有关的部位和脏腑,从而发挥其调节人体脏腑气血的功能,使阴阳平复,达到治疗疾病的目的。

二、经络学说的临床应用

经络学说的临床应用,主要表现在诊断和治疗两个方面。

(一) 诊断方面

1. 经络辨证　是以经络学说为理论依据,对患者的症状、体征进行综合分析,以判断病属何经,并进而确定发病原因、病变性质及病机的一种辨证方法。经络有一定的循行部位和脏腑属络,可以反映经络本身及所属脏腑的病证,所以在临床上,根据疾病所出现的症状,结合经脉循行的部位及所联系的脏腑,可以指导分经辨证。如头痛一症,痛在前额部多与阳明经有关,痛在侧头部多与少阳经有关,痛在后头部多与太阳经有关,痛在巅顶部多与厥阴经有关。另外,临床上还可以根据所出现的证候进行经络辨证,如咳嗽、鼻流清涕、胸痛、上肢内侧前缘痛等,与手太阴肺经有关。

2. 经络望诊　是通过观察经络所过部位皮表所发生的各种异常改变来诊断疾病的方法。经络望诊主要观察全身经络穴位的色泽、形态变化,如皮肤的皱缩、隆陷、松弛,以及颜色的变异、光泽的明晦、色素的沉着和斑疹的有无等。《灵枢·经脉》说:"凡诊络脉,脉色青则寒且痛,赤则有热。胃中寒,手鱼之络多青矣;胃中有热,鱼际络赤;其暴黑者,留久痹也;其有赤有黑有青者,寒热气也;其青短者,少气也。"说明诊察络脉所表现的各种不同颜色,是诊断不同病证的重要依据之一。

3. 经络腧穴按诊　是在经络腧穴部位上运用按压、触摸等方法来寻找异常变化,如压痛、硬结、条索状物、肿胀、凹陷等,借以诊断疾病的方法。这一诊法常可为针灸临床治疗提供选穴的直接依据。经络按诊的部位多为背俞穴,其次是胸腹部的募穴以及四肢的原穴、郄穴、合穴或阿是穴等。

4. 切脉诊断　也是经络腧穴按诊的重要组成部分。《灵枢·九针十二原》指出:"凡将用针,必先诊脉,视气之剧易,乃可以治也。"目前临床切脉,独取手太阴肺经寸口,但在临床上遇到危重患者时,除了寸口之外,还须兼切趺阳、太溪二脉,以验胃气、肾气之存亡。《素问·三部九候论》所说的对人身上、中、下各部经穴的遍诊法,以及《伤寒论》提出的人迎、寸口、趺阳上中下三部合参诊脉法,都是以经络学说为依据的。

5. 经络腧穴电测定　是利用经络穴位测定仪检测经络腧穴部位的电参量,借以判断各经气血之盛衰的方法。测定内容主要包括经络穴位皮肤的电阻或电位。由于人体腧穴具有低电阻特性,并且还受疾病等因素的影响而发生变化,因此,测定这些变化,对于诊断经络脏腑疾病和选取治疗穴位,都有一定参考价值。

（二）治疗方面

1. 指导针灸治疗 首先，指导针灸临床选穴。在明确诊断的基础上，除选用局部的腧穴外，通常以循经取穴为主，即某一经络或脏腑有病，便选用该经或脏腑的所属经络或相应经脉的远部腧穴来治疗。例如上病下取、下病上取、中病旁取、左右交叉取及前后对取等。如胃痛近取中脘，循经远取足三里、梁丘；胁痛循经选取阳陵泉、太冲；前额阳明头痛，循经选取上肢的合谷穴和下肢的内庭穴等。《四总穴歌》"肚腹三里留，腰背委中求，头项寻列缺，面口合谷收"就是循经取穴的很好例证。其次，指导刺灸方法的选用。如根据皮部与经络脏腑的密切联系，临床上可用皮肤针叩刺皮肤、皮内针埋藏皮内来治疗脏腑经脉的病证；根据"菀陈则除之"的原则，使用刺络出血的方法来治疗一些常见病，如目赤肿痛刺太阳出血，咽喉肿痛刺少商出血，急性腰扭伤刺委中出血等；经筋的病候，多表现为拘挛、抽搐等症，治疗多局部取穴。

2. 指导药物归经 药物按其主治性能归入某经或某几经，简称药物归经，它是在分经辨证的基础上发展起来的。因病证可以分经，主治某些病证的药物也就成为某经或某几经之药。徐灵胎《医学源流论》说："如柴胡治寒热往来，能愈少阳之病；桂枝治畏寒发热，能愈太阳之病；葛根治肢体大热，能愈阳明之病。盖其止寒热、已畏寒、除大热，此乃柴胡、桂枝、葛根专长之事。因其能治何经之病，后人即指为何经之药。"此外，中医各科也可以经络理论为依据进行施治，如目病有时可以不治目而用补肝的方法，因为肝经联系于目；心火上炎的口舌生疮，可清泄小肠，导火下行，是因为心与小肠为表里，在体内通过经络有联系等。

第三章 腧穴总论

腧穴是人体脏腑经络之气输注于体表的特殊部位。腧，亦作"输"，或从简作"俞"，有转输、输注的含义，言经气转输之义；穴，即孔隙，言经气所居之处。

腧穴在《黄帝内经》中又称作"节""会""气穴""气府""骨空"等；后世医家还将其称为"孔穴""穴道"；宋代《铜人腧穴针灸图经》则通称"腧穴"。虽然"腧""输""俞"三者均指腧穴，但现代具体应用时却各有所指。腧穴，是对穴位的统称；输穴，是对五输穴中第三个穴位的专称；俞穴，专指特定穴中的背俞穴。

人体的腧穴既是疾病的反应点，又是针灸等治法的施术部位。腧穴与经络、脏腑、气血，密切相关。经穴均分别归属于各经脉，经脉又隶属于一定的脏腑，故腧穴与经脉、脏腑间形成了不可分割的联系。《灵枢·九针十二原》指出："五脏有疾也，应出十二原。"说明某些腧穴可以在一定程度上反映脏腑的病理状况。临床上，通过观察腧穴部位的形色变化、按压痛点、扪查阳性反应物等，可辅助诊断。《灵枢·九针十二原》载："欲以微针通其经脉，调其血气，营其逆顺出入之会……"说明针刺腧穴后，通过疏通经脉、调和气血，达到治疗疾病的目的。

第一节 腧穴的分类和命名

一、腧穴的分类

人体的腧穴总体上可归纳为十四经穴、经外奇穴、阿是穴 3 类。

1. 十四经穴　是指具有固定的名称和位置，且归属于十四经脉系统的腧穴。这类腧穴具有治疗本经和相应脏腑病证的共同作用，所以，归属于十四经脉系统中。十四经穴简称"经穴"，是腧穴体系中的主体。

2. 经外奇穴　是指既有一定的名称，又有明确的位置，但尚未归入或不便归入十四经脉系统的腧穴。这类腧穴的主治范围比较单纯，多数对某些病证有特殊疗效，故又称"奇穴"。历代对经外奇穴记载不一，也有一些经外奇穴在发展过程中被归入十四经穴。

3. 阿是穴　是指既无固定名称，亦无固定位置，而是以压痛点或病变局部或其他反应点等作为针灸施术部位的一类腧穴，又称"天应穴""不定穴""压痛点"等。唐代孙思邈的《备急千金要方》载："有阿是之法，言人有病痛，即令捏其上，若里当其处，不问孔穴，即得便快成痛处，即云阿是，灸刺皆验，故曰阿是穴也。"阿是穴无一定数目。

二、腧穴的命名

腧穴的名称均有一定的含义。《千金翼方》指出："凡诸孔穴，名不徒设，皆有深意。"历代医家以腧穴所居部位和治疗作用为基础，结合自然界现象和医学理论等，采用取类比象的方法对腧穴命名。了解腧穴命名的含义，有助于熟悉、记忆腧穴的部位和治疗作用。兹将腧穴命名规律择要分类说明如下。

1. 根据所在部位命名　即根据腧穴所在的人体解剖部位而命名，如腕旁的腕骨、乳下的乳根、面部颧骨下的颧髎、第7颈椎棘突下的大椎等。

2. 根据治疗作用命名　即根据腧穴对某种病证的特殊治疗作用命名，如治目疾的睛明、光明，治水肿的水分、水道，治口眼㖞斜的牵正等。

3. 利用天体地貌命名　即根据自然界的天体和地貌名称，结合腧穴所在部位的形态或气血流注的状况而命名，如日月、上星、太乙、承山、大陵、商丘、丘墟、太溪、合谷、水沟、曲泽、曲池、涌泉、小海、四渎等。

4. 参照动植物命名　即根据动植物的名称，以形容腧穴所在部位的形象而命名，如伏兔、鱼际、犊鼻、鹤顶、攒竹、口禾髎等。

5. 借助建筑物命名　即根据建筑物名称来形容某些腧穴所在部位的形态或作用特点而命名，如天井、印堂、巨阙、脑户、屋翳、膺窗、库房、地仓、气户、梁门等。

6. 结合中医学理论命名　即根据腧穴部位或治疗作用，结合阴阳、脏腑、经络、气血等中医学理论命名，如阴陵泉、阳陵泉、心俞、三阴交、三阳络、百会、气海、血海、神堂、魄户等。

第二节　腧穴的主治特点和规律

每一腧穴均有其主治特点，但从总体上分析，腧穴的治疗作用具有一些共同的特点和一定的规律性。现将腧穴的主治特点及规律分述如下。

一、腧穴的主治特点

腧穴的主治特点主要表现在3个方面，即近治作用、远治作用和特殊作用。

1. 近治作用　近治作用，是指腧穴具有治疗其所在部位局部及邻近组织、器官病证的作用。这是一切腧穴主治作用所具有的共同的和最基本的特点，是"腧穴所在，主治所在"规律的体现。如眼区周围的睛明、承泣、攒竹、瞳子髎等经穴均能治疗眼疾；胃脘部周围的中脘、建里、梁门等经穴均能治疗胃痛；膝关节周围的鹤顶、膝眼等奇穴均能治疗膝关节疼痛；阿是穴均可治疗所在部位局部的病痛等。

2. 远治作用　远治作用，是指腧穴具有治疗其远隔部位的脏腑、组织器官病证的作用。腧穴不仅能治疗局部病证，而且还有远治作用。十四经穴，尤其是十二经脉中位于四肢肘膝关节以下的经穴，远治作用尤为突出，如合谷穴不仅能治疗手部的局部病证，还能治疗本经所过处的颈部和头面部病证，这是"经脉所过，主治所及"规律的体现。

3. 特殊作用 特殊作用，是指有些腧穴具有双向良性调整作用和相对特异治疗作用。所谓双向良性调整作用，是指同一腧穴对机体不同的病理状态，可以起到两种相反而有效的治疗作用。如腹泻时针天枢穴可止泻，便秘时针天枢穴可通便；内关可治心动过缓，又可治心动过速。又如实验证明，针刺足三里穴既可使原来处于弛缓状态或处于较低兴奋状态的胃运动加强，又可使原来处于紧张或收缩亢进状态的胃运动减弱。此外，腧穴的治疗作用还具有相对特异性，如大椎穴退热、至阴穴矫正胎位、阑尾穴治疗阑尾炎等。特定穴更是腧穴相对特异治疗作用的集中体现。

二、腧穴的主治规律

腧穴（主要指十四经穴）的主治呈现出一定的规律性，主要有分经主治和分部主治两大规律。大体上，四肢部经穴以分经主治为主，头身部经穴以分部主治为主。

1. 分经主治 是指某一经脉所属的经穴均可治疗该经循行部位及其相应脏腑的病证。古代医家在论述针灸治疗时，往往只选取有关经脉而不列举具体穴名，即所谓"定经不定穴"。如《灵枢·杂病》记载："齿痛，不恶清饮，取足阳明；恶清饮，取手阳明。"实践表明，同一经脉的不同经穴，可以治疗本经相同病证。如手太阴肺经的尺泽、孔最、列缺、鱼际，均可治疗咳嗽、气喘等肺系病证，说明腧穴有分经主治规律。根据腧穴的分经主治规律，后世医家在针灸治疗上有"宁失其穴，勿失其经"之说。

另外，手三阳、手三阴、足三阳、足三阴、任脉和督脉经穴既具有各自的分经主治规律，同时又在某些主治上有共同点。如任脉穴有回阳、固脱及强壮作用，督脉穴可治中风、昏迷、热病、头面病，且两经腧穴均可治疗神志病、脏腑病、妇科病。总之，十四经腧穴的分经主治既各具特点，又具有某些共性（表3-1）。

表3-1 十四经腧穴分经主治规律

十二经脉腧穴主治			
经名		本经主治	二经相同主治	三经相同主治
手三阴经	手太阴经	肺、喉病		胸部病
	手厥阴经	心、胃病	神志病	
	手少阴经	心病		
手三阳经	手阳明经	前头、鼻、口齿病		眼病、咽喉病、热病
	手少阳经	侧头、胁肋病	耳病	
	手太阳经	后头、肩胛、神志病		
足三阳经	足阳明经	前头、口齿、咽喉、胃肠病		神志病、热病
	足少阳经	侧头、耳、项、胁肋、胆病	眼病	
	足太阳经	后头、项、背腰、肛肠病		
足三阴经	足太阴经	脾胃病		腹部病、妇科病
	足厥阴经	肝病	前阴病	
	足少阴经	肾、肺、咽喉病		

续表

十二经脉腧穴主治

经名	本经主治	二经相同主治	三经相同主治

任督二脉腧穴主治

经名	本经主治	二经相同主治	
任脉	中风脱证、虚寒证	神志病、脏腑病、妇科病	
督脉	中风昏迷、热病、头面病		

2. 分部主治 是指处于身体某一部位的腧穴均可治疗该部位及某类病证。腧穴的分部主治与腧穴的位置特点关系密切,如位于头面、颈项部的腧穴,以治疗头面五官及颈项部病证为主,后头区及项区腧穴又可治疗神志病,躯干部腧穴均可治疗相应、邻近脏腑疾病等。腧穴的分部主治规律与气街、四海的功能相关。经穴分部主治规律见表3-2、表3-3。

表3-2 头面颈项部经穴主治规律

分部	主治
前头、侧头区	眼、鼻病
后头区	神志病、头部病
项区	神志病,咽喉、眼、头项病
眼区	眼病
鼻区	鼻病
颈区	舌、咽喉、气管病、颈部病,喑哑、哮喘

表3-3 胸腹背腰部经穴主治规律

前	后	主治
胸膺部	上背部	肺、心(上焦)病
胁腹部	下背部	肝、胆、脾、胃(中焦)病
少腹部	腰尻部	前后阴、肾、肠、膀胱(下焦)病

第三节 特定穴

特定穴是指十四经穴中具有特殊治疗作用,并按特定称号归类的腧穴。特定穴可分为10类,即主要分布在四肢肘膝关节以下的五输穴、原穴、络穴、郄穴、下合穴、八脉交会穴,在背腰和胸腹部的背俞穴、募穴,在四肢、躯干部的八会穴,以及全身经脉的交会穴。

一、五输穴

(一) 五输穴的概念

十二经脉分布在肘、膝关节以下的 5 个特定腧穴,即井、荥、输、经、合穴,称五输穴,简称"五输"。古人把经气在经脉中的运行比作自然界之水流,认为具有由小到大、由浅入深的特点。五输穴从四肢末端向肘膝方向依次排列。"井",意为谷井,喻山谷之泉,是水之源头;井穴分布在指或趾末端,为经气初出之处。"荥",意为小水,喻刚出的泉水微流;荥穴分布于掌指或跖趾关节之前,为经气开始流动之处。"输",有输注之意,喻水流由小到大,由浅渐深;输穴分布于掌指或跖趾关节之后,其经气渐盛。"经",意为水流宽大通畅;经穴多位于腕、踝关节以上之前臂、胫部,其经气盛大流行。"合",有汇合之意,喻江河之水汇合入海;合穴位于肘膝关节附近,其经气充盛且入合于脏腑。《灵枢·九针十二原》指出:"所出为井,所溜为荥,所注为输,所行为经,所入为合。"是对五输穴经气流注特点的概括。五输穴与五行相配,故又有"五行输"之称。

(二) 五输穴的内容

十二经脉中每条经有 5 个穴位属于五输穴,故人体共有 60 个五输穴。五输穴不仅有经脉归属,而且具有自身的五行属性,按照"阴井木""阳井金"和五行生克规律进行配属。十二经脉五输穴穴名及其五行属性见表 3-4 及表 3-5 所示。

表 3-4 阴经五输穴

经脉名称	井(木)	荥(火)	输(土)	经(金)	合(水)
手太阴肺经	少商	鱼际	太渊	经渠	尺泽
手厥阴心包经	中冲	劳宫	大陵	间使	曲泽
手少阴心经	少冲	少府	神门	灵道	少海
足太阴脾经	隐白	大都	太白	商丘	阴陵泉
足少阴肾经	涌泉	然谷	太溪	复溜	阴谷
足厥阴肝经	大敦	行间	太冲	中封	曲泉

表 3-5 阳经五输穴

经脉名称	井(金)	荥(水)	输(木)	经(火)	合(土)
手阳明大肠经	商阳	二间	三间	阳溪	曲池
手少阳三焦经	关冲	液门	中渚	支沟	天井
手太阳小肠经	少泽	前谷	后溪	阳谷	小海
足阳明胃经	厉兑	内庭	陷谷	解溪	足三里
足少阳胆经	足窍阴	侠溪	足临泣	阳辅	阳陵泉
足太阳膀胱经	至阴	足通谷	束骨	昆仑	委中

（三）五输穴的临床应用

五输穴在临床上的应用非常广泛，是远部选穴的主要穴位。

根据古代文献和现代临床实际应用情况，五输穴的选用可归纳为以下几个方面。

1. 按五输穴主病特点选用 《灵枢·邪气脏腑病形》云："荥输治外经，合治内腑。"指出了荥穴和输穴主要治疗经脉循行所过部位的病证，合穴主要治疗内腑病证。《灵枢·顺气一日分为四时》云："病在脏者，取之井；病变于色者，取之荥；病时间时甚者，取之输；病变于音者，取之经；经满而血者，病在胃及以饮食不节得病者，取之于合。"其后，《难经·六十八难》又做了补充："井主心下满，荥主身热，输主体重节痛，经主喘咳寒热，合主逆气而泄。"综合现代临床的应用情况，井穴多用于急救，荥穴主要用于治疗热证，输穴多主脏病，经穴多主经脉循行部位痛证，合穴多主腑病。

2. 按五行生克关系选用 《难经·六十九难》提出"虚者补其母，实者泻其子"的思想，将五输穴配属五行，然后按"生我者为母，我生者为子"的原则，虚证用母穴，实证用子穴。这一取穴法亦称子母补泻取穴法。在具体运用时，分本经子母补泻和他经子母补泻两种方法。例如，肺经的实证应"泻其子"，肺在五行中属"金"，因"金生水"，"水"为"金"之子，故可选本经五输穴中属"水"的合穴尺泽；肺经的虚证应"补其母"，肺属"金"，"土生金"，"土"为"金"之母，因此，应选本经属"土"的五输穴，即输穴太渊。此为本经子母补泻取穴法。同样以肺经实证为例，在五行配属中肺属"金"，肾属"水"，肾经为肺经的"子经"，根据"实则泻其子"的原则，应在其子经（肾经）上选取"金"之"子"即属"水"的五输穴，为肾经合穴阴谷。此为他经子母补泻取穴法。各经五输穴子母补泻取穴详见表3-6。

表3-6 五输穴子母补泻取穴

		脏						腑					
		金	水	木	火	相火	土	金	水	木	火	相火	土
本经子母穴	经脉	肺经	肾经	肝经	心经	心包经	脾经	大肠经	膀胱经	胆经	小肠经	三焦经	胃经
	母穴	太渊	复溜	曲泉	少冲	中冲	大都	曲池	至阴	侠溪	后溪	中渚	解溪
	子穴	尺泽	涌泉	行间	神门	大陵	商丘	二间	束骨	阳辅	小海	天井	厉兑
他经子母穴	母经	脾经	肺经	肾经	肝经	肝经	心经	胃经	大肠经	膀胱经	胆经	胆经	小肠经
	母穴	太白	经渠	阴谷	大敦	大敦	少府	足三里	商阳	足通谷	足临泣	足临泣	阳谷
	子经	肾经	肝经	心经	脾经	脾经	肺经	膀胱经	胆经	小肠经	胃经	胃经	大肠经
	子穴	阴谷	大敦	少府	太白	太白	经渠	足通谷	足临泣	阳谷	足三里	足三里	商阳

3. 按时选用 天人相应是中医整体观念的重要内容，经脉的气血运行和流注也与季节和每日时辰的不同有密切的关系。《难经·七十四难》云："春刺井，夏刺荥，季夏刺输，秋刺经，冬刺合。"这实质上是根据手足三阴经的五输穴均以井木为始，与一年的季节顺序相应而提出的季节选穴法。另外，子午流注针法则是根据一日之中十二经脉气

血盛衰开阖的时间不同而选用不同的五输穴。

【附】井荥输（原）经合穴歌

少商鱼际与太渊，经渠尺泽肺相连，商阳二三间合谷，阳溪曲池大肠牵。
厉兑内庭陷谷胃，冲阳解溪三里随，隐白大都太白脾，商丘阴陵泉要知。
少冲少府属于心，神门灵道少海寻，少泽前谷后溪腕，阳谷小海小肠经。
至阴通谷束京骨，昆仑委中膀胱知，涌泉然谷与太溪，复溜阴谷肾所宜。
中冲劳宫心包络，大陵间使传曲泽，关冲液门中渚焦，阳池支沟天井索。
窍阴侠溪临泣胆，丘墟阳辅阳陵泉，大敦行间太冲看，中封曲泉属于肝。

二、原穴、络穴

（一）原穴、络穴的概念

脏腑原气输注、经过和留止于十二经脉四肢部的腧穴，称为原穴，又称"十二原"。"原"含本原、原气之意，是人体生命活动的原动力，为十二经脉维持正常生理功能之根本。十二原穴多分布于腕踝关节附近。阴经的原穴与五输穴中的输穴同穴名、同部位，实为一穴，即所谓"阴经以输为原""阴经之输并于原"。阳经的原穴位于五输穴中的输穴之后，即另置一原。

十五络脉从经脉分出处各有一个腧穴，称之为络穴，又称"十五络穴"。络，有联络、散布之意。十二经脉的络穴位于四肢肘膝关节以下；任脉络穴鸠尾位于上腹部；督脉络穴长强位于尾骶部；脾之大络大包穴位于胸胁部。

（二）原穴、络穴的内容

十二经脉的原穴与络穴见表3-7。

表3-7 十二经脉的原穴与络穴

经脉	原穴	络穴	经脉	原穴	络穴
手太阴肺经	太渊	列缺	手阳明大肠经	合谷	偏历
手厥阴心包经	大陵	内关	手少阳三焦经	阳池	外关
手少阴心经	神门	通里	手太阳小肠经	腕骨	支正
足太阴脾经	太白	公孙	足阳明胃经	冲阳	丰隆
足厥阴肝经	太冲	蠡沟	足少阳胆经	丘墟	光明
足少阴肾经	太溪	大钟	足太阳膀胱经	京骨	飞扬

（三）原穴、络穴的临床应用

原穴是脏腑原气经过和留止的地方。《难经·六十六难》说："三焦者，原气之别使也，主通行三气，经历于五脏六腑。"意即原气源于肾间动气，以三焦为别使，输布全身，调和内外，宣导上下，关系着脏腑气化功能，而原穴正是其所流注的部位。《难经·六十六难》指出："五脏六腑之有病者，取其原也。"因此，原穴主要用于治疗相关脏腑的疾病，也可协助诊断。

络穴是络脉从本经别出的部位。络穴除可治疗其络脉的病证外，由于十二经之络脉具有加强表里两经联系的作用，因此，络穴又可治疗表里两经的病证，正如《针经指南》所说："络穴正在两经中间……若刺络穴，表里皆治。"如脾经络穴公孙，既可治疗脾经病证，又可治疗胃经病证；胆经络穴光明，既可治疗胆经病证，又可治疗肝经病证。络穴的作用主要是扩大了经脉的主治范围。临床上常把先病脏腑的原穴和后病的相表里经脉的络穴相配合，称为原络配穴法或主客原络配穴法，是表里经配穴法的典型实例。如肺经先病，先取其原穴太渊；大肠后病，再取该经络穴偏历。反之，大肠先病，先取其原穴合谷，肺经后病，后取该经络穴列缺。

三、郄穴

（一）郄穴的概念

十二经脉和奇经八脉中的阴维、阳维、阴跷、阳跷脉之经气深聚的部位，称为郄穴。"郄"有空隙之意。郄穴共有16个，除胃经的梁丘之外，都分布于四肢肘膝关节以下。

（二）郄穴的内容

十六经脉郄穴见表3-8。

表3-8 十六经脉郄穴

经脉	郄穴	经脉	郄穴
手太阴肺经	孔最	手阳明大肠经	温溜
手厥阴心包经	郄门	手少阳三焦经	会宗
手少阴心经	阴郄	手太阳小肠经	养老
足太阴脾经	地机	足阳明胃经	梁丘
足厥阴肝经	中都	足少阳胆经	外丘
足少阴肾经	水泉	足太阳膀胱经	金门
阴维脉	筑宾	阳维脉	阳交
阴跷脉	交信	阳跷脉	跗阳

（三）郄穴的临床应用

郄穴是治疗本经和相应脏腑病证的重要穴位，尤其在治疗急症方面有独特的疗效。

如肺病咯血，取肺经郄穴孔最；心脏急性病证选心经郄穴阴郄或心包经郄穴郄门；急性胃脘痛，取胃经郄穴梁丘等。脏腑疾患也可在相应的郄穴上出现疼痛或压痛，可协助诊断。

四、背俞穴、募穴

（一）背俞穴、募穴的概念

脏腑之气输注于背腰部的腧穴，称为背俞穴，又称为"俞穴"。俞，有输注、转输之意。六脏六腑各有一背俞穴，共12个。背俞穴均位于背腰部足太阳膀胱经第1侧线上，大体依脏腑位置的高低而上下排列，并分别冠以脏腑之名。

脏腑之气汇聚于胸腹部的腧穴，称为募穴，又称为"腹募穴"。募，有聚集、汇合之意。六脏六腑各有一募穴，共12个。募穴均位于胸腹部有关经脉上，其位置与其相关脏腑所处部位相近。

（二）背俞穴、募穴的内容

脏腑背俞穴与募穴见表3-9。

表3-9 脏腑背俞穴与募穴

六脏	背俞穴	募穴	六腑	背俞穴	募穴
肺	肺俞	中府	大肠	大肠俞	天枢
心包	厥阴俞	膻中	三焦	三焦俞	石门
心	心俞	巨阙	小肠	小肠俞	关元
脾	脾俞	章门	胃	胃俞	中脘
肝	肝俞	期门	胆	胆俞	日月
肾	肾俞	京门	膀胱	膀胱俞	中极

（三）背俞穴、募穴的临床应用

背俞穴位于背腰部的膀胱经第1侧线上，募穴则位于胸腹部，故又称为"腹募穴"。由于背俞穴和募穴都是脏腑之气输注和会聚的部位，在分布上大体与对应的脏腑所在部位的上下排列相接近，因此，主要用于治疗相关脏腑的病证。如膀胱气化功能失常出现的尿潴留，可选膀胱俞；胆石症出现的胁痛，可选胆俞；寒邪犯胃出现的胃痛，可灸胃之募穴中脘。另外，背俞穴和募穴还可用于治疗与对应脏腑经络相联属的组织器官疾患，如肾开窍于耳，耳疾可选肾俞；肝开窍于目，又主筋，目疾、筋病可选肝俞。根据《难经·六十七难》"阴病行阳，阳病行阴。故令募在阴，俞在阳"及《素问·阴阳应象大论》"从阴引阳，从阳引阴"等论述，脏病（阴病）多与背俞穴（阳部）相关，腑病（阳病）多与募穴（阴部）联系。临床上腑病多选其募穴，脏病多选其背俞穴。《灵枢·卫气》云："气在胸者，止之膺与背俞。气在腹者，止之背俞……"说明了脏腑之气可通过气街与其俞、募穴相联系。由于俞、募穴均与脏腑之气密切联系，因此，临床上常常将病变脏腑的俞、募穴配合运用，以发挥其协同作用，此为俞募配穴法，是前后配穴法的典型实例。《素问·奇病论》载："口苦者……此人者，数谋虑不决，故胆虚，气上溢而口为之苦，治之以胆募、俞。"即是最早记载的俞募配穴法的具体运用。

五、下合穴

（一）下合穴的概念

六腑之气下合于下肢足三阳经的腧穴，称为下合穴，又称"六腑下合穴"。下合穴共有6个，其中胃、胆、膀胱的下合穴位于本经，与本经五输穴中的合穴同名同位；大肠、小肠的下合穴都位于胃经，三焦的下合穴位于膀胱经。

（二）下合穴的内容与临床应用

六腑即胃、大肠、小肠、胆、膀胱、三焦，其各自的下合穴分别为足三里、上巨虚、下巨虚、阳陵泉、委中、委阳。

下合穴主要用于治疗六腑疾病。《灵枢·邪气脏腑病形》指出"合治内腑"，概括了下合穴的主治特点。临床上六腑相关的疾病常选其相应的下合穴治疗，如胃痛选足三里，肠痈取上巨虚，胆绞痛选阳陵泉等。另外，下合穴也可协助诊断。

六、八会穴

（一）八会穴的概念

脏、腑、气、血、筋、脉、骨、髓等精气会聚的8个腧穴，称为八会穴。八会穴分散在躯干部和四肢部，其中脏、腑、气、血、骨之会穴位于躯干部；筋、脉、髓之会穴位于四肢部。

（二）八会穴的内容与临床应用

八会穴，即脏会章门、腑会中脘、气会膻中、血会膈俞、筋会阳陵泉、脉会太渊、骨会大杼、髓会悬钟（绝骨）。

这8个穴位虽属于不同经脉，但对于各自所会的脏、腑、气、血、筋、脉、骨、髓相关的病证有特殊的治疗作用，临床上常把其作为治疗这些病证的主要穴位。如六腑之病，可选腑会中脘，血瘀证可选血会膈俞，髓海不足导致的眩晕选髓会悬钟等。

七、八脉交会穴

(一) 八脉交会穴的概念

奇经八脉与十二经脉之气相通的 8 个腧穴，称为八脉交会穴，又称"交经八穴"。八脉交会穴均位于腕踝部的上下。

(二) 八脉交会穴的内容与临床应用

八脉交会穴及主治见表 3-10。

表 3-10 八脉交会穴及主治

穴名	主治	相配合主治
公孙	冲脉病证	心、胸、胃疾病
内关	阴维脉病证	
后溪	督脉病证	目内眦、颈项、耳、肩部疾病
申脉	阳跷脉病证	
足临泣	带脉病证	目锐眦、耳后、颊、颈、肩部疾病
外关	阳维脉病证	
列缺	任脉病证	肺系、咽喉、胸膈疾病
照海	阴跷脉病证	

八脉交会穴是古人在临床实践中总结出的可治疗奇经八脉病证的 8 个腧穴，这 8 个腧穴分别与相应的奇经八脉经气相通。《医学入门》说："周身三百六十穴统于手足六十六穴，六十六穴又统于八穴。"这里的"八穴"就是指八脉交会穴。在临床上当奇经八脉出现相关的疾病时，可取对应的八脉交会穴来治疗。如阳跷脉病变导致的失眠，可选申脉；督脉病变出现的腰脊强痛，可选后溪；冲脉病变出现的胸腹气逆、呕吐等可选公孙。另外，临床上也可把公孙和内关、后溪和申脉、足临泣和外关、列缺和照海相配，治疗有关部位的疾病。古人还以八脉交会穴为基础，创立按时取穴的灵龟八法和飞腾八法。

【附】八脉交会八穴歌

公孙冲脉胃心胸，内关阴维下总同。临泣胆经连带脉，阳维目锐外关逢。
后溪督脉内眦颈，申脉阳跷络亦通。列缺任脉行肺系，阴跷照海膈喉咙。

八、交会穴

（一）交会穴的概念

两经或数经相交会的腧穴，称为交会穴。交会穴多分布于头面、躯干部。

（二）交会穴的临床应用

交会穴具有治疗交会经脉疾病的作用。如三阴交本属足太阴脾经腧穴，又是足三阴经的交会穴，因此，不仅治疗脾经病证，也可治疗足少阴肾经和足厥阴肝经的病证。

第四节　腧穴的定位方法

取穴是否准确直接影响针灸的疗效。《灵枢·邪气脏腑病形》指出："刺此者，必中气穴，无中肉节。"《备急千金要方》亦载："灸时孔穴不正，无益于事，徒破好肉耳。"因此，针灸治疗强调准确取穴。

本教材的腧穴体表定位的方法采用 2006 年 12 月实施的国家标准《腧穴名称与定位》（GB/T 12346—2006）。腧穴定位的描述采用标准解剖学体位，即身体直立，两眼平视前方，两足并拢，足尖向前，上肢下垂于躯干两侧，掌心向前。

常用的腧穴定位方法有以下四种。

一、体表解剖标志定位法

体表解剖标志定位法，是以人体解剖学的各种体表标志为依据来确定腧穴定位的方法。体表解剖标志，可分为固定标志和活动标志两种。

1. 固定标志　指在人体自然姿势下可见的标志，包括由骨节和肌肉所形成的突起或凹陷、五官轮廓、发际、指（趾）甲、乳头、肚脐等。借助固定标志来定位取穴是常用的方法，如鼻尖取素髎、两眉中间取印堂、两乳中间取膻中、脐中旁 2 寸取天枢、腓骨小头前下方凹陷处取阳陵泉等。

2. 活动标志　指在人体活动姿势下出现的标志，包括各部的关节、肌肉、肌腱、皮肤随着活动而出现的空隙、凹陷、皱纹、尖端等。例如，微张口，耳屏正中前缘凹陷中取听宫，闭口取下关；屈肘取曲池，展臂取肩髃；拇指上翘取阳溪，掌心向胸取养老等。

常用定穴解剖标志的体表定位方法如下：

第 2 肋：平胸骨角水平，锁骨下可触及的肋骨即第 2 肋。

第 4 肋间隙：男性乳头平第 4 肋间隙。

第 7 颈椎棘突：颈后隆起最高且能随头旋转而转动者为第 7 颈椎棘突。

第 2 胸椎棘突：直立，两手下垂时，两肩胛骨上角连线与后正中线的交点。

第 3 胸椎棘突：直立，两手下垂时，两肩胛冈内侧端连线与后正中线的交点。

第 7 胸椎棘突：直立，两手下垂时，两肩胛骨下角的水平线与后正中线的交点。

第 12 胸椎棘突：直立，两手下垂时，横平两肩胛骨下角与两髂嵴最高点连线的中点。

第 4 腰椎棘突：两髂嵴最高点连线与后正中线的交点。

第 2 骶椎：两髂后上棘连线与后正中线的交点。

骶管裂孔：取尾骨上方左右的骶角，与两骶角平齐的后正中线上。

肘横纹：与肱骨内上髁、外上髁连线相平。

腕掌侧远端横纹：在腕掌部，与豌豆骨上缘、桡骨茎突尖下连线相平。

腕背侧远端横纹：在腕背部，与豌豆骨上缘、桡骨茎突尖下连线相平。

二、骨度折量定位法

骨度折量定位法，是指以体表骨节为主要标志折量全身各部的长度和宽度，定出分寸，用于腧穴定位的方法。即以《灵枢·骨度》规定的人体各部的分寸为基础，结合后世医家创用的折量分寸（将设定的两骨节点之间的长度折量为一定的等分，每 1 等分为 1 寸，10 等分为 1 尺），作为定穴的依据。全身主要骨度折量寸见表 3-11 和图 3-1 所示。

表 3-11 全身主要骨度折量寸

部位	起止点	折量寸	度量法	说明
头面部	前发际正中至后发际正中	12	直寸	用于确定头部腧穴的纵向距离
	眉间（印堂）至前发际正中	3	直寸	用于确定前或后发际及头部腧穴的纵向距离
	两额角发际（头维）之间	9	横寸	用于确定头前部腧穴的横向距离
	耳后两乳突（完骨）之间	9	横寸	用于确定头后部腧穴的横向距离
胸腹胁部	胸骨上窝（天突）至胸剑结合中点（歧骨）	9	直寸	用于确定胸部任脉腧穴的纵向距离
	胸剑结合中点（歧骨）至脐中	8	直寸	用于确定上腹部腧穴的纵向距离
	脐中至耻骨联合上缘（曲骨）	5	直寸	用于确定下腹部腧穴的纵向距离
	两肩胛骨喙突内侧缘之间	12	横寸	用于确定胸部腧穴的横向距离
	两乳头之间	8	横寸	用于确定胸腹部腧穴的横向距离
背腰部	肩胛骨内侧缘至后正中线	3	横寸	用于确定背腰部腧穴的横向距离
上肢部	腋前、后纹头至肘横纹（平尺骨鹰嘴）	9	直寸	用于确定上臂部腧穴的纵向距离
	肘横纹（平尺骨鹰嘴）至腕掌（背）侧远端横纹	12	直寸	用于确定前臂部腧穴的纵向距离
下肢部	耻骨联合上缘至髌底	18	直寸	用于确定大腿部腧穴的纵向距离
	髌底至髌尖	2	直寸	
	髌尖（膝中）至内踝尖	15	直寸	用于确定小腿内侧部腧穴的纵向距离
	胫骨内侧髁下方阴陵泉至内踝尖	13	直寸	

续表

部位	起止点	折量寸	度量法	说明
	股骨大转子至腘横纹（平髌尖）	19	直寸	用于确定大腿前外侧部腧穴的纵向距离
	臀沟至腘横纹	14	直寸	用于确定大腿后部腧穴的纵向距离
	腘横纹（平髌尖）至外踝尖	16	直寸	用于确定小腿外侧部腧穴的纵向距离
	内踝尖至足底	3	直寸	用于确定足内侧部腧穴的纵向距离

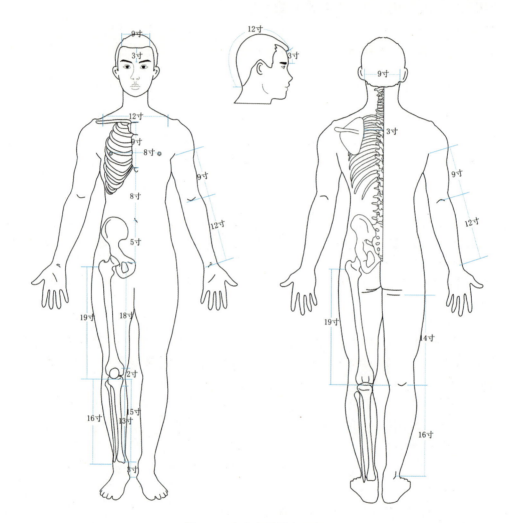

图 3-1　全身主要骨度折量寸

三、指寸定位法

指寸定位法，又称手指同身寸定位法，是指依据被取穴者本人手指所规定的分寸以量取腧穴的方法。此法主要用于下肢部。在具体取穴时，医者应当在骨度折量定位法的基础上，参照被取穴者自身的手指进行比量，并结合一些简便的活动标志取穴方法，以确定腧穴的标准定位。

1. 中指同身寸　以被取穴者的中指中节桡侧两端纹头（拇指、中指屈曲成环形）之间的距离作为 1 寸（图 3-2）。

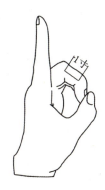

图 3-2　中指同身寸

2. 拇指同身寸　以被取穴者拇指的指间关节的宽度作为 1 寸（图 3-3）。

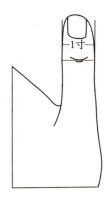

图 3-3　拇指同身寸

3. 横指同身寸　被取穴者手四指并拢，以其中指中节横纹为准，其四指的宽度作为 3 寸（图 3-4）。四指相并名曰"一夫"，用横指同身寸法量取腧穴，又名"一夫法"。

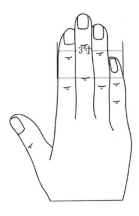

图 3-4　横指同身寸

四、简便定位法

简便定位法,是临床中一种简便易行的腧穴定位方法。如立正姿势,手臂自然下垂,其中指端在下肢所触及处为风市;两手虎口自然平直交叉,一手食指压在另一手腕后高骨的上方,其食指尽端到达处取列缺等。此法是一种辅助取穴方法。

第四章 经络腧穴各论

第一节 手太阴肺经及其腧穴

一、经脉循行

手太阴肺经，起于中焦，向下联络大肠，再返回沿胃上口，穿过横膈，入属于肺；从肺系（气管喉咙部）向外横行至腋窝下，沿上臂内侧下行，循行于手少阴与手厥阴经之前，下至肘中，沿着前臂内侧桡骨尺侧缘下行，经寸口动脉搏动处，行至大鱼际，再沿大鱼际桡侧缘循行直达拇指末端。其支脉，从手腕后分出，沿着食指桡侧直达食指末端（图4-1）。

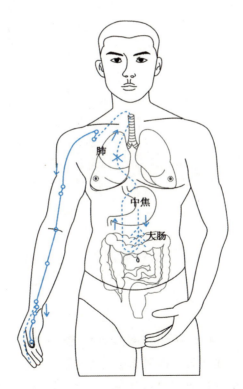

图 4-1 手太阴肺经经脉循行示意图

《灵枢·经脉》：肺手太阴之脉，起于中焦，下络大肠，还循胃口①，上膈属肺，从肺系②，横出腋下，下循臑内，行少阴、心主之前，下肘中，循臂内上骨③下廉，入寸口，上鱼，循鱼际，出大指之端。其支者：从腕后，直出次指内廉，出其端。

注释：①胃口：指胃之上口，贲门部。②肺系：肺及其相联系的组织器官。③上骨：指桡骨。

二、主要病候

咳嗽，气喘，少气不足以息，咯血，伤风，胸部胀满，咽喉肿痛，缺盆部和手臂内侧前缘痛，肩背部寒冷、疼痛等。

三、主治概要

1. 肺系病证 咳嗽，气喘，咽喉肿痛，咯血，胸痛等。
2. 经脉循行部位的其他病证 肩背痛，肘臂挛痛，手腕痛等。

四、本经腧穴（11穴）

1. 中府*（Zhōngfǔ，LU 1）肺之募穴
【定位】在胸部，横平第1肋间隙，锁骨下窝外侧，前正中线旁开6寸（图4-2）。

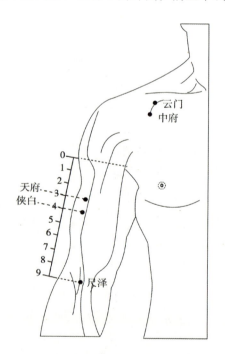

图4-2 手太阴肺经部分腧穴定位示意图

【解剖】当胸大肌、胸小肌处，内侧深层为第1肋间内、外肌；上外侧有腋动、静脉，胸肩峰动、静脉；布有锁骨上神经中间支，胸前神经分支及第1肋间神经外侧皮支。
【主治】①咳嗽、气喘、胸痛等胸肺病证；②肩背痛。

【操作】向外斜刺或平刺 0.5～0.8 寸，不可向内下深刺，以免伤及肺脏，引起气胸。

2. 云门（Yúnmén，LU 2）

【定位】在胸部，锁骨下窝凹陷中，肩胛骨喙突内缘，前正中线旁开 6 寸（图 4-2）。

【解剖】有胸大肌；皮下有头静脉通过，深部有胸肩峰动脉分支；布有胸前神经的分支、臂丛外侧束、锁骨上神经中后支。

【主治】①咳嗽、气喘、胸痛等胸肺病证；②肩背痛。

【操作】向外斜刺或平刺 0.5～0.8 寸，不可向内下深刺，以免伤及肺脏，引起气胸。

3. 天府（Tiānfǔ，LU 3）

【定位】在臂前区，腋前纹头下 3 寸，肱二头肌桡侧缘处（图 4-2）。

【解剖】肱二头肌外侧沟中；有头静脉及肱动、静脉分支；分布有臂外侧皮神经及肌皮神经。

【主治】①咳嗽、气喘、鼻衄等肺系病证；②瘿气；③上臂痛。

【操作】直刺 0.5～1 寸。

4. 侠白（Xiábái，LU 4）

【定位】在臂前区，腋前纹头下 4 寸，肱二头肌桡侧缘处（图 4-2）。

【解剖】肱二头肌外侧沟中；有头静脉及肱动、静脉分支；分布有臂外侧皮神经，当肌皮神经经过处。

【主治】①咳嗽、气喘等肺系病证；②心痛，干呕；③上臂痛。

【操作】直刺 0.5～1 寸。

5. 尺泽*（Chǐzé，LU 5）合穴

【定位】在肘区，肘横纹上，肱二头肌腱桡侧缘凹陷中（图 4-2）。

【解剖】在肘关节，当肱二头肌腱桡侧，肱桡肌起始部；有桡侧返动、静脉分支及头静脉；布有前臂外侧皮神经，直下为桡神经。

【主治】①咳嗽、气喘、咯血、咽喉肿痛等肺系实热病证；②肘臂挛痛；③急性吐泻、中暑、小儿惊风等急症。

【操作】直刺 0.8～1.2 寸，或点刺出血。

6. 孔最*（Kǒngzuì，LU 6）郄穴

【定位】在前臂前区，腕掌侧远端横纹上 7 寸，尺泽与太渊连线上（图 4-3）。

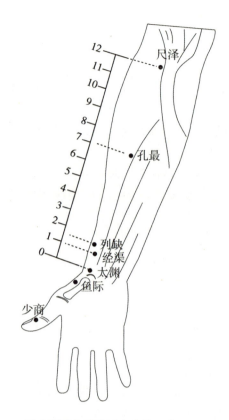

图 4-3　手太阴肺经部分腧穴定位示意图

【解剖】有肱桡肌及旋前圆肌,在桡侧腕长、短伸肌、肱桡肌内缘;有头静脉,桡动、静脉;布有前臂外侧皮神经、桡神经浅支。

【主治】①鼻衄、咯血、咳嗽、气喘、咽喉肿痛等肺系病证;②肘臂挛痛。

【操作】直刺0.5～1寸。

7. 列缺*(Lièquē,LU 7)络穴;八脉交会穴(通于任脉)

【定位】在前臂,腕掌侧远端横纹上1.5寸,拇短伸肌腱和拇长展肌腱之间,拇长展肌腱沟的凹陷中(图4-3)。

简便取穴法:两手虎口自然平直交叉,一手食指按在另一手桡骨茎突上,指尖下凹陷中是穴。

【解剖】在肱桡肌腱、拇长展肌腱与拇短伸肌腱之间,桡侧腕长伸肌腱内侧;有头静脉,桡动、静脉分支;布有前臂外侧皮神经和桡神经浅支的混合支。

【主治】①咳嗽、气喘、咽喉肿痛等肺系病证;②偏正头痛、齿痛、项强痛、口眼㖞斜等头面部病证;③手腕痛。

【操作】向上斜刺0.5～0.8寸。

8. 经渠(Jīngqú,LU 8)经穴

【定位】在前臂前区,腕掌侧远端横纹上1寸,桡骨茎突与桡动脉之间(图4-3)。

【解剖】桡侧腕屈肌腱的外侧,有旋前方肌;当桡动、静脉外侧处;布有前臂外侧

皮神经和桡神经浅支混合支。

【主治】①咳嗽、气喘、胸痛、咽喉肿痛等肺系病证；②手腕痛。

【操作】避开桡动脉，直刺0.3～0.5寸。

9. 太渊[*]（Tàiyuān，LU 9）输穴；原穴；八会穴之脉会

【定位】在腕前区，桡骨茎突与舟状骨之间，拇长展肌腱尺侧凹陷中（图4-3）。

【解剖】桡侧腕屈肌腱的外侧，拇长展肌腱内侧；有桡动、静脉；布有前臂外侧皮神经和桡神经浅支混合支。

【主治】①咳嗽、气喘等肺系病证；②无脉症；③腕臂痛。

【操作】避开桡动脉，直刺0.3～0.5寸。

10. 鱼际[*]（Yújì，LU 10）荥穴

【定位】在手外侧，第1掌骨桡侧中点赤白肉际处（图4-3）。

【解剖】有拇短展肌和拇指对掌肌；布有前臂外侧皮神经和桡神经浅支混合支。

【主治】①咳嗽、咯血、咽干、咽喉肿痛、失音等肺系实热病证；②掌中热；③小儿疳积。

【操作】直刺0.5～0.8寸。治小儿疳积可用割治法。

11. 少商[*]（Shàoshāng，LU 11）井穴

【定位】在手指，拇指末节桡侧，指甲根角侧上方0.1寸（指寸）（图4-4）。

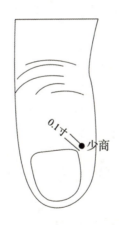

图4-4 少商穴定位示意图

【解剖】有指掌侧固有动、静脉所形成的动、静脉网；布有前臂外侧皮神经和桡神经浅支混合支，及正中神经的掌侧固有神经的末梢神经网。

【主治】①咽喉肿痛、鼻衄、高热等肺系实热病证；②昏迷、癫狂等急症。

【操作】浅刺0.1寸，或点刺出血。

第二节 手阳明大肠经及其腧穴

一、经脉循行

手阳明大肠经，起于食指之尖端（桡侧），沿食指桡侧，经过第 1、2 掌骨之间，上行至腕后两筋之间，沿前臂外侧前缘，至肘部外侧，再沿上臂外侧前缘上行到肩部，经肩峰前，向上循行至背部，与诸阳经交会于大椎穴，再向前行进入缺盆，络于肺，下行穿过横膈，属于大肠。其支脉，从缺盆部上行至颈部，经面颊进入下齿之中，又返回经口角到上口唇，交会于人中（水沟穴），左脉右行，右脉左行，止于对侧鼻孔旁（图 4-5）。

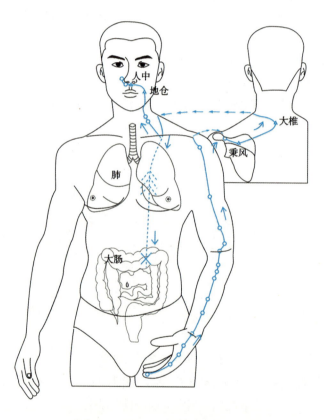

图 4-5 手阳明大肠经经脉循行示意图

《灵枢·经脉》：大肠手阳明之脉，起于大指次指之端，循指上廉，出合谷两骨[①]之间，上入两筋[②]之中，循臂上廉，入肘外廉，上臑外前廉，上肩，出髃骨之前廉，上出于柱骨之会上，下入缺盆，络肺，下膈，属大肠。其支者：从缺盆上颈，贯颊，入下齿中；还出夹口，交人中——左之右、右之左，上夹鼻孔。

注释：①合谷两骨：指第 1、2 掌骨。②两筋：指拇长伸肌腱、拇短伸肌腱。

二、主要病候

腹痛，肠鸣，泄泻，便秘，痢疾，咽喉肿痛，齿病，鼻流清涕或出血，本经循行部位疼痛、热肿或寒冷等。

三、主治概要

1. 头面五官病　目病，齿痛，咽喉肿痛，鼻衄，口眼㖞斜，耳聋等。
2. 热病、神志病　热病昏迷，眩晕，癫狂等。
3. 肠腑病证　腹胀，腹痛，肠鸣，泄泻等。
4. 经脉循行部位的其他病证　手臂酸痛，半身不遂，手臂麻木等。

四、本经腧穴（20穴）

1. 商阳*（Shāngyáng，LI 1）井穴
【定位】在手指，食指末节桡侧，指甲根角侧上方0.1寸（指寸）（图4-6）。

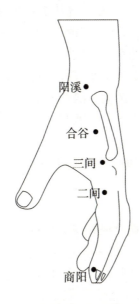

图4-6　手阳明大肠经部分腧穴定位示意图

【解剖】有指及掌背动、静脉网；布有来自正中神经的指掌侧固有神经，桡神经的指背侧神经。
【主治】①齿痛、咽喉肿痛等五官病证；②热病、昏迷等热证、急症。
【操作】浅刺0.1寸，或点刺出血。

2. 二间（Èrjiān，LI 2）荥穴
【定位】在手指，第2掌指关节桡侧远端赤白肉际处（图4-6）。
【解剖】有指浅、深屈肌腱；有来自桡动脉的指背及掌侧动、静脉；布有桡神经的指背侧固有神经，正中神经的指掌侧固有神经。

【主治】①鼻衄、齿痛等五官病证；②热病。

【操作】直刺 0.2～0.3 寸。

3. 三间（Sānjiān，LI 3）输穴

【定位】在手背，第 2 掌指关节桡侧近端凹陷中（图 4-6）。

【解剖】有第 1 骨间背侧肌，深层为拇内收肌横头；有手背静脉网（头静脉起始部）、指掌侧固有动脉；布有桡神经浅支。

【主治】①齿痛、咽喉肿痛等五官病证；②腹胀、肠鸣等肠腑病证；③手背麻木、肿痛。

【操作】直刺 0.3～0.5 寸。

4. 合谷*（Hégǔ，LI 4）原穴

【定位】在手背，第 2 掌骨桡侧的中点处（图 4-6）。

简便取穴法：以一手的拇指指间关节横纹，放在另一手拇、食指之间的指蹼缘上，当拇指尖下是穴。

【解剖】在第 1、2 掌骨之间，第 1 骨间背侧肌中，深层有拇收肌横头；有手背静脉网，为头静脉的起始部，腧穴近侧正当桡动脉从手背穿向手掌之处；布有桡神经浅支的掌背侧神经，深部有正中神经的指掌侧固有神经。

【主治】①头痛、目赤肿痛、齿痛、鼻衄、口眼㖞斜、耳聋等头面五官病证；②发热恶寒等外感病证；③热病无汗或多汗；④痛经、经闭、滞产等妇产科病证；⑤各种痛证，为牙拔除术、甲状腺手术等五官及颈部手术针刺麻醉常用穴。

【操作】直刺 0.5～1 寸，针刺时手呈半握拳状。孕妇不宜针。

5. 阳溪*（Yángxī，LI 5）经穴

【定位】在腕区，腕背侧远端横纹桡侧，桡骨茎突远端，解剖学"鼻烟窝"凹陷中（图 4-6）。

【解剖】当拇短伸肌腱、拇长伸肌腱之间；有头静脉，桡动脉本干及其腕背支；布有桡神经浅支。

【主治】①头痛、目赤肿痛、耳聋等头面五官病证；②手腕痛。

【操作】直刺或斜刺 0.5～0.8 寸。

6. 偏历*（Piānlì，LI 6）络穴

【定位】在前臂，腕背侧远端横纹上 3 寸，阳溪与曲池连线上（图 4-7）。

【解剖】在桡骨远端，桡侧腕短伸肌腱与拇长展肌腱之间；有头静脉；掌侧为前臂外侧皮神经和桡神经浅支，背侧为前臂背侧皮神经和前臂骨间背侧

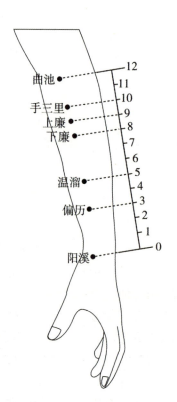

图 4-7 手阳明大肠经部分腧穴定位示意图

神经。

【主治】①耳鸣，鼻衄；②手臂酸痛；③腹部胀满；④水肿。

【操作】直刺或斜刺 0.5～0.8 寸。

7. 温溜（Wēnliū，LI 7）郄穴

【定位】在前臂，腕背侧远端横纹上 5 寸，阳溪与曲池连线上（图 4-7）。

【解剖】在桡侧腕短伸肌腱与拇长展肌之间；有桡动脉分支及头静脉；分布有前臂背侧皮神经与桡神经深支。

【主治】①急性肠鸣、腹痛等肠腑病证；②疔疮；③头痛、面肿、咽喉肿痛等头面病证；④肩背酸痛。

【操作】直刺 0.5～1 寸。

8. 下廉（Xiàlián，LI 8）

【定位】在前臂，肘横纹下 4 寸，阳溪与曲池连线上（图 4-7）。

【解剖】在桡骨的桡侧，桡侧有桡侧腕短伸肌及桡侧腕长伸肌，深层有旋后肌；有桡动脉分支；分布有前臂背侧皮神经及桡神经深支。

【主治】①肘臂痛；②头痛，眩晕，目痛；③腹胀、腹痛等肠腑病证。

【操作】直刺 0.5～1 寸。

9. 上廉（Shànglián，LI 9）

【定位】在前臂，肘横纹下 3 寸，阳溪与曲池连线上（图 4-7）。

【解剖】在桡侧腕短伸肌肌腹与拇长展肌之间；有桡动脉分支及头静脉；布有前臂背侧皮神经与桡神经深支。

【主治】①肘臂痛，半身不遂，手臂麻木；②头痛；③肠鸣，腹痛。

【操作】直刺 0.5～1 寸。

10. 手三里*（Shǒusānlǐ，LI 10）

【定位】在前臂，肘横纹下 2 寸，阳溪与曲池连线上（图 4-7）。

【解剖】肌肉、神经同上廉穴，血管为桡返动脉的分支。

【主治】①手臂无力，上肢不遂；②腹痛，腹泻；③齿痛，颊肿。

【操作】直刺 1～1.5 寸。

11. 曲池*（Qūchí，LI 11）合穴

【定位】在肘区，在尺泽与肱骨外上髁连线中点凹陷处（图 4-7）。

【解剖】桡侧腕长伸肌起始部，肱桡肌的桡侧；有桡返动脉的分支；布有前臂背侧皮神经，内侧深层为桡神经本干。

【主治】①手臂痹痛，上肢不遂；②热病；③眩晕；④腹痛、吐泻等肠胃病证；⑤咽喉肿痛、齿痛、目赤肿痛等五官热性病证；⑥瘾疹、湿疹、瘰疬等皮外科病证；⑦癫狂。

【操作】直刺 1～1.5 寸。

12. 肘髎（Zhǒuliáo，LI 12）

【定位】在肘区，肱骨外上髁上缘，髁上嵴的前缘（图 4-8）。

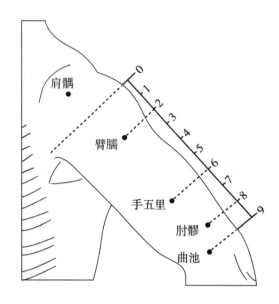

图 4-8 手阳明大肠经部分腧穴定位示意图

【解剖】在肱骨外上髁上缘肱桡肌起始部，肱三头肌外缘；有桡侧副动脉；布有前臂背侧皮神经及桡神经。

【主治】肘臂部疼痛、麻木、挛急等病证。

【操作】直刺 0.5～1 寸。

13. 手五里（Shǒuwǔlǐ，LI 13）

【定位】在臂部，肘横纹上 3 寸，曲池与肩髃连线上（图 4-8）。

【解剖】在肱骨桡侧，为肱桡肌起点，外侧为肱三头肌前缘；稍深为桡侧副动脉；布有前臂背侧皮神经，深层内侧为桡神经。

【主治】①肘臂挛痛；②瘰疬。

【操作】避开动脉，直刺 0.5～1 寸。

14. 臂臑*（Bìnào，LI 14）

【定位】在臂部，曲池上 7 寸，三角肌前缘处（图 4-8）。

【解剖】在肱骨桡侧，三角肌下端，肱三头肌外侧头的前缘；有旋肱后动脉的分支及肱深动脉；布有前臂背侧皮神经，深层有桡神经本干。

【主治】①肩臂疼痛不遂、颈项拘挛等痹证；②瘰疬；③目疾。

【操作】直刺或向上斜刺 0.8～1.5 寸。

15. 肩髃*（Jiānyú，LI 15）

【定位】在三角肌区，肩峰外侧缘前端与肱骨大结节两骨间凹陷中（图 4-8）。

简便取穴法：屈臂外展，肩峰外侧缘呈现前后两个凹陷，前下方的凹陷即是本穴。

【解剖】有旋肱后动、静脉；布有锁骨上神经、腋神经。

【主治】①肩臂挛痛，上肢不遂；②瘾疹。

【操作】直刺或向下斜刺 0.8～1.5 寸。肩周炎宜向肩关节方向直刺，上肢不遂宜向三角肌方向斜刺。

16. 巨骨（Jùgǔ，**LI 16**）

【定位】在肩胛区，锁骨肩峰端与肩胛冈之间凹陷中（图4-9）。

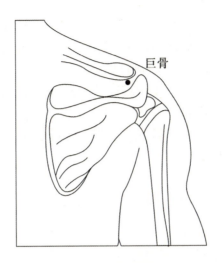

图4-9 巨骨穴定位示意图

【解剖】在斜方肌与冈上肌中；深层有肩胛上动、静脉；布有锁骨上神经分支、副神经分支，深层有肩胛上神经。

【主治】①肩臂挛痛，臂不举；②瘰疬，瘿气。

【操作】直刺，微斜向外下方，进针0.5～1寸。直刺不可过深，以免刺入胸腔造成气胸。

17. 天鼎（Tiāndǐng，**LI 17**）

【定位】在颈部，横平环状软骨，胸锁乳突肌后缘（图4-10）。

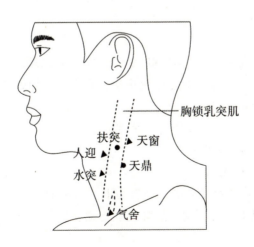

图4-10 手阳明大肠经部分腧穴定位示意图

【解剖】在胸锁乳突肌下部后缘，浅层为颈阔肌，深层为中斜角肌起点；有颈升动脉；布有副神经、颈横神经、耳大神经、枕小神经，深层为膈神经的起点。

【主治】①暴喑气哽、咽喉肿痛、吞咽困难等咽喉病证；②瘰疬，瘿气。

【操作】直刺 0.5～0.8 寸。

18. 扶突＊（Fútū，LI 18）

【定位】在胸锁乳突肌区，横平喉结，胸锁乳突肌前、后缘中间（图 4-10）。

【解剖】在胸锁乳突肌、颈阔肌中，深层为肩胛提肌起始点；深层内侧有颈升动脉；布有耳大神经、颈皮神经、枕小神经及副神经。

【主治】①咽喉肿痛、暴喑、吞咽困难等咽喉病证；②瘰疬，瘿气；③呃逆；④咳嗽、气喘；⑤颈部手术针刺麻醉用穴。

【操作】直刺 0.5～0.8 寸。注意避开颈动脉，不可过深。一般不用电针，以免引起迷走神经中枢反应。

19. 口禾髎（Kǒuhéliáo，LI 19）

【定位】在面部，横平人中沟上 1/3 与下 2/3 交点，鼻孔外缘直下（图 4-11）。

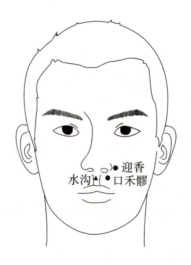

图 4-11　手阳明大肠经部分腧穴定位示意图

【解剖】在上颌骨犬齿窝部，提上唇肌止端；有面动、静脉的上唇支；布有面神经与三叉神经第 2 支下支的吻合丛。

【主治】鼻塞、衄血、口㖞、口噤等口鼻部病证。

【操作】直刺或斜刺 0.3～0.5 寸。

20. 迎香＊（Yíngxiāng，LI 20）

【定位】在面部，鼻翼外缘中点旁，鼻唇沟中（图 4-11）。

【解剖】在提上唇肌中；有面动、静脉及眶下动、静脉分支；布有面神经与眶下神经的吻合丛。

【主治】①鼻塞、衄血等鼻病证；②口㖞、面痒等口面部病证；③胆道蛔虫症。

【操作】略向内上方斜刺或平刺 0.3～0.5 寸。

第三节　足阳明胃经及其腧穴

一、经脉循行

足阳明胃经，起于鼻旁，上行鼻根，与足太阳经脉相交会，再沿鼻的外侧下行，入上齿龈中，返回环绕口唇，入下唇交会于承浆穴；再向后沿下颌下缘，至大迎穴处，再沿下颌角至颊车穴，上行到耳前，过足少阳经的上关穴处，沿发际至额颅部。其支脉，从大迎前下走颈动脉部（人迎），沿喉咙入缺盆，下横膈，入属于胃，联络于脾。其直行的经脉，从缺盆沿乳房内侧下行，经脐旁到下腹部的气冲部；一支脉从胃口分出，沿腹内下行，至气冲部与直行经脉相会合。由此经髀关、伏兔穴下行，至膝关节中再沿胫骨外侧前缘下行，经足背到第2足趾外侧端（厉兑穴）；一支脉从膝下3寸处分出，下行到中趾外侧端；一支脉从足背分出，沿足大趾内侧直行到末端（图4-12）。

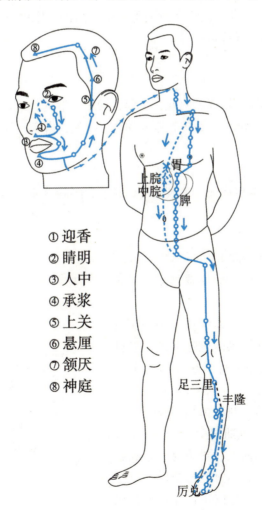

图4-12　足阳明胃经经脉循行示意图

《灵枢·经脉》：胃足阳明之脉，起于鼻，交頞中，旁约太阳之脉，下循鼻外，入上齿中，还出夹口，环唇，下交承浆，却循颐后下廉，出大迎，循颊车，上耳前，过客主人①，循发际，至额颅。其支者：从大迎前，下人迎，循喉咙，入缺盆，下膈，属胃，络脾。其直者：从缺盆下乳内廉，下夹脐，入气街②中。其支者：起于胃口，下循腹里，下至气街中而合。以下髀关③，抵伏兔④，下膝膑中，下循胫外廉，下足跗，入中指内间⑤。其支者：下膝三寸而别，下入中指外间。其支者：别跗上，入大指间，出其端。

注释：①客主人：即上关穴，当耳前颧弓上缘。②气街：指气冲部，当腹股沟股动脉搏动处。③髀关：大腿前上端，即股四头肌之上端。髀关穴居此。④伏兔：大腿前正中部，股四头肌肌腹隆起处，其状如伏兔。⑤中指内间：足中趾内侧趾缝，实则止于第2趾外侧端。

二、主要病候

肠鸣，腹胀，水肿，胃痛，呕吐或消谷善饥，口渴，咽喉肿痛，鼻衄，热病，癫狂，胸及膝髌等本经循行部位疼痛等。

三、主治概要

1. 胃肠病 食欲不振，胃痛，呕吐，噎膈，腹胀，泄泻，痢疾，便秘等。
2. 头面五官病 目赤痛痒，目翳，眼睑瞤动，鼻衄，齿痛，耳病。
3. 神志病 癫狂。
4. 热病 热病汗出。
5. 经脉循行部位的其他病证 下肢痿痹，转筋，腰膝冷痛，半身不遂。

四、本经腧穴（45穴）

1. 承泣*（Chéngqì，ST 1）

【定位】在面部，眼球与眶下缘之间，目正视，瞳孔直下（图4-13）。

【解剖】在眶下缘上方，眼轮匝肌中，深层眶内有眼球下直肌、下斜肌；有眶下动、静脉分支，眼动、静脉的分支；布有眶下神经分支及动眼神经下支的肌支，面神经分支。

【主治】①眼睑瞤动、迎风流泪、夜盲、近视等目疾；②口眼㖞斜，面肌痉挛。

【操作】以左手拇指向上轻推眼球，紧靠眶缘缓慢直刺0.5～1.5寸，不宜提插捻转，以防刺破血管引起血肿。出针时按压针孔片刻，以防出血。

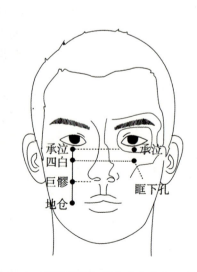

图4-13 足阳明胃经部分腧穴定位示意图

2. 四白*（Sìbái，ST 2）

【定位】在面部，眶下孔处（图4-13）。

【解剖】在眶下孔处，当眼轮匝肌和提上唇肌之间；有面动、静脉分支，眶下动、静脉；布有面神经分支，当眶下神经处。

【主治】①目赤痛痒、眼睑瞤动、目翳等眼部病证；②口眼㖞斜、面痛、面肌痉挛等面部病证；③头痛，眩晕。

【操作】直刺或微向上斜刺0.3～0.5寸，不可深刺，以免伤及眼球，不可过度提插捻转。

3. 巨髎（Jùliáo，ST 3）

【定位】在面部，横平鼻翼下缘，目正视，瞳孔直下（图4-13）。

【解剖】浅层为提上唇肌，深层为犬齿肌；有面动、静脉及眶下动、静脉；布有面神经及眶下神经的分支。

【主治】口角㖞斜、面痛、鼻衄、齿痛、唇颊肿等局部五官病证。

【操作】斜刺或平刺0.3～0.5寸。

4. 地仓*（Dìcāng，ST 4）

【定位】在面部，口角旁开0.4寸（指寸）（图4-13）。

【解剖】在口轮匝肌中，深层为颊肌；有面动、静脉；布有面神经和眶下神经分支，深层为颊神经的末支。

【主治】口角㖞斜、流涎、面痛、齿痛等局部病证。

【操作】斜刺或平刺0.5～0.8寸。可向颊车穴透刺。

5. 大迎（Dàyíng，ST 5）

【定位】在面部、下颌角前方，咬肌附着部的前缘凹陷中，面动脉搏动处（图4-14）。

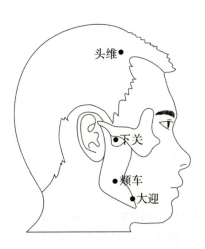

图4-14　足阳明胃经部分腧穴定位示意图

【解剖】在咬肌附着部前缘；前方有面动、静脉；布有面神经分支及颊神经。

【主治】口角㖞斜、颊肿、齿痛等局部病证。

【操作】避开动脉,斜刺或平刺 0.3～0.5 寸。

6. 颊车*（Jiáchē, ST 6）

【定位】在面部,下颌角前上方一横指（中指）,闭口咬紧牙时咬肌隆起,放松时按之有凹陷处（图 4-14）。

【解剖】在下颌角前方,有咬肌;有咬肌动、静脉;有耳大神经、面神经颊支及下颌缘支分布。

【主治】齿痛、牙关不利、颊肿、口角㖞斜等局部病证。

【操作】直刺 0.3～0.5 寸,或平刺 0.5～1 寸。可向地仓穴透刺。

7. 下关*（Xiàguān, ST 7）

【定位】在面部,颧弓下缘中央与下颌切迹之间凹陷中（图 4-14）。

【解剖】当颧弓下缘,皮下有腮腺,为咬肌起始部;有面横动、静脉,最深层为上颌动、静脉;正当面神经颧眶支、耳颞神经分支,最深层为下颌神经。

【主治】①牙关不利、面痛、齿痛、口眼㖞斜等面口病证;②耳聋、耳鸣、聤耳等耳疾。

【操作】直刺 0.5～1 寸。留针时不可做张口动作,以免弯针、折针。

8. 头维*（Tóuwéi, ST 8）

【定位】在头部,额角发际直上 0.5 寸,头正中线旁开 4.5 寸（图 4-14）。

【解剖】在颞肌上缘帽状腱膜中;有额浅动、静脉的额支;布有耳颞神经的分支及面神经额、颞支。

【主治】头痛、目眩、目痛等头目病证。

【操作】平刺 0.5～1 寸。

9. 人迎*（Rényíng, ST 9）

【定位】在颈部,横平喉结,胸锁乳突肌前缘,颈总动脉搏动处（图 4-15）。

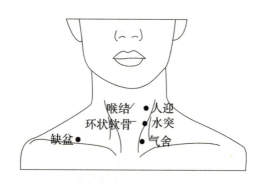

图 4-15 足阳明胃经部分腧穴定位示意图

【解剖】有颈阔肌,在胸锁乳突肌前缘与甲状软骨接触部;有甲状腺上动脉,当颈内、外动脉分歧处,有颈前浅静脉,外为颈内静脉;布有颈皮神经、面神经颈支,深层为颈动脉小球,最深层为交感神经干,外侧有舌下神经降支及迷走神经。

【主治】①瘿气，瘰疬；②咽喉肿痛；③高血压；④气喘。
【操作】避开颈总动脉，直刺 0.3～0.8 寸。

10. 水突（Shuǐtū，ST 10）

【定位】在颈部，横平环状软骨，胸锁乳突肌前缘（图 4-15）。
【解剖】有颈阔肌，在环状软骨外侧，胸锁乳突肌与肩胛舌骨肌上腹的交叉点；外侧为颈总动脉；布有颈皮神经，深层为交感神经发出的心上神经及交感干。
【主治】①咽喉肿痛、失音等咽喉局部病证；②咳嗽，气喘。
【操作】直刺 0.3～0.8 寸。

11. 气舍（Qìshě，ST 11）

【定位】在胸锁乳突肌区，锁骨上小窝，锁骨胸骨端上缘，胸锁乳突肌胸骨头与锁骨头中间的凹陷中（图 4-15）。
【解剖】有颈阔肌，胸锁乳突肌起始部；有颈前浅静脉，深部为颈总动脉；布有锁骨上神经前支的分支。
【主治】①咽喉肿痛；②瘿瘤，瘰疬；③气喘，呃逆；④颈项强痛。
【操作】直刺 0.3～0.5 寸。本经气舍至乳根诸穴深部有大动脉及肺、肝等重要脏器，不可深刺。

12. 缺盆（Quēpén，ST 12）

【定位】在颈外侧区，锁骨上大窝，锁骨上缘凹陷中，前正中线旁开 4 寸（图 4-15）。
【解剖】在锁骨上窝中点，有颈阔肌、肩胛舌骨肌；下方有颈横动脉；布有锁骨上中间神经，深层正当臂丛的锁骨上部。
【主治】①咳嗽、气喘、咽喉肿痛、缺盆中痛等肺系病证；②瘰疬。
【操作】直刺或斜刺 0.3～0.5 寸。

13. 气户（Qìhù，ST 13）

【定位】在胸部，锁骨下缘，前正中线旁开 4 寸（图 4-16）。

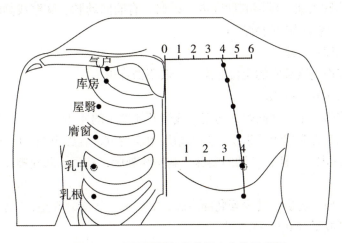

图 4-16　足阳明胃经部分腧穴定位示意图

【解剖】在锁骨下方，胸大肌起始部，深层上方为锁骨下肌；有胸肩峰动、静脉分支，外上方为锁骨下静脉；为锁骨上神经及胸前神经分支分布处。

【主治】咳嗽、气喘、呃逆、胸痛、胸胁支满等胸肺病证。

【操作】斜刺或平刺 0.5～0.8 寸。

14. 库房（Kùfáng，ST 14）

【定位】在胸部，第 1 肋间隙，前正中线旁开 4 寸（图 4-16）。

【解剖】有胸大肌、胸小肌，深层为肋间内、外肌；有胸肩峰动、静脉及胸外侧动、静脉分支；布有胸前神经分支。

【主治】咳嗽、气喘、咳唾脓血、胸胁胀痛等胸肺病证。

【操作】斜刺或平刺 0.5～0.8 寸。

15. 屋翳（Wūyì，ST 15）

【定位】在胸部，第 2 肋间隙，前正中线旁开 4 寸（图 4-16）。

【解剖】有胸大肌、胸小肌，深层为肋间内、外肌；有胸肩峰动、静脉分支；布有胸前神经分支。

【主治】①咳嗽、气喘、咳唾脓血、胸胁胀痛等胸肺病证；②乳痈、乳癖等乳疾。

【操作】斜刺或平刺 0.5～0.8 寸。

16. 膺窗（Yīngchuāng，ST 16）

【定位】在胸部，第 3 肋间隙，前正中线旁开 4 寸（图 4-16）。

【解剖】浅部为乳腺组织（男性主要由结缔组织构成，乳腺组织不明显），其下为胸大肌，深层为肋间内、外肌；有胸外侧动、静脉；布有胸前神经分支。

【主治】①咳嗽、气喘、胸胁胀痛等胸肺病证；②乳痈。

【操作】斜刺或平刺 0.5～0.8 寸。

17. 乳中（Rǔzhōng，ST 17）

【定位】在胸部，乳头中央（图 4-16）。

【解剖】浅部为乳头、乳腺总管、乳腺组织（男性主要由结缔组织构成，乳腺组织不明显），其下为胸大肌，深层有肋间内、外肌；有肋间动脉、胸壁浅静脉；有第 4 肋间神经外侧皮支，深层为肋间神经干。

【主治】①乳痈；②难产。

【操作】多用作胸腹部穴的定位标志，一般不做针灸。

18. 乳根（Rǔgēn，ST 18）

【定位】在胸部，第 5 肋间隙，前正中线旁开 4 寸（图 4-16）。

【解剖】浅部为乳腺组织（男性主要由结缔组织构成，乳腺组织不明显），其下为胸大肌，深层有肋间内、外肌；有肋间动脉、胸壁浅静脉；有第 5 肋间神经外侧皮支，深层为肋间神经干。

【主治】①乳痈、乳癖、乳少等乳部疾患；②咳嗽，气喘，呃逆；③胸痛。

【操作】斜刺或平刺 0.5～0.8 寸。

19. 不容（Bùróng，ST 19）

【定位】在上腹部，脐中上6寸，前正中线旁开2寸（图4-17）。

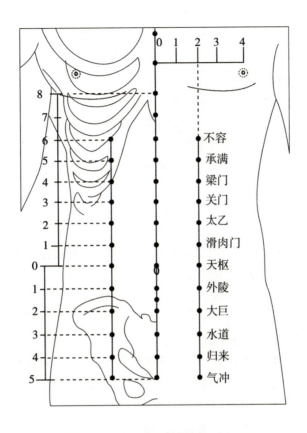

图 4-17　足阳明胃经部分腧穴定位示意图

【解剖】当腹直肌及其鞘处；有第7肋间动、静脉分支及腹壁上动、静脉；当第7肋间神经分支处。

【主治】呕吐、胃痛、纳少、腹胀等胃疾。

【操作】直刺0.5～0.8寸。过饱者禁针，肝脾大者右侧慎针或禁针，不宜做大幅度提插。

20. 承满（Chéngmǎn，ST 20）

【定位】在上腹部，脐中上5寸，前正中线旁开2寸（图4-17）。

【解剖】当腹直肌及其鞘处；有第7肋间动、静脉分支及腹壁上动、静脉分布；当第7、8肋间神经分支出口。

【主治】胃痛、吐血、纳少等胃疾。

【操作】直刺0.8～1寸。过饱者禁针，肝脾大者右侧慎针或禁针，不宜做大幅度提插。

21. 梁门*（Liángmén，ST 21）

【定位】在上腹部，脐中上4寸，前正中线旁开2寸（图4-17）。

【解剖】当腹直肌及其鞘处；有第8肋间动、静脉分支及腹壁上动、静脉；当第8肋间神经分支处；右侧深部当肝下缘，胃幽门部。

【主治】腹胀、纳少、胃痛、呕吐等胃疾。

【操作】直刺0.8～1.2寸。过饱者禁针，肝大者右侧慎针或禁针，不宜做大幅度提插。

22. 关门（Guānmén，ST 22）

【定位】在上腹部，脐中上3寸，前正中线旁开2寸（图4-17）。

【解剖】当腹直肌及其鞘处；有第8肋间动、静脉分支及腹壁上动、静脉分支；布有第8、9肋间神经分支；深部为横结肠。

【主治】腹胀、腹痛、肠鸣、腹泻等胃肠病证。

【操作】直刺0.8～1.2寸。

23. 太乙（Tàiyǐ，ST 23）

【定位】在上腹部，脐中上2寸，前正中线旁开2寸（图4-17）。

【解剖】当腹直肌及其鞘处；有第8肋间动、静脉分支及腹壁下动、静脉分支；布有第8、9肋间神经分支；深部为横结肠。

【主治】①腹痛，腹胀；②心烦、癫狂等神志疾患。

【操作】直刺0.8～1.2寸。

24. 滑肉门（Huáròumén，ST 24）

【定位】在上腹部，脐中上1寸，前正中线旁开2寸（图4-17）。

【解剖】当腹直肌及其鞘处：有第9肋间动、静脉分支及腹壁下动、静脉分支，布有第9、10肋间神经分支，深部为小肠。

【主治】①腹痛，腹胀，呕吐；②癫狂。

【操作】直刺0.8～1.2寸。

25. 天枢*（Tiānshū，ST 25）大肠之募穴

【定位】在腹部，横平脐中，前正中线旁开2寸（图4-17）。

【解剖】当腹直肌及其鞘处；有第10肋间动、静脉分支及腹壁下动、静脉分支；布有第10肋间神经分支；深部为小肠。

【主治】①腹痛、腹胀、便秘、腹泻、痢疾等胃肠病证；②月经不调、痛经等妇科病证。

【操作】直刺1～1.5寸。

26. 外陵（Wàilíng，ST 26）

【定位】在下腹部，脐中下1寸，前正中线旁开2寸（图4-17）。

【解剖】当腹直肌及其鞘处；布有第10肋间动、静脉分支及腹壁下动、静脉分支；布有第10、11肋间神经分支；深部为小肠。

【主治】①腹痛，疝气；②痛经。

【操作】直刺1～1.5寸。

27. 大巨（Dàjù，ST 27）

【定位】在下腹部，脐中下 2 寸，前正中线旁开 2 寸（图 4-17）。

【解剖】当腹直肌及其鞘处；有第 11 肋间动、静脉分支，外侧为腹壁下动、静脉；布有第 11 肋间神经；深部为小肠。

【主治】①小腹胀满；②小便不利等水液输布排泄失常性疾患；③疝气；④遗精、早泄等男科疾患。

【操作】直刺 1～1.5 寸。

28. 水道*（Shuǐdào，ST 28）

【定位】在下腹部，脐中下 3 寸，前正中线旁开 2 寸（图 4-17）。

【解剖】当腹直肌及其鞘处；有第 12 肋间动、静脉分支，外侧为腹壁下动、静脉；布有肋下神经；深部为小肠。

【主治】①小腹胀满；②小便不利等水液输布排泄失常性疾患；③疝气；④痛经、不孕等妇科疾患。

【操作】直刺 1～1.5 寸。

29. 归来*（Guīlái，ST 29）

【定位】在下腹部，脐中下 4 寸，前正中线旁开 2 寸（图 4-17）。

【解剖】在腹直肌外缘，有腹内斜肌，腹横肌腱膜；外侧有腹壁下动、静脉；布有髂腹下神经。

【主治】①小腹痛，疝气；②月经不调、带下、阴挺等妇科疾患。

【操作】直刺 1～1.5 寸。

30. 气冲（Qìchōng，ST 30）

【定位】在腹股沟区，耻骨联合上缘，前正中线旁开 2 寸，动脉搏动处（图 4-17）。

【解剖】在耻骨结节外上方，有腹外斜肌腱膜，在腹内斜肌、腹横肌下部；有腹壁浅动、静脉分支，外侧为腹壁下动、静脉；布有髂腹股沟神经。

【主治】①肠鸣，腹痛；②疝气；③月经不调、不孕、阳痿、阴肿等妇科病及男科病证。

【操作】直刺 0.5～1 寸。

31. 髀关（Bìguān，ST 31）

【定位】在股前区，股直肌近端、缝匠肌与阔筋膜张肌 3 条肌肉之间凹陷中，或于髂前上棘、髌骨底外侧端连线与耻骨下缘水平线的交点处取穴（图 4-18）。

【解剖】在股直肌近端、缝匠肌和阔筋膜张肌之间；深层有旋股外侧动、静脉分支；布有股外侧皮神经。

【主治】下肢痿痹、腰痛、膝冷等腰及下肢病证。

【操作】直刺 1～2 寸。

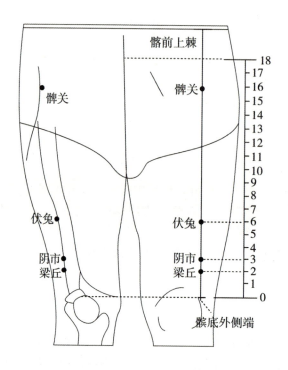

图 4-18　足阳明胃经部分腧穴定位示意图

32. 伏兔*（Fútù，ST 32）

【定位】在股前区，髌底上 6 寸，髂前上棘与髌底外侧端的连线上（图 4-18）。

【解剖】在股直肌的肌腹中；有旋股外侧动、静脉分支；布有股前皮神经、股外侧皮神经。

【主治】①下肢痿痹、腰痛、膝冷等腰及下肢病证；②疝气；③脚气。

【操作】直刺 1～2 寸。

33. 阴市（Yīnshì，ST 33）

【定位】在股前区，髌底上 3 寸，股直肌肌腱外侧缘（图 4-18）。

【解剖】在股直肌和股外侧肌之间；有旋股外侧动脉降支；布有股前皮神经、股外侧皮神经。

【主治】①下肢痿痹，膝关节屈伸不利；②疝气。

【操作】直刺 1～1.5 寸。

34. 梁丘*（Liángqiū，ST 34）郄穴

【定位】在股前区，髌底上 2 寸，股外侧肌与股直肌肌腱之间（图 4-18）。

【解剖】在股直肌和股外侧肌之间；有旋股外侧动脉降支；布有股前皮神经、股外侧皮神经。

【主治】①急性胃痛；②膝肿痛、下肢不遂等下肢病证；③乳痈、乳痛等乳疾。

【操作】直刺 1～1.5 寸。

35. 犊鼻（Dúbí，ST 35）

【定位】在膝前区，髌韧带外侧凹陷中（图4-19）。

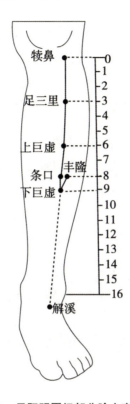

图4-19 足阳明胃经部分腧穴定位示意图

【解剖】在髌韧带外缘；有膝关节动、静脉网；布有腓肠外侧皮神经及腓总神经关节支。

【主治】膝痛、屈伸不利、下肢麻痹等下肢、膝关节病证。

【操作】屈膝，向后内斜刺0.5～1寸。

36. 足三里*（Zúsānlǐ，ST 36）合穴；胃下合穴

【定位】在小腿外侧，犊鼻下3寸，胫骨前嵴外1横指处，犊鼻与解溪连线上（图4-19）。

【解剖】在胫骨前肌、趾长伸肌之间；有胫前动、静脉；为腓肠外侧皮神经及隐神经的皮支分布处，深层当腓深神经。

【主治】①胃痛、呕吐、噎膈、腹胀、腹泻、痢疾、便秘等胃肠病证；②下肢痿痹；③癫狂等神志病；④乳痈、肠痈等外科疾患；⑤虚劳诸证，为强壮保健要穴。

【操作】直刺1～2寸。强壮保健常用温灸法。

37. 上巨虚*（Shàngjùxū，ST 37）大肠下合穴

【定位】在小腿外侧，犊鼻下6寸，犊鼻与解溪连线上（图4-19）。

【解剖】在胫骨前肌中；有胫前动、静脉；布有腓肠外侧皮神经及隐神经的皮支，深层为腓深神经。

【主治】①肠鸣、腹痛、腹泻、便秘、肠痈、痢疾等胃肠病证；②下肢痿痹。

【操作】直刺 1～2 寸。

38. 条口^{*}（Tiáokǒu，ST 38）

【定位】在小腿外侧，犊鼻下 8 寸，犊鼻与解溪连线上（图 4-19）。

【解剖】在胫骨前肌中；有胫前动、静脉；布有腓肠外侧皮神经及隐神经的皮支，深层当腓深神经。

【主治】①下肢痿痹，转筋；②肩臂痛；③脘腹疼痛。

【操作】直刺 1～1.5 寸。

39. 下巨虚^{*}（Xiàjùxū，ST 39）小肠下合穴

【定位】在小腿外侧，犊鼻下 9 寸，犊鼻与解溪连线上（图 4-19）。

【解剖】在胫骨前肌与趾长伸肌之间，深层为胫长伸肌；有胫前动、静脉；布有腓浅神经分支，深层为腓深神经。

【主治】①腹泻、痢疾、小腹痛等胃肠病证；②下肢痿痹；③乳痈。

【操作】直刺 1～1.5 寸。

40. 丰隆^{*}（Fēnglóng，ST 40）络穴

【定位】在小腿外侧，外踝尖上 8 寸，胫骨前肌外缘；条口外侧一横指处（图 4-19）。

【解剖】在趾长伸肌和腓骨短肌之间；有胫前动脉分支；当腓浅神经处。

【主治】①头痛，眩晕；②癫狂；③咳嗽、痰多等痰饮病证；④下肢痿痹；⑤腹胀，便秘。

【操作】直刺 1～1.5 寸。

41. 解溪^{*}（Jiěxī，ST 41）经穴

【定位】在踝区，踝关节前面中央凹陷中，踇长伸肌腱与趾长伸肌腱之间（图 4-20）。

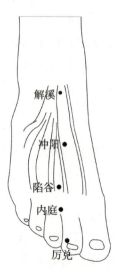

图 4-20　足阳明胃经部分腧穴定位示意图

【解剖】在姆长伸肌腱与趾长伸肌腱之间；有胫前动、静脉；浅部当腓浅神经，深层当腓深神经。

【主治】①下肢痿痹、踝关节病、足下垂等下肢、踝关节疾患；②头痛，眩晕；③癫狂；④腹胀，便秘。

【操作】直刺0.5～1寸。

42. 冲阳（Chōngyáng，ST 42）原穴

【定位】在足背，第2跖骨基底部与中间楔状骨关节处，可触及足背动脉（图4-20）。

【解剖】在趾长伸肌腱外侧；有足背动、静脉及足背静脉网；当腓浅神经的足背内侧皮神经第2支本干处，深层为腓深神经。

【主治】①胃痛；②口眼㖞斜；③癫狂痫；④足痿无力。

【操作】避开动脉，直刺0.3～0.5寸。

43. 陷谷（Xiàngǔ，ST 43）输穴

【定位】在足背，第2、3跖骨间，第2跖趾关节近端凹陷中（图4-20）。

【解剖】有第2跖骨间肌；有足背静脉网；布有足背内侧皮神经。

【主治】①面肿、水肿等水液输布失常性疾患；②足背肿痛；③肠鸣，腹痛。

【操作】直刺或斜刺0.3～0.5寸。

44. 内庭*（Nèitíng，ST 44）荥穴

【定位】在足背，第2、3趾间，趾蹼缘后方赤白肉际处（图4-20）。

【解剖】有足背静脉网；布有足背内侧皮神经的趾背神经。

【主治】①齿痛、咽喉肿痛、鼻衄等五官热性病证；②热病；③吐酸、腹泻、痢疾、便秘等胃肠病证；④足背肿痛，跖趾关节痛。

【操作】直刺或斜刺0.5～0.8寸。

45. 厉兑*（Lìduì，ST 45）井穴

【定位】在足趾，第2趾末节外侧，趾甲根角侧后方0.1寸（指寸）（图4-20）。

【解剖】有趾背动脉形成的动脉网；布有足背内侧皮神经的趾背神经。

【主治】①鼻衄、齿痛、咽喉肿痛等实热性五官病证；②热病；③多梦、癫狂等神志病。

【操作】浅刺0.1寸，或点刺出血。

第四节　足太阴脾经及其腧穴

一、经脉循行

足太阴脾经，起于足大趾末端，沿着大趾内侧赤白肉际，经过大趾本节后的第1跖趾关节后面，上行至内踝前面，再沿小腿内侧胫骨后缘上行，至内踝上8寸处交出于足厥阴经之前，再沿膝股部内侧前缘上行，进入腹部，属脾，联络胃；再经过横膈上行，

夹咽部两旁，连系舌根，分散于舌下。其支脉，从胃上膈，注心中（图4-21）。

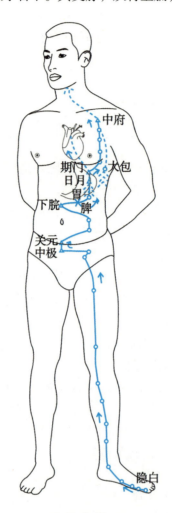

图4-21 足太阴脾经经脉循行示意图

《灵枢·经脉》：脾足太阴之脉，起于大指之端，循指内侧白肉际，过核骨后，上内踝前廉，上腨①内，循胫骨后，交出厥阴之前，上膝股内前廉，入腹，属脾，络胃，上膈，夹咽②，连舌本，散舌下。其支者：复从胃，别上膈，注心中。

注释：①腨：原作"踹"，据《太素》《脉经》《针灸甲乙经》改。指腓肠肌。②咽：指食道。

二、主要病候

胃脘痛，呕吐，嗳气，腹胀，便溏，黄疸，身重无力，舌根强痛，下肢内侧肿胀，厥冷等。

三、主治概要

1. **脾胃病** 胃痛，呕吐，腹痛，泄泻，便秘等。
2. **妇科病** 月经过多，崩漏等。
3. **前阴病** 阴挺，不孕，遗精，阳痿等。
4. **经脉循行部位的其他病证** 下肢痿痹，胸胁痛等。

四、本经腧穴（21穴）

1. 隐白*（Yǐnbái，SP 1）井穴

【定位】在足趾，大趾末节内侧，趾甲根角侧后方0.1寸（指寸）（图4-22）。

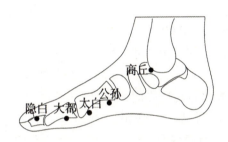

图4-22 足太阴脾经部分腧穴定位示意图

【解剖】有趾背动脉；布有腓浅神经的足背支及足底内侧神经。

【主治】①月经过多、崩漏等妇科病；②便血、尿血等慢性出血证；③癫狂，多梦；④惊风；⑤腹满，暴泻。

【操作】浅刺0.1寸。

2. 大都（Dàdū，SP 2）荥穴

【定位】在足趾，第1跖趾关节远端赤白肉际凹陷中（图4-22）。

【解剖】在𧿹趾展肌止点；有足底内侧动、静脉的分支；布有足底内侧神经的趾足底固有神经。

【主治】①腹胀、胃痛、呕吐、腹泻、便秘等脾胃病证；②热病，无汗。

【操作】直刺0.3～0.5寸。

3. 太白*（Tàibái，SP 3）输穴；原穴

【定位】在跖区，第1跖趾关节近端赤白肉际凹陷中（图4-22）。

【解剖】在𧿹趾展肌中；有足背静脉网，足底内侧动脉及足跗内侧动脉分支；布有隐神经及腓浅神经分支。

【主治】①肠鸣、腹胀、腹泻、胃痛、便秘等脾胃病证；②体重节痛。

【操作】直刺0.5～0.8寸。

4. 公孙＊（Gōngsūn，SP 4）络穴；八脉交会穴（通于冲脉）

【定位】在跖区，第 1 跖骨底的前下缘赤白肉际处（图 4-22）。

【解剖】在跗趾展肌中；有足背静脉网、足底内侧动脉及足跗内侧动脉分支；布有隐神经及腓浅神经分支。

【主治】①胃痛、呕吐、腹痛、腹泻、痢疾等脾胃肠腑病证；②心烦、失眠、狂证等神志病证；③逆气里急、气上冲心（奔豚气）等冲脉病证。

【操作】直刺 0.6～1.2 寸。

5. 商丘（Shāngqiū，SP 5）经穴

【定位】在踝区，内踝前下方，舟骨粗隆与内踝尖连线中点凹陷中（图 4-22）。

【解剖】有跗内侧动脉、大隐静脉；布有隐神经及腓浅神经分支丛。

【主治】①腹胀、腹泻、便秘等脾胃病证；②黄疸；③足踝痛。

【操作】直刺 0.5～0.8 寸。

6. 三阴交＊（Sānyīnjiāo，SP 6）

【定位】在小腿内侧，内踝尖上 3 寸，胫骨内侧缘后际（图 4-23）。

【解剖】在胫骨后缘和比目鱼肌之间，深层有趾长屈肌；有大隐静脉，胫后动、静脉；有小腿内侧皮神经，深层后方有胫神经。

【主治】①肠鸣、腹胀、腹泻等脾胃虚弱诸证；②月经不调、带下、阴挺、不孕、滞产等妇产科病证；③遗精、阳痿、遗尿等生殖泌尿系统疾患；④心悸，失眠，高血压；⑤下肢痿痹；⑥阴虚诸证。

【操作】直刺 1～1.5 寸。孕妇禁针。

7. 漏谷（Lòugǔ，SP 7）

【定位】在小腿内侧，内踝尖上 6 寸，胫骨内侧缘后际（图 4-23）。

【解剖】在胫骨后缘和比目鱼肌之间，深层有趾长屈肌；有大隐静脉，胫后动、静脉；有小腿内侧皮神经，深层内侧后方有胫神经。

【主治】①腹胀、肠鸣；②小便不利，遗精；③下肢痿痹。

【操作】直刺 1～1.5 寸。

8. 地机＊（Dìjī，SP 8）郄穴

【定位】在小腿内侧，阴陵泉下 3 寸，胫骨内侧缘后际（图 4-23）。

【解剖】在胫骨后缘和比目鱼肌之间，前方有大隐静脉及膝最上动脉的末支，深层有胫后动、静脉；布有小腿内侧皮神经，深层后方有胫神经。

【主治】①痛经、崩漏、月经不调等妇科病；②腹痛、腹泻等肠胃病证；③疝气；

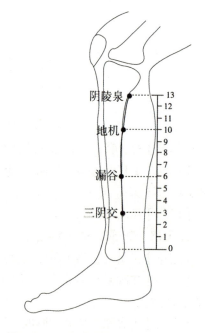

图 4-23 足太阴脾经部分腧穴定位示意图

④小便不利、水肿等脾不运化水湿病证。

【操作】直刺 1～1.5 寸。

9. 阴陵泉[*]（Yīnlíngquán，SP 9）合穴

【定位】在小腿内侧，胫骨内侧髁下缘与胫骨内侧缘之间的凹陷中（图 4-23）。

【解剖】在胫骨后缘和腓肠肌之间，比目鱼肌起点上；前方有大隐静脉、膝最上动脉，最深层有胫后动、静脉；布有小腿内侧皮神经本干，最深层有胫神经。

【主治】①腹胀，腹泻，水肿，黄疸；②小便不利，遗尿，尿失禁；③阴部痛，痛经，遗精；④膝痛。

【操作】直刺 1～2 寸。治疗膝痛可向阳陵泉或委中方向透刺。

10. 血海[*]（Xuèhǎi，SP 10）

【定位】在股前区，髌底内侧端上 2 寸，股内侧肌隆起处（图 4-24）。

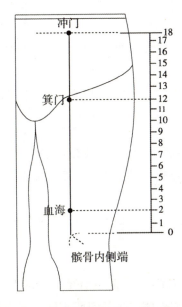

图 4-24　足太阴脾经部分腧穴定位示意图

【解剖】在股骨内上髁上缘，股内侧肌中间；有股动、静脉肌支；布有股前皮神经及股神经肌支。

【主治】①月经不调、痛经、经闭等妇科病；②瘾疹、湿疹、丹毒等血热性皮肤病；③膝股内侧痛。

【操作】直刺 1～1.5 寸。

11. 箕门（Jīmén，SP 11）

【定位】在股前区，髌底内侧端与冲门的连线上 1/3 与下 2/3 交点，长收肌和缝匠肌交角的动脉搏动处（图 4-24）。

【解剖】在缝匠肌内侧缘，深层有大收肌；有大隐静脉，深层之外方有股动、静脉；布有股前皮神经，深层有隐神经。

【主治】①小便不利，遗尿；②腹股沟肿痛。

【操作】避开动脉,直刺 0.5～1 寸。

12. 冲门（Chōngmén，SP 12）

【定位】在腹股沟区,腹股沟斜纹中,髂外动脉搏动处的外侧（图 4-25）。

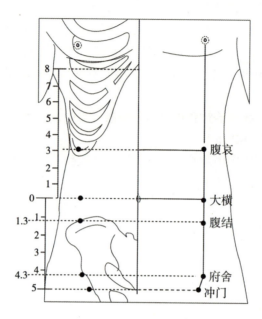

图 4-25　足太阴脾经部分腧穴定位示意图

【解剖】在腹股沟韧带中点外侧的上方,在腹外斜肌腱膜及腹内斜肌下部;内侧为股动、静脉;布有股神经。

【主治】①腹痛,疝气;②崩漏、带下、胎气上冲等妇科病证。

【操作】避开动脉,直刺 0.5～1 寸。

13. 府舍（Fǔshè，SP 13）

【定位】在下腹部,脐中下 4.3 寸,前正中线旁开 4 寸（图 4-25）。

【解剖】在腹股沟韧带上方外侧,腹外斜肌腱膜及腹内斜肌下部,深层为腹横肌下部;有腹壁浅动、静脉;分布有髂腹股沟神经（右当盲肠下部,左当乙状结肠下部）。

【主治】腹痛、积聚、疝气等下腹部病证。

【操作】直刺 1～1.5 寸。

14. 腹结（Fùjié，SP 14）

【定位】在下腹部,脐中下 1.3 寸,前正中线旁开 4 寸（图 4-25）。

【解剖】在腹内、外斜肌及腹横肌肌部;有第 11 肋间动、静脉;分布有第 11 肋间神经。

【主治】①腹痛,腹泻,食积;②疝气。

【操作】直刺 1～2 寸。

15. 大横*（Dàhéng，SP 15）

【定位】在腹部,脐中旁开 4 寸（图 4-25）。

【解剖】在腹外斜肌肌部及腹横肌肌部；布有第10肋间动、静脉；分布有第10肋间神经。

【主治】腹痛、腹泻、便秘等脾胃病证。

【操作】直刺1～2寸。

16. 腹哀（Fùāi，SP 16）

【定位】在上腹部，脐中上3寸，前正中线旁开4寸（图4-25）。

【解剖】在腹内、外斜肌肌部及腹横肌肌部；有第8肋间动、静脉；分布有第8肋间神经。

【主治】消化不良、腹痛、便秘、痢疾等脾胃肠腑病证。

【操作】直刺1～1.5寸。

17. 食窦（Shídòu，SP 17）

【定位】在胸部，第5肋间隙，前正中线旁开6寸（图4-26）。

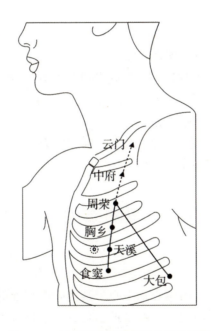

图4-26 足太阴脾经部分腧穴定位示意图

【解剖】在第5肋间隙，前锯肌中，深层有肋间内、外肌；有胸外侧动、静脉，胸腹壁动、静脉；分布有第5肋间神经外侧皮支。

【主治】①胸胁胀痛；②嗳气、反胃、腹胀等胃气失降性病证；③水肿。

【操作】斜刺或向外平刺0.5～0.8寸。本经食窦至大包诸穴，深部为肺脏，不可深刺。

18. 天溪（Tiānxī，SP 18）

【定位】在胸部，第4肋间隙，前正中线旁开6寸（图4-26）。

【解剖】在第4肋间隙，胸大肌外下缘，下层为前锯肌，再深层为肋间内、外肌；有胸外侧动、静脉分支，胸腹壁动、静脉，第4肋间动、静脉；布有第4肋间神经。

【主治】①胸胁疼痛，咳嗽；②乳痈，乳少。

【操作】斜刺或向外平刺 0.5～0.8 寸。

19. 胸乡（Xiōngxiāng，SP 19）

【定位】在胸部，第 3 肋间隙，前正中线旁开 6 寸（图 4-26）。

【解剖】在第 3 肋间隙，胸大肌、胸小肌外缘，前锯肌中，下层为肋间内、外肌；有胸外侧动、静脉，第 3 肋间动、静脉；布有第 3 肋间神经。

【主治】胸胁胀痛。

【操作】斜刺或向外平刺 0.5～0.8 寸。

20. 周荣（Zhōuróng，SP 20）

【定位】在胸部，第 2 肋间隙，前正中线旁开 6 寸（图 4-26）。

【解剖】在第 2 肋间隙，胸大肌中，下层为胸小肌，肋间内、外肌；有胸外侧动、静脉，第 2 肋间动；静脉；布有胸前神经肌支，正当第 1 肋间神经。

【主治】①咳嗽，气逆；②胸胁胀满。

【操作】斜刺或向外平刺 0.5～0.8 寸。

21. 大包*（Dàbāo，SP 21）脾之大络

【定位】在胸外侧区，第 6 肋间隙，在腋中线上（图 4-26）。

【解剖】在第 6 肋间隙，前锯肌中；有胸背动、静脉及第 6 肋间动、静脉；布有第 6 肋间神经，当胸长神经直系的末端。

【主治】①气喘；②胸胁痛；③全身疼痛；④四肢无力。

【操作】斜刺或向后平刺 0.5～0.8 寸。

第五节　手少阴心经及其腧穴

一、经脉循行

手少阴心经，起于心中，出属心系（心与其他脏器相连的组织）；下行经过横膈，联络小肠。其支脉，从心系向上，夹着食道上行，连于目系（眼球连接于脑的组织）。其直行经脉，从心系上行到肺部，再向外下到达腋窝部，沿着上臂内侧后缘，行于手太阴经和手厥阴经的后面，到达肘窝；再沿前臂内侧后缘，至掌后豌豆骨部，进入掌内，止于小指桡侧末端（图 4-27）。

《灵枢·经脉》：心手少阴之脉，起于心中，出属心系，下膈，络小肠。其支者：从心系，上夹咽，系目系。其直者：复从心系，却上肺，下出腋下，下循臑内后廉，行太阴、心主之后，下肘内，循臂内后廉，抵掌后锐骨[①]之端，入掌内后廉，循小指之内，出其端。

注释：①掌后锐骨：指豌豆骨。

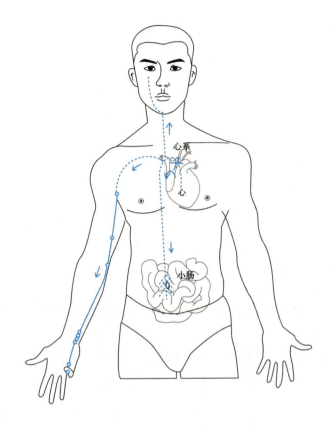

图 4-27 手少阴心经经脉循行示意图

二、主要病候

心痛，咽干，口渴，目黄，胁痛，上臂内侧痛，手心发热等。

三、主治概要

1. 心、胸、神志病 心痛，心悸，癫狂痫等。
2. 经脉循行部位的其他病证 肩臂疼痛，胁肋疼痛，腕臂痛等。

四、本经腧穴（9穴）

1. 极泉*（Jíquán，HT 1）
【定位】在腋区，腋窝中央，腋动脉搏动处（图4-28）。
【解剖】在胸大肌的外下缘，深层为喙肱肌；外侧为腋动脉；布有尺神经、正中神经、前臂内侧皮神经及臂内侧皮神经。
【主治】①心痛、心悸等心系病证；②肩臂疼痛、胁肋疼痛、臂丛神经损伤等痛证；③瘰疬；④腋臭；⑤上肢痿痹；⑥上肢针刺麻醉用穴。
【操作】避开腋动脉，直刺或斜刺0.3～0.5寸。

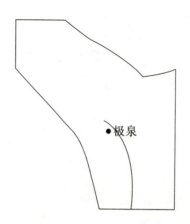

图 4-28 极泉穴定位示意图

2. 青灵（Qīnglíng，HT 2）

【定位】在臂前区，肘横纹上3寸，肱二头肌内侧沟中（图4-29）。

【解剖】当肱二头肌内侧沟处，有肱三头肌；有贵要静脉、尺侧上副动脉；布有前臂内侧皮神经、尺神经。

【主治】①头痛，振寒；②胁痛，肩臂疼痛。

【操作】直刺0.5～1寸。

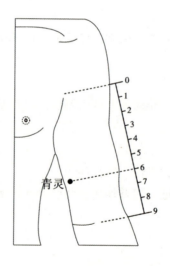

图 4-29 青灵穴定位示意图

3. 少海*（Shàohǎi，HT 3）合穴

【定位】在肘前区，横平肘横纹，肱骨内上髁前缘（图4-30）。

【解剖】有旋前圆肌、肱肌；有贵要静脉，尺侧上、下副动脉，尺侧返动脉；布有前臂内侧皮神经，外前方有正中神经。

【主治】①心痛、癫症等心病、神志病；②肘臂挛痛，臂麻手颤；③头项痛，腋胁部痛；④瘰疬。

【操作】直刺 0.5～1 寸。

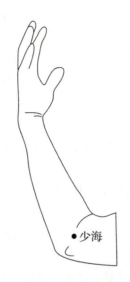

图 4-30　少海穴定位示意图

4. 灵道（Língdào，HT 4）经穴

【定位】在前臂前区，腕掌侧远端横纹上 1.5 寸，尺侧腕屈肌腱的桡侧缘（图 4-31）。

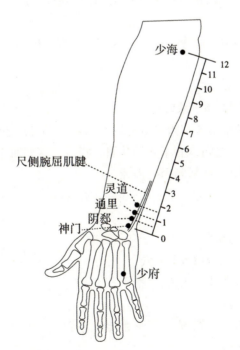

图 4-31　手少阴心经部分腧穴定位示意图

【解剖】在尺侧腕屈肌腱与指浅屈肌之间，深层为指深屈肌；有尺动脉通过；布有前臂内侧皮神经，尺侧为尺神经。

【主治】①心痛，悲恐善笑；②暴喑；③肘臂挛痛。

【操作】直刺 0.3～0.5 寸。不宜深刺，以免伤及血管和神经。

5. 通里*（Tōnglǐ，HT 5）络穴

【定位】在前臂前区，腕掌侧远端横纹上 1 寸，尺侧腕屈肌腱的桡侧缘（图 4-31）。

【解剖】在尺侧腕屈肌腱与指浅屈肌之间，深层为指深屈肌；有尺动脉通过；布有前臂内侧皮神经，尺侧为尺神经。

【主治】①心悸、怔忡等心系病证；②舌强不语，暴喑；③腕臂痛。

【操作】直刺 0.3～0.5 寸。不宜深刺，以免伤及血管和神经。

6. 阴郄*（Yīnxì，HT 6）郄穴

【定位】在前臂前区，腕掌侧远端横纹上 0.5 寸，尺侧腕屈肌腱的桡侧缘（图 4-31）。

【解剖】在尺侧腕屈肌腱桡侧缘，深层为指深屈肌；有尺动脉通过；布有前臂内侧皮神经，尺侧为尺神经。

【主治】①心痛、惊悸等心系病证；②骨蒸盗汗；③吐血，衄血。

【操作】直刺 0.3～0.5 寸。不宜深刺，以免伤及血管和神经。

7. 神门*（Shénmén，HT 7）输穴；原穴

【定位】在腕前区，腕掌侧远端横纹尺侧端，尺侧腕屈肌腱的桡侧缘（图 4-31）。

【解剖】在尺侧腕屈肌腱桡侧缘，深层为指深屈肌；有尺动脉通过；布有前臂内侧皮神经，尺侧为尺神经。

【主治】①心痛、心烦、惊悸、怔忡、健忘、失眠、痴呆、癫狂痫等心与神志病证；②高血压；③胸胁痛。

【操作】直刺 0.3～0.5 寸。

8. 少府*（Shàofǔ，HT 8）荥穴

【定位】在手掌，横平第 5 掌指关节近端，第 4、5 掌骨之间（图 4-31）。

【解剖】在 4、5 掌骨之间，有第 4 蚓状肌，指浅、深屈肌腱，深部为骨间肌；有指掌侧总动、静脉；布有第 4 指掌侧固有神经。

【主治】①心悸、胸痛等心胸病；②阴痒、阴痛；③痈疡；④小指挛痛。

【操作】直刺 0.3～0.5 寸。

9. 少冲*（Shàochōng，HT 9）井穴

【定位】在手指，小指末节桡侧，指甲根角侧上方 0.1 寸（指寸）（图 4-32）。

【解剖】有指掌固有动、静脉所形成的动、静脉网；布有指掌侧固有神经。

【主治】①心悸、心痛、癫狂、昏迷等心与神志病证；②热病；③胸胁痛。

【操作】浅刺 0.1 寸，或点刺出血。

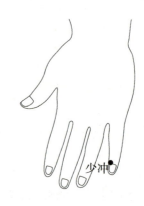

图 4-32　少冲穴定位示意图

第六节 手太阳小肠经及其腧穴

一、经脉循行

手太阳小肠经,起于手小指尺侧端,沿着手尺侧至腕部,出于尺骨头,直上沿着前臂外侧后缘,经尺骨鹰嘴与肱骨内上髁之间,沿上臂外侧后缘,到达肩关节,绕行肩胛部,交会于大椎,向下进入缺盆部,联络心,沿着食管,经过横膈,到达胃部,属于小肠。其支脉,从缺盆分出,沿着颈部,上达面颊,到目外眦,向后进入耳中。另一支脉,从颊部分出,上行目眶下,抵于鼻旁,至目内眦,斜行络于颧骨部(图4-33)。

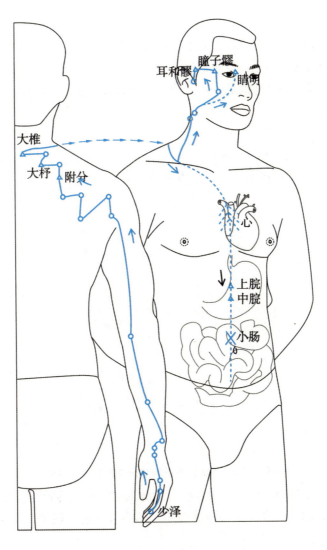

图4-33 手太阳小肠经经脉循行示意图

《灵枢·经脉》：小肠手太阳之脉，起于小指之端，循手外侧上腕，出踝[①]中，直上循臂骨[②]下廉，出肘内侧两骨[③]之间，上循臑外后廉，出肩解[④]，绕肩胛，交肩上，入缺盆，络心，循咽下膈，抵胃，属小肠。其支者：从缺盆循颈，上颊，至目锐眦[⑤]，却入耳中。其支者：别颊上䪼[⑥]，抵鼻，至目内眦（斜络于颧）。

注释：①踝：此指手腕后方的尺骨头隆起处。②臂骨：指尺骨。③两骨：指尺骨鹰嘴和肱骨内上髁。④肩解：指肩端之骨节解处，即肩关节。⑤目锐眦：指目外眦。⑥䪼：音拙，指眼眶下缘的骨。

二、主要病候

少腹痛，腰脊痛引睾丸，耳聋，目黄，颊肿，咽喉肿痛，肩臂外侧后缘痛等。

三、主治概要

1. 头面五官病 头痛，目翳，咽喉肿痛等。
2. 热病、神志病 昏迷，发热，疟疾等。
3. 经脉循行部位的其他病证 项背强痛，腰背痛，手指及肘臂挛痛等。

四、本经腧穴（19穴）

1. 少泽*（Shàozé，SI 1）井穴
【定位】在手指，小指末节尺侧，指甲根角侧上方 0.1 寸（指寸）（图 4-34）。

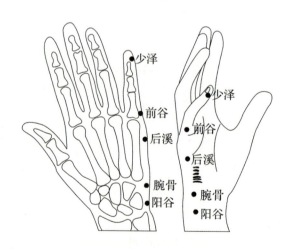

图 4-34 手太阳小肠经部分腧穴定位示意图

【解剖】有指掌侧固有动、静脉及指背动脉形成的动、静脉网；布有尺神经手背支。
【主治】①乳痈、乳少等乳疾；②昏迷、热病等急症、热证；③头痛、目翳、咽喉肿痛等头面五官病证。
【操作】浅刺 0.1 寸或点刺出血。孕妇慎用。

2. 前谷（Qiángǔ，SI 2）荥穴

【定位】在手指，第 5 掌指关节尺侧远端赤白肉际凹陷中（图 4-34）。

【解剖】有指背动、静脉；布有尺神经手背支。

【主治】①热病；②乳痈，乳少；③头痛、目痛、耳鸣、咽喉肿痛等头面五官病证。

【操作】直刺 0.3～0.5 寸。

3. 后溪*（Hòuxī，SI 3）输穴；八脉交会穴（通于督脉）

【定位】在手内侧，第 5 掌指关节尺侧近端赤白肉际凹陷中（图 4-34）。

【解剖】在小指尺侧，第 5 掌骨小头近端，当小指展肌起点外缘；有指背动、静脉，手背静脉网；布有尺神经手背支。

【主治】①头项强痛、腰背痛、手指及肘臂挛痛等痛证；②耳聋，目赤；③癫狂痫；④疟疾。

【操作】直刺 0.5～1 寸。治疗手指挛痛可透刺合谷穴。

4. 腕骨*（Wàngǔ，SI 4）原穴

【定位】在腕区，第 5 掌骨底与三角骨之间的赤白肉际凹陷中（图 4-34）。

【解剖】在手尺侧，小指展肌起点外缘；有腕背侧动脉（尺动脉分支），手背静脉网；布有尺神经手背支。

【主治】①指挛腕痛，头项强痛；②目翳；③黄疸；④热病，疟疾。

【操作】直刺 0.3～0.5 寸。

5. 阳谷（Yánggǔ，SI 5）经穴

【定位】在腕后区，尺骨茎突与三角骨之间的凹陷中（图 4-34）。

【解剖】当尺侧腕伸肌的尺侧缘；有腕背侧动脉；布有尺神经手背支。

【主治】①颈颌肿痛、臂外侧痛、腕痛等痛证；②头痛、目眩、耳鸣、耳聋等头面五官病证；③热病；④癫狂痫。

【操作】直刺 0.3～0.5 寸。

6. 养老*（Yǎnglǎo，SI 6）郄穴

【定位】在前臂后区，腕背横纹上 1 寸，尺骨头桡侧凹陷中（图 4-35）。

【解剖】在尺骨背面，尺骨茎突上方，尺侧腕伸肌腱和小指固有伸肌腱之间；有前臂骨间背侧动、静脉的末支，腕静脉网；有前臂背侧皮神经和尺神经。

【主治】①目视不明；②肩、背、肘、臂酸痛。

【操作】直刺或斜刺 0.5～0.8 寸。强身保健可用温和灸。

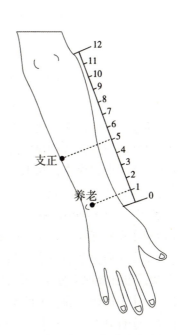

图 4-35　手太阳小肠经部分腧穴定位示意图

7. 支正*（Zhīzhèng，SI 7）络穴

【定位】在前臂后区，腕背侧远端横纹上5寸，尺骨尺侧与尺侧腕屈肌之间（图4-35）。

【解剖】在尺骨尺侧，尺侧腕伸肌的尺侧缘；有骨间背侧动、静脉；分布有前臂内侧皮神经分支。

【主治】①头痛，项强，肘臂酸痛；②热病；③癫狂；④疣症。

【操作】直刺或斜刺0.5～0.8寸。

8. 小海*（Xiǎohǎi，SI 8）合穴

【定位】在肘后区，尺骨鹰嘴与肱骨内上髁之间凹陷中（图4-36）。

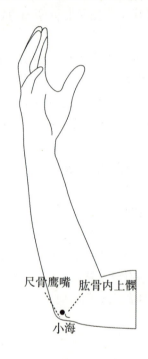

图4-36　小海穴定位示意图

【解剖】尺神经沟中，为尺侧腕屈肌的起始部；有尺侧上、下副动脉和副静脉以及尺返动、静脉；布有前臂内侧皮神经、尺神经本干。

【主治】①肘臂疼痛，麻木；②癫痫。

【操作】直刺0.3～0.5寸。

9. 肩贞*（Jiānzhēn，SI 9）

【定位】在肩胛区，肩关节后下方，腋后纹头直上1寸（图4-37）。

【解剖】在肩关节后下方，肩胛骨外侧缘，三角肌后缘，下层是大圆肌；有旋肩胛动、静脉；布有腋神经分支，深部上方为桡神经。

【主治】①肩臂疼痛，上肢不遂；②瘰疬。

【操作】直刺1～1.5寸。不宜向胸侧深刺。

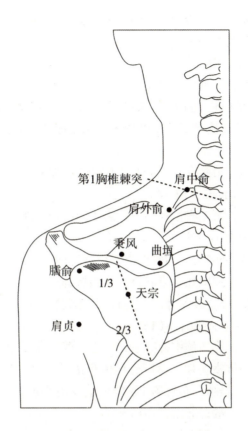

图 4-37　手太阳小肠经部分腧穴定位示意图

10. 臑俞（Nàoshū，SI 10）

【定位】在肩胛区，腋后纹头直上，肩胛冈下缘凹陷中（图 4-37）。

【解剖】在肩胛骨关节窝后方三角肌中，深层为冈下肌；有旋肱后动、静脉；布有腋神经，深层为肩胛上神经。

【主治】①肩臂疼痛，肩不举；②瘰疬。

【操作】直刺或斜刺 0.5～1.5 寸。不宜向胸侧深刺。

11. 天宗＊（Tiānzōng，SI 11）

【定位】在肩胛区，肩胛冈中点与肩胛骨下角连线上 1/3 与下 2/3 交点凹陷中（图 4-37）。

【解剖】冈下窝中央冈下肌中；有旋肩胛动、静脉肌支；布有肩胛上神经。

【主治】①肩胛疼痛、肩背部损伤等局部病证；②气喘。

【操作】直刺或斜刺 0.5～1 寸。遇到阻力不可强行进针。

12. 秉风（Bǐngfēng，SI 12）

【定位】在肩胛区，肩胛冈中点上方冈上窝中（图 4-37）。

【解剖】在肩胛骨冈上窝中央，表层为斜方肌，再下为冈上肌；有肩胛动、静脉；布有锁骨上神经和副神经，深层为肩胛上神经。

【主治】肩胛疼痛、上肢酸麻等肩胛、上肢病证。

【操作】直刺或斜刺 0.5～1 寸。

13. 曲垣（Qūyuán，SI 13）

【定位】在肩胛区，肩胛冈内侧端上缘凹陷中（图 4-37）。

【解剖】在肩胛冈上缘，斜方肌和冈上肌中；有颈横动、静脉降支，深层为肩胛上动、静脉肌支；布有第 2 胸神经后支外侧皮支、副神经，深层为肩胛上神经肌支。

【主治】肩胛疼痛。

【操作】直刺或向外斜刺 0.5～1 寸，不宜向胸部深刺。

14. 肩外俞（Jiānwàishū，SI 14）

【定位】在脊柱区，第 1 胸椎棘突下，后正中线旁开 3 寸（图 4-37）。

【解剖】在肩胛骨内侧角边缘，表层为斜方肌，深层为肩胛提肌和菱形肌；有颈横动、静脉；布有第 1 胸神经后支内侧皮支、肩胛背神经和副神经。

【主治】肩背疼痛、颈项强急等肩背、颈项痹证。

【操作】向外斜刺 0.5～0.8 寸，不宜直刺、深刺。

15. 肩中俞（Jiānzhōngshū，SI 15）

【定位】在脊柱区，第 7 颈椎棘突下，后正中线旁开 2 寸（图 4-37）。

【解剖】在第 1 胸椎横突端，肩胛骨内侧角边缘，表层为斜方肌，深层为肩胛提肌和菱形肌；有颈横动、静脉；布有第 1 胸神经后支内侧皮支、肩胛神经和副神经。

【主治】①咳嗽，气喘；②肩背疼痛。

【操作】直刺或向外斜刺 0.5～0.8 寸，不宜深刺。

16. 天窗（Tiānchuāng，SI 16）

【定位】在颈部，横平喉结，胸锁乳突肌后缘（图 4-38）。

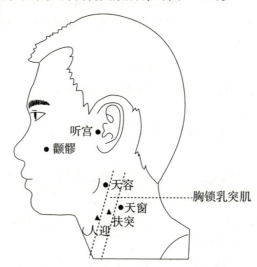

图 4-38　手太阳小肠经部分腧穴定位示意图

【解剖】在斜方肌前缘，胸锁乳突肌后缘，深层为头夹肌；有耳后动、静脉及枕动、静脉分支；布有颈皮神经，正当耳大神经丛的发出部及枕小神经处。

【主治】①耳鸣、耳聋、咽喉肿痛、暴喑等五官病证；②颈项强痛。

【操作】直刺0.5～1寸。

17. 天容（Tiānróng，SI 17）

【定位】在颈部，下颌角后方，胸锁乳突肌的前缘凹陷中（图4-38）。

【解剖】在下颌角后方，胸锁乳突肌停止部前缘，二腹肌后腹的下缘；前方有颈外浅静脉，颈内动、静脉；布有耳大神经的前支、面神经的颈支、副神经，其深层为交感神经干的颈上神经节。

【主治】①耳鸣、耳聋、咽喉肿痛等五官病证；②头痛，颈项强痛。

【操作】直刺0.5～1寸。注意避开血管。

18. 颧髎*（Quánliáo，SI 18）

【定位】在面部，颧骨下缘，目外眦直下凹陷中（图4-38）。

【解剖】在颧骨下颌突的后下缘稍后，咬肌的起始部，颧肌中；有面横动、静脉分支；布有面神经及眶下神经。

【主治】口眼㖞斜、眼睑瞤动、齿痛、面痛等。

【操作】直刺0.3～0.5寸，斜刺或平刺0.5～1寸。

19. 听宫*（Tīnggōng，SI 19）

【定位】在面部，耳屏正中与下颌骨髁突之间的凹陷中（图4-38）。

【解剖】有颞浅动、静脉的耳前支；布有面神经及三叉神经第3支的耳颞神经。

【主治】①耳鸣、耳聋、聤耳等耳疾；②齿痛。

【操作】张口，直刺1～1.5寸。留针时要保持一定的张口姿势。

第七节　足太阳膀胱经及其腧穴

一、经脉循行

足太阳膀胱经，起始于内眼角，向上过额部，与督脉交会于头顶。其支脉，从头顶分出到耳上角。其直行经脉，从头顶入颅内络脑，再浅出沿枕项部下行，从肩胛内侧脊柱两旁下行到达腰部，进入脊旁肌肉，入内络于肾，属于膀胱。一支脉从腰中分出，向下夹脊旁，通过臀部，进入腘窝中；一支脉从左右肩胛内侧分别下行，穿过脊旁肌肉，经过髋关节部，沿大腿外侧后缘下行，会合于腘窝内，向下通过腓肠肌，出外踝的后方，沿第5跖骨粗隆，至小趾的外侧末端（图4-39）。

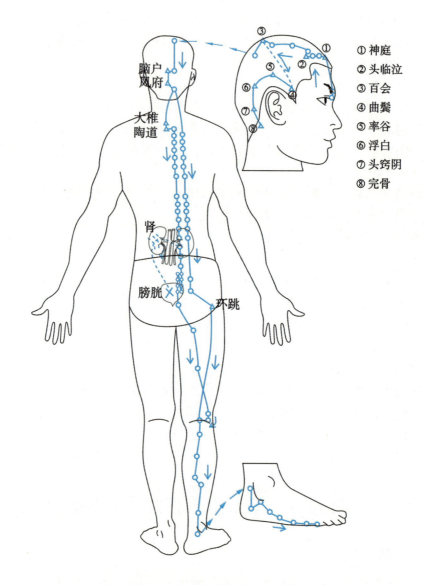

图 4-39　足太阳膀胱经经脉循行示意图

《灵枢·经脉》：膀胱足太阳之脉，起于目内眦，上额，交巅①。其支者：从巅至耳上角。其直者：从巅入络脑，还出别下项，循肩髆②内，夹脊抵腰中，入循膂③，络肾，属膀胱。其支者：从腰中，下夹脊，贯臀，入腘中。其支者：从髆内左右别下贯胛，夹脊内，过髀枢④，循髀外后廉下合腘中——以下贯腨内，出外踝之后，循京骨⑤至小指外侧。

注释：①巅：指头顶最高处。②肩髆：指肩胛区。③膂：夹脊两旁的肌肉。④髀枢：指髋关节。⑤京骨：第5跖骨粗隆，其下为京骨穴。

二、主要病候

小便不通，遗尿，癫狂，目痛，鼻塞多涕等，头痛及项、背、腰、臀部及下肢后侧本经循行部位疼痛。

三、主治概要

1. 脏腑病证　十二脏腑及其相关组织器官病证。
2. 神志病　癫、狂、痫等。
3. 头面五官病　头痛、鼻塞、鼻衄等。
4. 经脉循行部位的其他病证　项、背、腰、下肢病证等。

四、本经腧穴（67穴）

1. 睛明*（Jīngmíng，**BL 1**）

【定位】在面部，目内眦内上方眶内侧壁凹陷中（图4-40）。

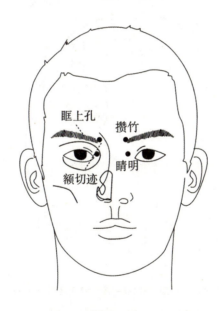

图4-40　足太阳膀胱经部分腧穴定位示意图

【解剖】在眶内缘睑内侧韧带中，深部为眼内直肌；有内眦动、静脉和滑车上下动、静脉，深层上方有眼动、静脉本干；布有滑车上、下神经，深层为眼神经，上方为鼻睫神经。

【主治】①目赤肿痛、流泪、视物不明、目眩、近视、夜盲、色盲、干眼症等目疾；②急性腰扭伤，坐骨神经痛；③心悸，怔忡。

【操作】嘱患者闭目，医者押手轻推眼球向外侧固定，刺手缓慢进针，紧靠眶缘直刺0.5~1寸。遇到阻力时，不宜强行进针，应改变进针方向或退针。不捻转，不提插

（或只轻微地捻转和提插）。出针后按压针孔片刻，以防出血。针具宜细，消毒宜严。禁直接灸。

2. 攒竹*（Cuánzhú，BL 2）

【定位】在面部，眉头凹陷中，额切迹处（图 4-40）。

【解剖】有额肌及皱眉肌；当额动、静脉处；布有额神经内侧支。

【主治】①头痛，眉棱骨痛；②眼睑𥆧动、眼睑下垂、口眼㖞斜、目视不明、流泪、目赤肿痛等目疾；③呃逆。

【操作】可向眉中或向眼眶内缘平刺或斜刺 0.3～0.5 寸，或直刺 0.2～0.3 寸。禁直接灸。

3. 眉冲（Méichōng，BL 3）

【定位】在头部，额切迹直上入发际 0.5 寸（图 4-41）。

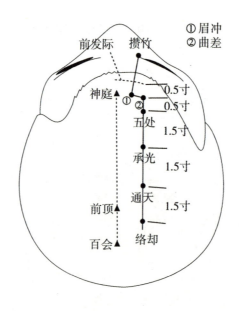

图 4-41 足太阳膀胱经部分腧穴定位示意图

【解剖】有额肌；当额动、静脉处；布有额神经内侧支。

【主治】①头痛，目眩；②鼻塞，鼻衄；③癫痫。

【操作】平刺 0.3～0.5 寸。

4. 曲差（Qūchā，BL 4）

【定位】在头部，前发际正中直上 0.5 寸，旁开 1.5 寸（图 4-41）。

【解剖】有额肌；当额动、静脉处；布有额神经内侧支。

【主治】①头痛，目眩；②鼻塞、鼻衄等鼻病。

【操作】平刺 0.3～0.5 寸。

5. 五处（Wǔchù，BL 5）

【定位】在头部，前发际正中直上1寸，旁开1.5寸（图4-41）。

【解剖】有额肌；当额动、静脉处；布有额神经内侧支。

【主治】①头痛，目眩；②癫痫。

【操作】平刺0.3～0.5寸。

6. 承光（Chéngguāng，BL 6）

【定位】在头部，前发际正中直上2.5寸，旁开1.5寸（图4-41）。

【解剖】有帽状腱膜；有额动、静脉，额浅动、静脉及枕动、静脉的吻合网；当额神经外侧支和枕大神经会合支处。

【主治】①头痛，目眩；②鼻塞。

【操作】平刺0.3～0.5寸。

7. 通天（Tōngtiān，BL 7）

【定位】在头部，前发际正中直上4寸，旁开1.5寸（图4-41）。

【解剖】有帽状腱膜；有颞浅动、静脉和枕动、静脉的吻合网；布有枕大神经分支。

【主治】①头痛，眩晕；②鼻塞、鼻衄、鼻渊等鼻病；③癫痫。

【操作】平刺0.3～0.5寸。

8. 络却（Luòquè，BL 8）

【定位】在头部，前发际正中直上5.5寸，旁开1.5寸（图4-41）。

【解剖】有帽状腱膜；有枕动、静脉分支；布有枕大神经分支。

【主治】①头晕；②目视不明，耳鸣。

【操作】平刺0.3～0.5寸。

9. 玉枕（Yùzhěn，BL 9）

【定位】在头部，横平枕外隆凸上缘，后发际正中旁开1.3寸（图4-42）。

【解剖】有枕肌；有枕动、静脉；布有枕大神经分支。

【主治】①头项痛，目痛；②鼻塞。

【操作】平刺0.3～0.5寸。

10. 天柱*（Tiānzhù，BL 10）

【定位】在颈后区，横平第2颈椎棘突上际，斜方肌外缘凹陷中（图4-42）。

【解剖】在斜方肌起始部外侧缘，深层为头半棘肌；有枕动、静脉干；布有枕大神经干。

【主治】①后头痛、项强、肩背腰痛；②鼻塞；③目痛；④癫狂痫；⑤热病。

【操作】直刺或斜刺0.5～0.8寸，不可向内上方深刺，以免伤及延髓。

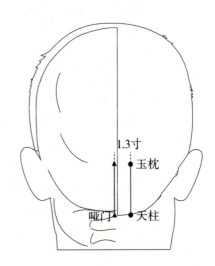

图4-42 足太阳膀胱经部分腧穴定位示意图

11. 大杼*（Dàzhù，BL 11）八会穴之骨会

【定位】在脊柱区，第1胸椎棘突下，后正中线旁开1.5寸（图4-43）。

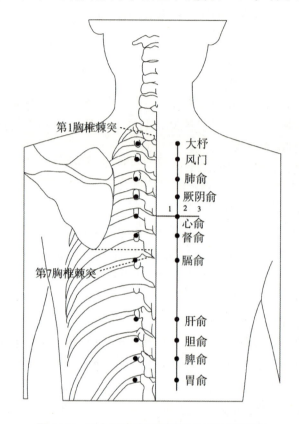

图4-43　足太阳膀胱经部分腧穴定位示意图

【解剖】有斜方肌、菱形肌、上后锯肌，最深层为最长肌；有第1肋间动、静脉的分支。浅层布有第1、2胸神经后支的内侧皮支，深层为第1、2胸神经后支的肌支。

【主治】①咳嗽，发热；②项强，肩背痛。

【操作】斜刺0.5～0.8寸。本经背部诸穴，不宜深刺，以免伤及内部重要脏器。

12. 风门*（Fēngmén，BL 12）

【定位】在脊柱区，第2胸椎棘突下，后正中线旁开1.5寸（图4-43）。

【解剖】有斜方肌、菱形肌、上后锯肌，深层为最长肌；有第2肋间动、静脉后支；布有第2、3胸神经后支的内侧皮支，深层为第2、3胸神经后支的肌支。

【主治】①感冒、咳嗽、发热、头痛等外感病证；②项强，胸背痛。

【操作】斜刺0.5～0.8寸。热证宜点刺放血。

13. 肺俞*（Fèishū，BL 13）肺之背俞穴

【定位】在脊柱区，第3胸椎棘突下，后正中线旁开1.5寸（图4-43）。

【解剖】有斜方肌、菱形肌，深层为最长肌；有第3、4肋间动、静脉后支；布有第3、4胸神经后支的内侧皮支，深层为第3、4胸神经后支的肌支。

【主治】①咳嗽、气喘、咯血等肺系病证；②骨蒸潮热、盗汗等阴虚病证；③瘙痒、

瘾疹等皮肤病。

【操作】斜刺 0.5～0.8 寸。热证宜点刺放血。

14. 厥阴俞（Juéyīnshū，BL 14）心包之背俞穴

【定位】在脊柱区，第 4 胸椎棘突下，后正中线旁开 1.5 寸（图 4-43）。

【解剖】有斜方肌、菱形肌，深层为最长肌；有第 4 肋间动、静脉的分支；正当第 4 或第 5 胸神经后支的内侧皮支，深层为第 4、5 胸神经后支的肌支。

【主治】①心痛，心悸；②咳嗽，胸闷；③呕吐。

【操作】斜刺 0.5～0.8 寸。

15. 心俞*（Xīnshū，BL 15）心之背俞穴

【定位】在脊柱区，第 5 胸椎棘突下，后正中线旁开 1.5 寸（图 4-43）。

【解剖】有斜方肌、菱形肌，深层为最长肌；有第 5 肋间动、静脉后支；布有第 5、6 胸神经后支的内侧皮支，深层为第 5、6 胸神经后支的肌支。

【主治】①心痛、惊悸、失眠、健忘、癫痫等心与神志病证；②咳嗽、咯血等肺系病证；③盗汗，遗精。

【操作】斜刺 0.5～0.8 寸。

16. 督俞（Dūshū，BL 16）

【定位】在脊柱区，第 6 胸椎棘突下，后正中线旁开 1.5 寸（图 4-43）。

【解剖】有斜方肌，背阔肌肌腱，最长肌；有第 6 肋间动、静脉的分支，颈横动脉降支；布有肩胛背神经，第 6、7 胸神经后支的内侧皮支，深层为第 6、7 胸神经后支的肌支。

【主治】①心痛，胸闷；②寒热，气喘；③腹胀、腹痛、肠鸣、呃逆等胃肠病证。

【操作】斜刺 0.5～0.8 寸。

17. 膈俞*（Géshū，BL 17）八会穴之血会

【定位】在脊柱区，第 7 胸椎棘突下，后正中线旁开 1.5 寸（图 4-43）。

【解剖】在斜方肌下缘，有背阔肌，最长肌；有第 7 肋间动、静脉后支；布有第 7、8 胸神经后支的内侧皮支，深层为第 7、8 胸神经后支的肌支。

【主治】①血瘀诸证；②呕吐、呃逆、气喘、吐血等上逆之证；③瘾疹，皮肤瘙痒；④贫血；⑤潮热，盗汗。

【操作】斜刺 0.5～0.8 寸。

18. 肝俞*（Gānshū，BL 18）肝之背俞穴

【定位】在脊柱区，第 9 胸椎棘突下，后正中线旁开 1.5 寸（图 4-43）。

【解剖】在背阔肌、最长肌和髂肋肌之间；有第 9 肋间动、静脉后支；布有第 9、10 胸神经后支的皮支，深层为第 9、10 胸神经后支的肌支。

【主治】①胁痛、黄疸等肝胆病证；②目赤、目视不明、目眩、夜盲、迎风流泪等目疾；③癫狂痫；④脊背痛。

【操作】斜刺 0.5～0.8 寸。

19. 胆俞*（Dǎnshū，**BL 19**）胆之背俞穴

【定位】在脊柱区，第 10 胸椎棘突下，后正中线旁开 1.5 寸（图 4-43）。

【解剖】在背阔肌、最长肌和髂肋肌之间；有第 10 肋间动、静脉后支；布有第 10、11 胸神经后支的皮支，深层为第 10、11 胸神经后支的肌支。

【主治】①黄疸、口苦、胁痛等肝胆病证；②肺痨，潮热。

【操作】斜刺 0.5～0.8 寸。

20. 脾俞*（Píshū，**BL 20**）脾之背俞穴

【定位】在脊柱区，第 11 胸椎棘突下，后正中线旁开 1.5 寸（图 4-43）。

【解剖】在背阔肌、最长肌和髂肋肌之间；有第 11 肋间动、静脉后支；布有第 11、12 胸神经后支的皮支，深层为第 11、12 胸神经后支的肌支。

【主治】①腹胀、纳呆、呕吐、腹泻、痢疾、便血、水肿等脾胃肠腑病证；②多食善饥，身体消瘦；③背痛。

【操作】斜刺 0.5～0.8 寸。

21. 胃俞*（Wèishū，**BL 21**）胃之背俞穴

【定位】在脊柱区，第 12 胸椎棘突下，后正中线旁开 1.5 寸（图 4-43）。

【解剖】在腰背筋膜、最长肌和髂肋肌之间；有肋下动、静脉后支；布有第 12 胸神经和第 1 腰神经后支的皮支，深层为第 12 胸神经和第 1 腰神经后支的肌支。

【主治】①胃脘痛、呕吐、腹胀、肠鸣等胃肠病证；②多食善饥，身体消瘦。

【操作】斜刺 0.5～0.8 寸。

22. 三焦俞*（Sānjiāoshū，**BL 22**）三焦之背俞穴

【定位】在脊柱区，第 1 腰椎棘突下，后正中线旁开 1.5 寸（图 4-44）。

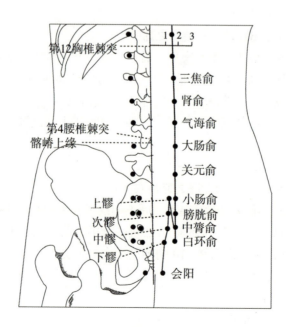

图 4-44　足太阳膀胱经部分腧穴定位示意图

【解剖】在腰背筋膜、最长肌和髂肋肌之间；有第1腰动、静脉的分支；布有第1、2腰神经后支的皮支，深层为第1、2腰神经后支的肌支。

【主治】①肠鸣、腹胀、呕吐、腹泻、痢疾等脾胃肠腑病证；②小便不利、水肿等三焦气化不利病证；③腰背强痛。

【操作】直刺0.5～1寸。

23. 肾俞*（Shènshū，BL 23）肾之背俞穴

【定位】在脊柱区，第2腰椎棘突下，后正中线旁开1.5寸（图4-44）。

【解剖】在腰背筋膜、最长肌和髂肋肌之间；有第2腰动、静脉后支；布有第2、3腰神经后支的外侧皮支，深层为第2、3腰神经后支的肌支。

【主治】①头晕、耳鸣、耳聋、腰酸痛等肾虚病证；②遗尿、遗精、阳痿、早泄、不育等泌尿生殖系统疾患；③月经不调、带下、不孕等妇科病证；④消渴。

【操作】直刺0.5～1寸。

24. 气海俞（Qìhǎishū，BL 24）

【定位】在脊柱区，第3腰椎棘突下，后正中线旁开1.5寸（图4-44）。

【解剖】在腰背筋膜、最长肌和髂肋肌之间；有第3腰动、静脉后支；浅层布有第3、4腰神经后支的皮支，深层为第3、4腰神经后支的肌支。

【主治】①肠鸣，腹胀；②痛经；③腰痛。

【操作】直刺0.5～1寸。

25. 大肠俞*（Dàchángshū，BL 25）大肠之背俞穴

【定位】在脊柱区，第4腰椎棘突下，后正中线旁开1.5寸（图4-44）。

【解剖】在腰背筋膜、最长肌和髂肋肌之间；有第4腰动、静脉后支；布有第4、5腰神经皮支，深层为第4、5腰神经后支的肌支。

【主治】①腰腿痛；②腹胀、腹泻、便秘等胃肠病证。

【操作】直刺0.8～1.2寸。

26. 关元俞（Guānyuánshū，BL 26）

【定位】在脊柱区，第5腰椎棘突下，后正中线旁开1.5寸（图4-44）。

【解剖】有骶棘肌；有腰最下动、静脉后支的内侧支；布有第5腰神经后支。

【主治】①腹胀，泄泻；②腰骶痛；③小便频数或不利，遗尿。

【操作】直刺0.8～1.2寸。

27. 小肠俞*（Xiǎochángshū，BL 27）小肠之背俞穴

【定位】在骶区，横平第1骶后孔，骶正中嵴旁开1.5寸（图4-44）。

【解剖】在骶棘肌起始部和臀大肌起始部之间；有骶外侧动、静脉后支的外侧支；布有臀中皮神经、臀下神经的属支。

【主治】①遗精、遗尿、尿血、尿痛、带下等泌尿生殖系统疾患；②腹泻，痢疾；③疝气；④腰骶痛。

【操作】直刺或斜刺0.8～1.2寸。

28. 膀胱俞*（Pángguāngshū，**BL 28**）膀胱之背俞穴

【定位】在骶区，横平第 2 骶后孔，骶正中嵴旁开 1.5 寸（图 4-44）。

【解剖】在骶棘肌起始部和臀大肌起始部之间；有骶外侧动、静脉后支；布有臀中皮神经、臀下神经的属支。

【主治】①小便不利、遗尿等膀胱气化功能失调病证；②腹泻，便秘；③腰脊强痛。

【操作】直刺或斜刺 0.8～1.2 寸。

29. 中膂俞（Zhōnglǚshū，**BL 29**）

【定位】在骶区，横平第 3 骶后孔，骶正中嵴旁开 1.5 寸（图 4-44）。

【解剖】有臀大肌，深层为骶结节韧带起始部；当臀下动、静脉的分支处；布有臀下皮神经。

【主治】①腹泻；②疝气；③腰骶痛。

【操作】直刺 1～1.5 寸。

30. 白环俞（Báihuánshū，**BL 30**）

【定位】在骶区，横平第 4 骶后孔，骶正中嵴旁开 1.5 寸（图 4-44）。

【解剖】在臀大肌，骶结节韧带下内缘；有臀下动、静脉，深层为阴部内动、静脉；布有臀中和臀下皮神经，深层为阴部神经。

【主治】①遗尿，遗精；②月经不调，带下；③疝气；④腰骶痛。

【操作】直刺 1～1.5 寸。

31. 上髎（Shàngliáo，**BL 31**）

【定位】在骶区，正对第 1 骶后孔中（图 4-44）。

【解剖】在骶棘肌起始部及臀大肌起始部；当骶外侧动、静脉后支处；布有第 1 骶神经后支。

【主治】①大小便不利；②月经不调、带下、阴挺等妇科病证；③遗精，阳痿；④腰骶痛。

【操作】直刺 1～1.5 寸。

32. 次髎（Cìliáo，**BL 32**）

【定位】在骶区，正对第 2 骶后孔中（图 4-44）。

【解剖】在臀大肌起始部；当骶外侧动、静脉后支处；为第 2 骶神经后支通过处。

【主治】①月经不调、痛经、带下等妇科病证；②小便不利、遗精、阳痿等；③疝气；④腰骶痛，下肢痿痹。

【操作】直刺 1～1.5 寸。

33. 中髎（Zhōngliáo，**BL 33**）

【定位】在骶区，正对第 3 骶后孔中（图 4-44）。

【解剖】在臀大肌起始部；当骶外侧动、静脉后支处；为第 3 骶神经后支通过处。

【主治】①便秘，泄泻；②小便不利；③月经不调，带下；④腰骶痛。

【操作】直刺 1～1.5 寸。

34. 下髎（Xiàliáo，BL 34）

【定位】在骶区，正对第 4 骶后孔中（图 4-44）。

【解剖】在臀大肌起始部；有臀下动、静脉分支；当第 4 骶神经后支通过处。

【主治】①腹痛，便秘；②小便不利；③带下；④腰骶痛。

【操作】直刺 1～1.5 寸。

35. 会阳（Huìyáng，BL 35）

【定位】在骶区，尾骨端旁开 0.5 寸（图 4-44）。

【解剖】有臀大肌；有臀下动、静脉分支；布有尾骨神经，深部有阴部神经干。

【主治】①痔疾，腹泻，便血；②阳痿；③带下。

【操作】直刺 1～1.5 寸。

36. 承扶*（Chéngfú，BL 36）

【定位】在股后区，臀沟的中点（图 4-45）。

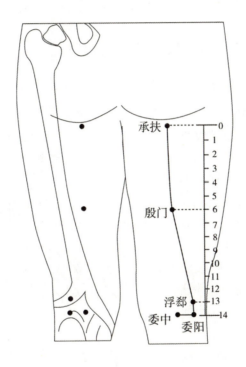

图 4-45　足太阳膀胱经部分腧穴定位示意图

【解剖】在臀大肌下缘；有坐骨神经伴行的动、静脉；布有股后皮神经，深层为坐骨神经。

【主治】①腰、骶、臀、股部疼痛；②痔疾。

【操作】直刺 1～2 寸。

37. 殷门（Yīnmén，BL 37）

【定位】在股后区，臀沟下 6 寸，股二头肌与半腱肌之间（图 4-45）。

【解剖】在半腱肌与股二头肌之间，深层为大收肌；外侧为股深动、静脉第3穿支；布有股后皮神经，深层正当坐骨神经。

【主治】腰痛，下肢痿痹。

【操作】直刺1~2寸。

38. 浮郄（Fúxì，BL 38）

【定位】在膝后区，腘横纹上1寸，股二头肌腱的内侧缘（图4-45）。

【解剖】在股二头肌腱内侧；有膝上外侧动、静脉；布有股后皮神经，正当腓总神经处。

【主治】①股腘部疼痛、麻木；②便秘。

【操作】直刺1~1.5寸。

39. 委阳*（Wěiyáng，BL 39）三焦之下合穴

【定位】在膝部，腘横纹上，股二头肌腱的内侧缘（图4-45）。

【解剖】在股二头肌腱内侧；有膝上外侧动、静脉；布有股后皮神经，有腓总神经经过。

【主治】①腹满，小便不利；②腰脊强痛，腿足挛痛。

【操作】直刺1~1.5寸。

40. 委中*（Wěizhōng，BL 40）合穴；膀胱之下合穴

【定位】在膝后区，腘横纹中点（图4-45）。

【解剖】在腘窝正中，有腘筋膜；皮下有股腘静脉，深层内侧为腘静脉，最深层为腘动脉；分布有股后皮神经，正当胫神经处。

【主治】①腰背痛、下肢痿痹等腰及下肢病证；②腹痛、急性吐泻等急症；③瘾疹，丹毒；④小便不利，遗尿。

【操作】直刺1~1.5寸，或用三棱针点刺腘静脉出血。针刺不宜过快、过强、过深，以免损伤血管和神经。

41. 附分（Fùfēn，BL 41）

【定位】在脊柱区，第2胸椎棘突下，后正中线旁开3寸（图4-46）。

【解剖】在肩胛冈内端边缘，

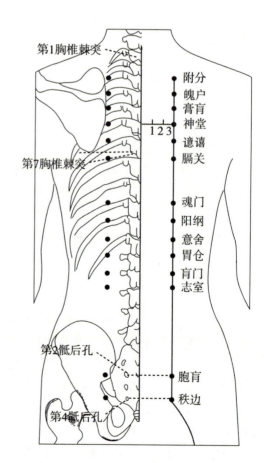

图4-46 足太阳膀胱经部分腧穴定位示意图

有斜方肌、菱形肌，深层为髂肋肌；有颈横动脉降支，当第2肋间动、静脉后支；布有第2胸神经后支。

【主治】颈项强痛、肩背拘急、肘臂麻木等痹证。

【操作】斜刺0.5～0.8寸。

42. 魄户（Pòhù，BL 42）

【定位】在脊柱区，第3胸椎棘突下，后正中线旁开3寸（图4-46）。

【解剖】在肩胛骨脊柱缘，有斜方肌、菱形肌，深层为髂肋肌；有第3肋间动、静脉背侧支，颈横动脉降支；布有第2、3胸神经后支。

【主治】①咳嗽、气喘、肺痨等肺疾；②项强，肩背痛。

【操作】斜刺0.5～0.8寸。

43. 膏肓*（Gāohuāng，BL 43）

【定位】在脊柱区，第4胸椎棘突下，后正中线旁开3寸（图4-46）。

【解剖】在肩胛骨脊柱缘，有斜方肌、菱形肌，深层为髂肋肌；有第4肋间动、静脉背侧支及颈横动脉降支；布有第4、5胸神经后支。

【主治】①咳嗽、气喘、肺痨等肺系虚损病证；②健忘、遗精、盗汗、羸瘦等虚劳诸证；③肩胛痛。

【操作】斜刺0.5～0.8寸。此穴多用灸法，每次7～15壮，或温灸15～30分钟。

44. 神堂（Shéntáng，BL 44）

【定位】在脊柱区，第5胸椎棘突下，后正中线旁开3寸（图4-46）。

【解剖】在肩胛骨脊柱缘，有斜方肌、菱形肌，深层为髂肋肌；有第5肋间动、静脉背侧支及颈横动脉降支；布有第4、5胸神经后支。

【主治】①咳嗽、气喘、胸闷等肺胸病证；②脊背强痛。

【操作】斜刺0.5～0.8寸。

45. 譩譆（Yìxǐ，BL 45）

【定位】在脊柱区，第6胸椎棘突下，后正中线旁开3寸（图4-46）。

【解剖】在斜方肌外缘，有髂肋肌；有第6肋间动、静脉背侧支；布有第5、6胸神经后支。

【主治】①咳嗽，气喘；②肩背痛；③疟疾，热病。

【操作】斜刺0.5～0.8寸。

46. 膈关（Géguān，BL 46）

【定位】在脊柱区，第7胸椎棘突下，后正中线旁开3寸（图4-46）。

【解剖】有背阔肌、髂肋肌；有第7肋间动、静脉背侧支；布有第6、7胸神经后支。

【主治】①胸闷、嗳气、呕吐等气逆病证；②脊背强痛。

【操作】斜刺0.5～0.8寸。

47. 魂门（Húnmén，BL 47）

【定位】在脊柱区，第9胸椎棘突下，后正中线旁开3寸（图4-46）。

【解剖】有背阔肌、髂肋肌；有第9肋间动、静脉背侧支；布有第8、9胸神经后支。

【主治】①胸胁痛，背痛；②呕吐，腹泻。

【操作】斜刺 0.5～0.8 寸。

48. 阳纲（Yánggāng，BL 48）

【定位】在脊柱区，第 10 胸椎棘突下，后正中线旁开 3 寸（图 4-46）。

【解剖】有背阔肌、髂肋肌；有第 10 肋间动、静脉背侧支；布有第 9、10 胸神经后支。

【主治】①肠鸣、腹痛、腹泻等胃肠病证；②黄疸；③消渴。

【操作】斜刺 0.5～0.8 寸。

49. 意舍（Yìshě，BL 49）

【定位】在脊柱区，第 11 胸椎棘突下，后正中线旁开 3 寸（图 4-46）。

【解剖】有背阔肌、髂肋肌；有第 11 肋间动、静脉背侧支；布有第 10、11 胸神经后支。

【主治】腹胀、肠鸣、呕吐、腹泻等胃肠病证。

【操作】斜刺 0.5～0.8 寸。

50. 胃仓（Wèicāng，BL 50）

【定位】在脊柱区，第 12 胸椎棘突下，后正中线旁开 3 寸（图 4-46）。

【解剖】有背阔肌、髂肋肌；有肋下动、静脉背侧支；布有第 12 胸神经和第 1 腰神经后支。

【主治】①胃脘痛、腹胀、小儿食积等脾胃病证；②水肿；③背脊痛。

【操作】斜刺 0.5～0.8 寸。

51. 肓门（Huāngmén，BL 51）

【定位】在腰区，第 1 腰椎棘突下，后正中线旁开 3 寸（图 4-46）。

【解剖】有背阔肌、髂肋肌；有第 1 腰动、静脉背侧支；布有第 1、2 腰神经后支。

【主治】①腹痛、胃痛、便秘、痞块等胃肠病证；②乳疾。

【操作】斜刺 0.5～0.8 寸。

52. 志室*（Zhìshì，BL 52）

【定位】在腰区，第 2 腰椎棘突下，后正中线旁开 3 寸（图 4-46）。

【解剖】有背阔肌、髂肋肌；有第 2 腰动、静脉背侧支；布有第 2、3 腰神经后支。

【主治】①遗精、阳痿等肾虚病证；②小便不利，水肿；③腰脊强痛。

【操作】斜刺 0.5～0.8 寸。

53. 胞肓（Bāohuāng，BL 53）

【定位】在骶区，横平第 2 骶后孔，骶正中嵴旁开 3 寸（图 4-46）。

【解剖】有臀大肌、臀中肌及臀小肌；正当臀上动、静脉处；布有臀上皮神经，深层为臀上神经。

【主治】①肠鸣、腹胀、便秘等胃肠病证；②癃闭；③腰脊强痛。

【操作】直刺 1～1.5 寸。

54. 秩边*（Zhìbiān，BL 54）

【定位】在骶区，横平第4骶后孔，骶正中嵴旁开3寸（图4-46）。

【解剖】有臀大肌，在梨状肌下缘；正当臀下动、静脉；布有臀下神经及股后皮神经，外侧为坐骨神经。

【主治】①腰骶痛、下肢痿痹等腰及下肢病证；②小便不利，癃闭；③便秘，痔疾；④阴痛。

【操作】直刺1.5～2寸。

55. 合阳（Héyáng，BL 55）

【定位】在小腿后区，腘横纹下2寸，腓肠肌内、外侧头之间（图4-47）。

【解剖】在腓肠肌二头之间；有小隐静脉，深层为腓动、静脉；布有腓肠内侧皮神经，深层为胫神经。

【主治】①腰脊强痛，下肢痿痹；②疝气；③崩漏。

【操作】直刺1～1.5寸。

56. 承筋（Chéngjīn，BL 56）

【定位】在小腿后区，腘横纹下5寸，腓肠肌两肌腹之间（图4-47）。

【解剖】在腓肠肌两肌腹之间；有小隐静脉，深层为腓后动、静脉；布有腓肠内侧皮神经，深层为胫神经。

【主治】①腰腿拘急、疼痛；②痔疾。

【操作】直刺1～1.5寸。

57. 承山*（Chéngshān，BL 57）

【定位】在小腿后区，腓肠肌两肌腹与肌腱交角处（图4-47）。

【解剖】在腓肠肌两肌腹交界下端；有小隐静脉，深层为胫后动、静脉；布有腓肠内侧皮神经，深层为胫神经。

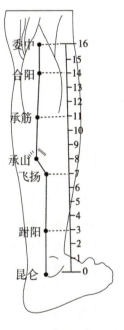

图4-47 足太阳膀胱经部分腧穴定位示意图

【主治】①腰腿拘急、疼痛；②痔疾，便秘；③腹痛，疝气。

【操作】直刺1～2寸。不宜做过强的刺激，以免引起腓肠肌痉挛。

58. 飞扬*（Fēiyáng，BL 58）络穴

【定位】在小腿后区，昆仑直上7寸，腓肠肌外下缘与跟腱移行处（图4-47）。

【解剖】有腓肠肌及比目鱼肌；有小隐静脉和胫后动、静脉分布；布有腓肠外侧皮神经。

【主治】①腰腿疼痛；②头痛，目眩；③鼻塞，鼻衄；④痔疾。

【操作】直刺1～1.5寸。

59. 跗阳（Fūyáng，BL 59）阳跷脉之郄穴

【定位】在小腿后区，昆仑直上3寸，腓骨与跟腱之间（图4-47）。

【解剖】在腓骨的后部，跟腱外前缘，深层为踇长屈肌；有小隐静脉，深层为腓动脉末支；布有腓肠神经。

【主治】①腰骶痛、下肢痿痹、外踝肿痛等腰、下肢病证；②头痛。

【操作】直刺0.8～1.2寸。

60. 昆仑*（kūnlún，BL 60）经穴

【定位】在踝区，外踝尖与跟腱之间的凹陷中（图4-48）。

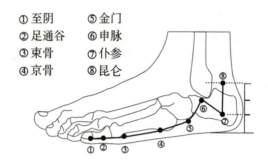

图4-48 足太阳膀胱经部分腧穴定位示意图

【解剖】有腓骨短肌；有小隐静脉及腓动、静脉；有腓肠神经经过。

【主治】①后头痛，项强，目眩；②腰骶疼痛，足踝肿痛；③癫痫；④滞产。

【操作】直刺0.5～0.8寸。孕妇禁用，经期慎用。

61. 仆参（Púcān，BL 61）

【定位】在跟区，昆仑直下，跟骨外侧，赤白肉际处（图4-48）。

【解剖】有腓动、静脉的跟骨外侧支；布有腓肠神经跟骨外侧支。

【主治】①下肢痿痹，足跟痛；②癫痫。

【操作】直刺0.3～0.5寸。

62. 申脉*（Shēnmài，BL 62）八脉交会穴（通于阳跷脉）

【定位】在踝区，外踝尖直下，外踝下缘与跟骨之间凹陷中（图4-48）。

【解剖】在腓骨长短肌腱上缘；有外踝动脉网及小隐静脉；布有腓肠神经的足背外侧皮神经分支。

【主治】①头痛，眩晕；②失眠、癫狂痫等神志病证；③腰腿酸痛。

【操作】直刺0.3～0.5寸。

63. 金门（Jīnmén，BL 63）郄穴

【定位】在足背，外踝前缘直下，第5跖骨粗隆后方，骰骨下缘凹陷中（图4-48）。

【解剖】在腓骨长肌腱和小趾外展肌之间；有足底外侧动、静脉；布有足背外侧皮神经，深层为足底外侧神经。

【主治】①头痛、腰痛、下肢痿痹、外踝痛等痛证、痹证；②癫痫；③小儿惊风。

【操作】直刺0.3～0.5寸。

64. 京骨（Jīnggǔ，BL 64）原穴

【定位】在跖区，第 5 跖骨粗隆前下方，赤白肉际处（图 4-48）。

【解剖】在小趾外展肌下方；有足底外侧动、静脉；布有足背外侧皮神经，深层为足底外侧神经。

【主治】①头痛，项强；②腰腿痛；③癫痫；④目翳。

【操作】直刺 0.3～0.5 寸。

65. 束骨*（Shùgǔ，BL 65）输穴

【定位】在跖区，第 5 跖趾关节的近端，赤白肉际处（图 4-48）。

【解剖】在小趾外展肌下方；有第 4 趾跖侧总动、静脉；有第 4 趾跖侧神经及足背外侧皮神经分布。

【主治】①头痛、项强、目眩等头部疾患；②腰腿痛；③癫狂。

【操作】直刺 0.3～0.5 寸。

66. 足通谷（Zútōnggǔ，BL 66）荥穴

【定位】在足趾，第 5 跖趾关节的远端，赤白肉际处（图 4-48）。

【解剖】有趾跖侧动、静脉；布有趾跖侧固有神经及足背外侧皮神经。

【主治】①头痛，项强；②目眩，鼻衄；③癫狂。

【操作】直刺 0.2～0.3 寸。

67. 至阴*（Zhìyīn，BL 67）井穴

【定位】在足趾，足小趾末节外侧，趾甲根角侧后方 0.1 寸（指寸）（图 4-48）。

【解剖】有趾背动脉及趾跖侧固有动脉形成的动脉网；布有趾跖侧固有神经及足背外侧皮神经。

【主治】①胎位不正，滞产；②头痛，目痛；③鼻塞，鼻衄。

【操作】浅刺 0.1 寸。胎位不正用灸法。

第八节　足少阴肾经及其腧穴

一、经脉循行

足少阴肾经，起于足小趾下，斜走足心，行舟骨粗隆下，经内踝的后方，向下进入足跟中，沿小腿内侧上行，经腘窝内侧，沿大腿内侧后缘上行，贯脊柱，属于肾，络于膀胱。其直行支脉，从肾脏向上经过肝、膈，进入肺脏，沿着喉咙，夹舌根旁；另一支脉，从肺分出，联络心，流注于胸中（图 4-49）。

《灵枢·经脉》：肾足少阴之脉，起于小指之下，邪①走足心，出于然谷②之下，循内踝之后，别入跟中，以上腨内，出腘内廉，上股内后廉，贯脊属肾，络膀胱。其直者：从肾上贯肝、膈，入肺中，循喉咙，夹舌本。其支者：从肺出，络心，注胸中。

注释：①邪：邪通斜。②然谷：内踝前下方隆起之大骨，即舟骨粗隆。

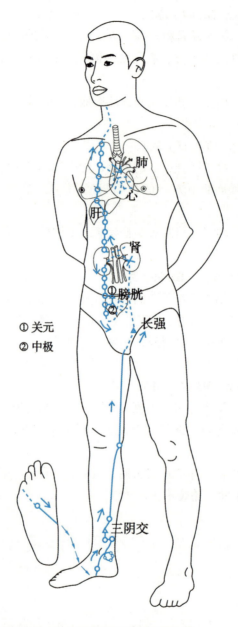

图 4-49 足少阴肾经经脉循行示意图

二、主要病候

咯血,气喘,舌干,咽喉肿痛,水肿,大便秘结,泄泻,腰痛,脊股内后侧痛,痿弱无力,足心热等。

三、主治概要

1. 头和五官病证 头痛,目眩,咽喉肿痛,齿痛,耳聋,耳鸣等。

2. 妇科病、前阴病 月经不调，遗精，阳痿，小便频数等。

3. 经脉循行部位的其他病证 下肢厥冷，内踝肿痛等。

四、本经腧穴（27穴）

1. 涌泉*（Yǒngquán，**KI 1**）井穴

【定位】在足底，屈足卷趾时足心最凹陷中；约当足底第2、3趾蹼缘与足跟连线的前1/3与后2/3交点凹陷中（图4-50）。

【解剖】有趾短屈肌腱、趾长屈肌腱、第2蚓状肌，深层为骨间肌；有来自胫前动脉的足底弓；布有足底内侧神经分支。

【主治】①昏厥、中暑、小儿惊风、癫狂痫等急症及神志病证；②头痛，头晕，目眩，失眠；③咯血、咽喉肿痛、喉痹、失音等肺系病证；④大便难，小便不利；⑤奔豚气；⑥足心热。

【操作】直刺0.5～1寸，针刺时要防止刺伤足底动脉弓。临床常用灸法或药物贴敷。

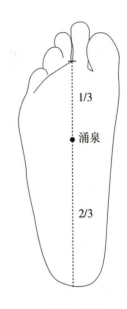

图4-50 涌泉穴定位示意图

2. 然谷*（Rángǔ，**KI 2**）荥穴

【定位】在足内侧，足舟骨粗隆下方，赤白肉际处（图4-51）。

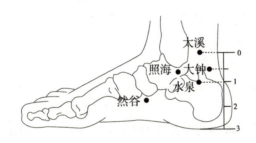

图4-51 足少阴肾经部分腧穴定位示意图

【解剖】有足大趾外展肌，有跗内侧动脉及跗内侧动脉分支；布有小腿内侧皮神经末支及足底内侧神经。

【主治】①月经不调、阴挺、阴痒、白浊等妇科病证；②遗精、阳痿、小便不利等泌尿生殖系统疾患；③咯血，咽喉肿痛；④消渴；⑤下肢痿痹，足跗痛；⑥小儿脐风，口噤；⑦腹泻。

【操作】直刺0.5～1寸。

3. 太溪*（Tàixī，**KI 3**）输穴；原穴

【定位】在足踝区，内踝尖与跟腱之间凹陷中（图4-51）。

【解剖】有胫后动、静脉分布；布有小腿内侧皮神经、胫神经。

【主治】①头痛、目眩、失眠、健忘、遗精、阳痿等肾虚证；②咽喉肿痛、齿痛、耳鸣、耳聋等阴虚型五官病证；③咳嗽、气喘、咯血、胸痛等肺系疾患；④消渴，小便频数，便秘；⑤月经不调；⑥腰脊痛，下肢厥冷，内踝肿痛。

【操作】直刺 0.5～1 寸。

4. 大钟*（Dàzhōng，KI 4）络穴

【定位】在跟区，内踝后下方，跟骨上缘，跟腱附着部前缘凹陷中（图 4-51）。

【解剖】有胫后动脉跟内侧支；布有小腿内侧皮神经及胫神经的跟骨内侧神经。

【主治】①痴呆；②癃闭，遗尿，便秘；③月经不调；④咯血，气喘；⑤腰脊强痛，足跟痛。

【操作】直刺 0.3～0.5 寸。

5. 水泉（Shuǐquán，KI 5）郄穴

【定位】在跟区，太溪直下 1 寸，跟骨结节内侧凹陷中（图 4-51）。

【解剖】有胫后动脉跟内侧支；布有小腿内侧皮神经及胫神经的跟骨内侧神经。

【主治】①月经不调、痛经、阴挺等妇科病证；②小便不利，淋证，血尿。

【操作】直刺 0.3～0.5 寸。

6. 照海*（Zhàohǎi，KI 6）八脉交会穴（通于阴跷脉）

【定位】在踝区，内踝尖下 1 寸，内踝下缘边际凹陷中（图 4-51）。

【解剖】在足大趾外展肌的止点处；后方有胫后动、静脉；布有小腿内侧皮神经，深部为胫神经本干。

【主治】①失眠、癫痫等神志病证；②咽喉干痛、目赤肿痛等五官热性病证；③月经不调、痛经、带下、阴挺等妇科病证；④小便频数，癃闭。

【操作】直刺 0.5～0.8 寸。

7. 复溜*（Fùliū，KI 7）经穴

【定位】在小腿内侧，内踝尖上 2 寸，跟腱的前缘（图 4-52）。

【解剖】在比目鱼肌下端移行于跟腱处的内侧；前方有胫后动、静脉；布有腓肠内侧皮神经、小腿内侧皮神经，深层为胫神经。

【主治】①水肿、汗证（无汗或多汗）等津液输布失调病证；②腹胀、腹泻、肠鸣等胃肠病证；③腰脊强痛，下肢痿痹。

【操作】直刺 0.5～1 寸。

8. 交信（Jiāoxìn，KI 8）阴跷脉之郄穴

【定位】在小腿内侧，在内踝尖上 2 寸，胫骨内侧缘后际凹陷中；复溜前 0.5 寸（图 4-52）。

【解剖】在趾长屈肌中；深层为胫后动、

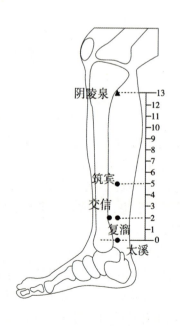

图 4-52 足少阴肾经部分腧穴定位示意图

静脉；布有小腿内侧皮神经，后方为胫神经本干。

【主治】①月经不调、崩漏、阴挺、阴痒等妇科病证；②腹泻、便秘、痢疾等胃肠病证；③五淋；④疝气。

【操作】直刺0.5～1寸。

9. 筑宾（Zhùbīn，**KI 9**）阴维脉之郄穴

【定位】在小腿内侧，太溪直上5寸，比目鱼肌与跟腱之间（图4-52）。

【解剖】在腓肠肌和趾长屈肌之间；深部有胫后动、静脉；布有腓肠内侧皮神经和小腿内侧皮神经，深部为胫神经本干。

【主治】①癫狂；②疝气；③呕吐涎沫，吐舌；④小腿内侧痛。

【操作】直刺1～1.5寸。

10. 阴谷*（Yīngǔ，**KI 10**）合穴

【定位】在腘窝内侧，屈膝时，当半腱肌肌腱与半膜肌肌腱之间（图4-53）。

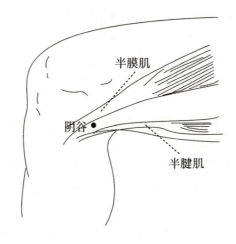

图4-53　阴谷穴定位示意图

【解剖】屈膝时在半腱肌腱与半膜肌腱之间；有膝上内侧动、静脉；布有股内侧皮神经。

【主治】①癫狂；②阳痿、小便不利、月经不调、崩漏等泌尿生殖系统疾患；③膝股内侧痛。

【操作】直刺1～1.5寸。

11. 横骨（Hénggǔ，**KI 11**）

【定位】在下腹部，脐中下5寸，前正中线旁开0.5寸（图4-54）。

【解剖】有腹内、外斜肌腱膜，腹横肌腱膜和腹直肌；有腹壁下动、静脉及阴部外动脉；布有髂腹下神经分支。

【主治】①少腹胀痛；②小便不利、遗尿、遗精、阳痿等泌尿生殖系统疾患；③疝气。

【操作】直刺1～1.5寸。

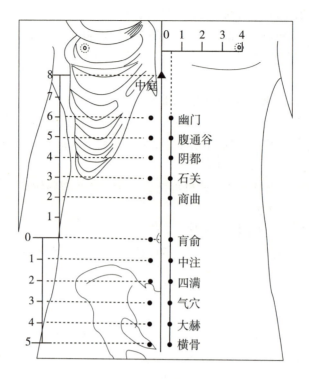

图 4-54 足少阴肾经部分腧穴定位示意图

12. 大赫*（Dàhè，KI 12）

【定位】在下腹部，脐中下 4 寸，前正中线旁开 0.5 寸（图 4-54）。

【解剖】有腹内、外斜肌腱膜，腹横肌腱膜和腹直肌；有腹壁下动、静脉肌支；布有肋下神经及髂腹下神经。

【主治】①遗精，阳痿；②阴挺、带下、月经不调等妇科病证；③泄泻，痢疾。

【操作】直刺 1～1.5 寸。

13. 气穴（Qìxué，KI 13）

【定位】在下腹部，脐中下 3 寸，前正中线旁开 0.5 寸（图 4-54）。

【解剖】在腹内、外斜肌腱膜，腹横肌腱膜和腹直肌中；有腹壁下动、静脉肌支；布有肋下神经及髂腹下神经。

【主治】①月经不调，带下，不孕；②小便不利；③腹泻；④奔豚气。

【操作】直刺 1～1.5 寸。

14. 四满（Sìmǎn，KI 14）

【定位】在下腹部，脐中下 2 寸，前正中线旁开 0.5 寸（图 4-54）。

【解剖】肌肉、血管同大赫；布有第 11 肋间神经。

【主治】①月经不调、崩漏、带下、产后恶露不尽等妇产科病证；②遗精，遗尿；③小腹痛，脐下积、聚、疝、瘕等腹部疾患；④便秘，水肿。

【操作】直刺 1～1.5 寸。利水多用灸法。

15. 中注（Zhōngzhù，KI 15）

【定位】在下腹部，脐中下1寸，前正中线旁开0.5寸（图4-54）。

【解剖】肌肉、血管同大赫；布有第10肋间神经。

【主治】①月经不调；②腹痛、便秘、腹泻等胃肠病证。

【操作】直刺1～1.5寸。

16. 肓俞*（Huāngshū，KI 16）

【定位】在腹部，脐中旁开0.5寸（图4-54）。

【解剖】肌肉、血管同大赫；布有第10肋间神经。

【主治】①腹痛绕脐、腹胀、腹泻、便秘等胃肠病证；②疝气；③月经不调。

【操作】直刺1～1.5寸。

17. 商曲（Shāngqū，KI 17）

【定位】在上腹部，脐中上2寸，前正中线旁开0.5寸（图4-54）。

【解剖】在腹直肌内缘；有腹壁上动、静脉分支；布有第9肋间神经。

【主治】①胃痛、腹痛、腹胀、腹泻、便秘等胃肠病证；②腹中积聚。

【操作】直刺1～1.5寸。

18. 石关（Shíguān，KI 18）

【定位】在上腹部，脐中上3寸，前正中线旁开0.5寸（图4-54）。

【解剖】在腹直肌内缘；有腹壁上动、静脉分支；布有第9肋间神经。

【主治】①胃痛、呕吐、腹痛、便秘等胃肠病证；②产后腹痛，不孕。

【操作】直刺1～1.5寸。

19. 阴都（Yīndū，KI 19）

【定位】在上腹部，脐中上4寸，前正中线旁开0.5寸（图4-54）。

【解剖】在腹直肌内缘，有腹壁上动、静脉分支；布有第8肋间神经。

【主治】胃痛、腹胀、便秘等胃肠病证。

【操作】直刺1～1.5寸。

20. 腹通谷（Fùtōnggǔ，KI 20）

【定位】在上腹部，脐中上5寸，前正中线旁开0.5寸（图4-54）。

【解剖】在腹直肌内缘，有腹壁上动、静脉分支；布有第8肋间神经。

【主治】①腹痛、腹胀、胃痛、呕吐等胃肠病证；②心痛、心悸、胸痛等心胸病证。

【操作】直刺0.5～0.8寸。

21. 幽门（Yōumén，KI 21）

【定位】在上腹部，脐中上6寸，前正中线旁开0.5寸（图4-54）。

【解剖】在腹直肌内缘，有腹壁上动、静脉分支；布有第7肋间神经。

【主治】腹痛、善哕、呕吐、腹胀、腹泻等胃肠病证。

【操作】直刺0.5～0.8寸，不可向上深刺，以免伤及内脏。

22. 步廊（Bùláng，KI 22）

【定位】在胸部，第5肋间隙，前正中线旁开2寸（图4-55）。

【解剖】浅部为乳腺组织（男性乳腺组织不明显），其下为胸大肌起始部，有肋间外韧带及肋间内肌；有第5肋间动、静脉；布有第5肋间神经前皮支，深部为第5肋间神经。

【主治】①胸痛、咳嗽、气喘等胸肺病证；②乳痈。

【操作】斜刺或平刺0.5～0.8寸，不可向上深刺，以免伤及心、肺。

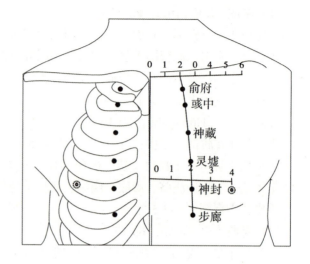

图4-55　足少阴肾经部分腧穴定位示意图

23. 神封（Shénfēng，KI 23）

【定位】在胸部，第4肋间隙，前正中线旁开2寸（图4-55）。

【解剖】浅部为乳腺组织（男性乳腺组织不明显），其下为胸大肌，有肋间外韧带及肋间内肌；有第4肋间动、静脉；布有第4肋间神经前皮支，深部为第4肋间神经。

【主治】①胸胁支满、咳嗽、气喘等胸肺疾患；②乳痈；③呕吐，不嗜食。

【操作】斜刺或平刺0.5～0.8寸，不可深刺，以免伤及心、肺。

24. 灵墟（Língxū，KI 24）

【定位】在胸部，第3肋间隙，前正中线旁开2寸（图4-55）。

【解剖】浅部为乳腺组织（男性乳腺组织不明显），其下为胸大肌，有肋间外韧带及肋间内肌；有第3肋间动、静脉；布有第3肋间神经前皮支，深部为第3肋间神经。

【主治】①胸胁支满、咳嗽、气喘等胸肺疾患；②乳痈；③呕吐。

【操作】斜刺或平刺0.5～0.8寸，不可深刺，以免伤及心、肺。

25. 神藏（Shéncáng，KI 25）

【定位】在胸部，第2肋间隙，前正中线旁开2寸（图4-55）。

【解剖】在胸大肌中，有肋间外韧带及肋间内肌；有第2肋间动、静脉；布有第2肋间神经前皮支，深部为第2肋间神经。

【主治】①胸胁支满、咳嗽、气喘等胸肺疾患；②呕吐，不嗜食。

【操作】斜刺或平刺0.5～0.8寸，不可深刺，以免伤及心、肺。

26. 彧中（Yùzhōng，KI 26）

【定位】在胸部，第1肋间隙，前正中线旁开2寸（图4-55）。

【解剖】在胸大肌中，有肋间外韧带及肋间内肌；有第1肋间动、静脉；布有第1肋间神经前皮支，深部为第1肋间神经，皮下有锁骨上神经前支。

【主治】咳嗽、气喘、胸胁支满、痰涌等肺系病证。

【操作】斜刺或平刺 0.5～0.8 寸，不可深刺，以免伤及心、肺。

27. 俞府（Shūfǔ，**KI 27**）

【定位】在胸部，锁骨下缘，前正中线旁开 2 寸（图 4-55）。
【解剖】在胸大肌中，有胸内动、静脉的前穿支；布有锁骨上神经前支。
【主治】咳嗽、气喘、胸痛等胸肺疾患。
【操作】斜刺或平刺 0.5～0.8 寸，不可深刺，以免伤及心、肺。

第九节　手厥阴心包经及其腧穴

一、经脉循行

手厥阴心包经，起于胸中，浅出属心包络，向下经过横膈自胸至腹依次联络上、中、下三焦。其支脉，从胸部向外侧循行，至腋下 3 寸处，再向上抵达腋部，沿上臂内侧下行于手太阴、手少阴经之间，进入肘中，再向下到前臂，沿两筋之间，进入掌中，循行至中指的末端。一支脉从掌中分出，沿无名指到指端（图 4-56）。

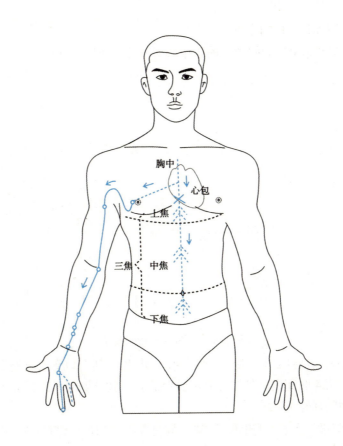

图 4-56　手厥阴心包经经脉循行示意图

《灵枢·经脉》：心主手厥阴心包络①之脉，起于胸中，出属心包络，下膈，历络三焦②。其支者，循胸出胁，下腋三寸，上抵腋下，循臑内，行太阴、少阴之间，入肘中，下臂，行两筋③之间，入掌中，循中指，出其端。其支者，别掌中，循小指次指④出其端。

注释：①心包络：《甲乙经》无"心包络"三字。②历络三焦：指自胸至腹依次联络上、中、下三焦。③两筋：指掌长肌腱和桡侧腕屈肌腱。④小指次指：即无名指。

二、主要病候

心痛，胸闷，心悸，心烦，癫狂，腋肿，肘臂挛急，掌心发热等。

三、主治概要

1. **心胸、神志病** 心痛，心悸，心烦，胸闷，癫狂痫等。
2. **胃腑病证** 胃痛，呕吐等。
3. **经脉循行部位的其他病证** 上臂内侧痛，肘、臂、腕挛痛，掌中热等。

四、本经腧穴（9 穴）

1. 天池*（Tiānchí，PC 1）

【定位】在胸部，第 4 肋间隙，前正中线旁开 5 寸（图 4-57）。

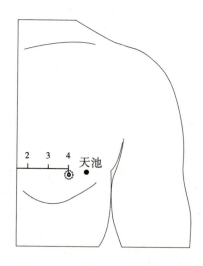

图 4-57 天池穴定位示意图

【解剖】浅部为乳腺组织（男性乳腺组织不明显），其下为胸大肌外下部，胸小肌下部起端，深部为第 4 肋间内、外肌；有胸腹壁静脉，胸外侧动、静脉分支；布有胸前神经肌支及第 4 肋间神经。

【主治】①咳嗽、痰多、胸闷、气喘、胸痛等心肺病证；②腋肿，乳痈，乳少；③瘰疬。

【操作】斜刺或平刺 0.3～0.5 寸，不可深刺，以免伤及心、肺。

2. 天泉（Tiānquán，PC 2）

【定位】在臂前区，腋前纹头下 2 寸，肱二头肌的长、短头之间（图 4-58）。

【解剖】在肱二头肌的长、短头之间；有肱动、静脉肌支；布有臂内侧皮神经及肌皮神经。

【主治】①心痛、咳嗽、胸胁胀满等心肺病证；②胸背及上臂内侧痛。

【操作】直刺 1～1.5 寸。

3. 曲泽*（Qūzé，PC 3）合穴

【定位】在肘前区，肘横纹上，肱二头肌腱的尺侧缘凹陷中（图 4-58）。

【解剖】在肱二头肌腱的尺侧；当肱动、静脉处；布有正中神经的主干。

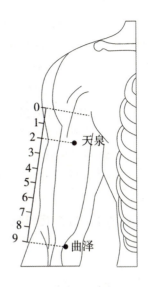

图 4-58 手厥阴心包经部分腧穴定位示意图

【主治】①心痛、心悸、善惊等心系病证；②胃痛、呕血、呕吐等胃热病证；③暑热病；④肘臂挛痛，上肢颤动。

【操作】直刺 1～1.5 寸；或点刺出血。

4. 郄门*（Xìmén，PC 4）郄穴

【定位】在前臂前区，腕掌侧远端横纹上 5 寸，掌长肌腱与桡侧腕屈肌腱之间（图 4-59）。

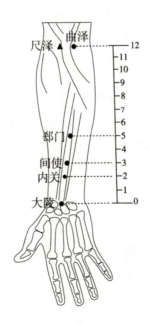

图 4-59 手厥阴心包经部分腧穴定位示意图

【解剖】在桡侧腕屈肌腱与掌长肌腱之间，浅部有指浅屈肌，深部为指深屈肌；有前臂正中动、静脉，深部为前臂掌侧骨间动、静脉；布有前臂内侧皮神经，其下为正中神经，深层有前臂掌侧骨间神经。

【主治】①急性心痛、心悸、心烦、胸痛等心胸病证；②咯血、呕血、衄血等热性出血证；③疔疮；④癫痫。

【操作】直刺0.5～1寸。

5. 间使*（Jiānshǐ，PC 5）经穴

【定位】在前臂前区，腕掌侧远端横纹上3寸，掌长肌腱与桡侧腕屈肌腱之间（图4-59）。

【解剖】在桡侧腕屈肌腱与掌长肌腱之间，有指浅屈肌，深部为指深屈肌；有前臂正中动、静脉，深部为前臂掌侧骨间动、静脉；下为正中神经，深层有前臂掌侧骨间神经。

【主治】①心痛、心悸等心系病证；②胃痛、呕吐等胃热病证；③热病，疟疾；④癫狂痫；⑤腋肿，肘、臂、腕挛痛。

【操作】直刺0.5～1寸。

6. 内关*（Nèiguān，PC 6）络穴；八脉交会穴（通于阴维脉）

【定位】在前臂前区，腕掌侧远端横纹上2寸，掌长肌腱与桡侧腕屈肌腱之间（图4-59）。

【解剖】在桡侧腕屈肌腱与掌长肌腱之间，浅部有指浅屈肌，深部为指深屈肌；有前臂正中动、静脉，深部为前臂掌侧骨间动、静脉；布有前臂内侧皮神经，其下为正中神经，深层有前臂掌侧骨间神经。

【主治】①心痛、胸闷、心动过速或过缓等心系病证；②胃痛、呕吐、呃逆等胃腑病证；③中风，偏瘫，眩晕，偏头痛；④失眠、郁证、癫狂痫等神志病证；⑤肘、臂、腕挛痛。

【操作】直刺0.5～1寸。

7. 大陵*（Dàlíng，PC 7）输穴；原穴

【定位】在腕前区，腕掌侧远端横纹中，掌长肌腱与桡侧腕屈肌腱之间（图4-59）。

【解剖】在掌长肌腱与桡侧腕屈肌腱之间，有拇长屈肌和指深屈肌腱；有腕掌侧动、静脉网；布有前臂内侧皮神经、正中神经掌皮支，深层为正中神经本干。

【主治】①心痛，心悸，胸胁满痛；②胃痛、呕吐、口臭等胃腑病证；③喜笑悲恐、癫狂痫等神志疾患；④臂、手挛痛。

【操作】直刺0.3～0.5寸。

8. 劳宫*（Láogōng，PC 8）荥穴

【定位】在掌区，横平第3掌指关节近端，第2、3掌骨之间偏于第3掌骨（图4-60）。

简便取穴法：握拳，中指尖下是穴。

【解剖】在第2、3掌骨间，下为掌腱膜，第2蚓状肌及指浅、深屈肌腱，深层为

拇指内收肌横头的起点，有骨间肌；有指掌侧总动脉；布有正中神经的第 2 指掌侧总神经。

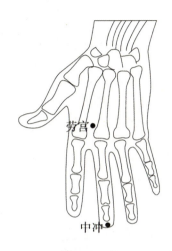

图 4-60　手厥阴心包经部分腧穴定位示意图

【主治】①中风昏迷、中暑等急症；②心痛、烦闷、癫狂痫等心与神志病证；③口疮，口臭；④鹅掌风。

【操作】直刺 0.3～0.5 寸。

9. 中冲*（Zhōngchōng，PC 9）井穴

【定位】在手指，中指末端最高点（图 4-60）。

【解剖】有指掌侧固有动、静脉所形成的动、静脉网；为正中神经的指掌侧固有神经分布处。

【主治】①中风昏迷、舌强不语、中暑、昏厥、小儿惊风等急症；②热病，舌下肿痛；③小儿夜啼。

【操作】浅刺 0.1 寸；或点刺出血。

第十节　手少阳三焦经及其腧穴

一、经脉循行

手少阳三焦经，起于无名指尺侧末端，向上经小指与无名指之间、手腕背侧，上达前臂外侧，沿桡骨和尺骨之间，过肘尖，沿上臂外侧上行至肩部，交出足少阳经之后，进入缺盆部，分布于胸中，散络于心包，向下通过横膈，从胸至腹，依次属上、中、下三焦。其支脉，从胸中分出，进入缺盆部，上行经颈项旁，经耳后直上出于耳上方，再下行至面颊部，到达眼眶下部。另一支脉，从耳后分出、进入耳中，再浅出到耳前，经上关、面颊到目外眦（图 4-61）。

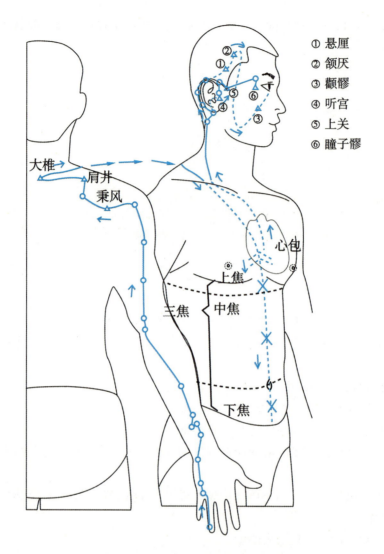

图 4-61 手少阳三焦经经脉循行示意图

《灵枢·经脉》：三焦手少阳之脉，起于小指次指之端，上出两指之间，循手表腕①，出臂外两骨之间②，上贯肘，循臑外上肩，而交出足少阳之后，入缺盆，布膻中③，散络心包，下膈，遍④属三焦。其支者，从膻中，上出缺盆，上项，系耳后，直上出耳上角，以屈下颊至䪼。其支者，从耳后入耳中，出走耳前，过客主人前，交颊，至目锐眦。

注释：①手表腕：手背腕关节。②臂外两骨之间：前臂背侧，尺骨与桡骨之间。③膻中：此指胸中，不指穴名。④遍：《脉经》作"偏"，指自上而下依次联属三焦。

二、主要病候

腹胀，水肿，遗尿，小便不利，耳聋，耳鸣，咽喉肿痛，目赤肿痛，颊肿，耳后、肩、臂、肘外侧疼痛等症。

三、主治概要

1. 头面五官病　头、目、耳、颊、咽喉病等。

2. 热病　热病汗出。

3. 经脉循行部位的其他病证　胸胁痛、肩臂外侧痛，上肢挛急、麻木、不遂等。

四、本经腧穴（23穴）

1. 关冲＊（Guānchōng，TE 1）井穴

【定位】在手指，第4指末节尺侧，指甲根角侧上方0.1寸（指寸）（图4-62）。

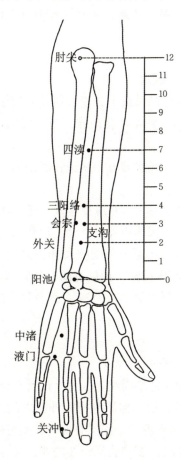

图4-62　手少阳三焦经部分腧穴定位示意图

【解剖】有指掌侧固有动、静脉所形成的动、静脉网；布有尺神经的指掌侧固有神经。

【主治】①头痛、目赤、耳鸣、耳聋、喉痹、舌强等头面五官病证；②热病，中暑。

【操作】浅刺0.1寸；或点刺出血。

2. 液门（Yèmén，TE 2）荥穴

【定位】在手背部，当第4、5指间，指蹼缘上方赤白肉际凹陷中（图4-62）。

【解剖】有尺动脉的指背动脉；布有尺神经的手背支。

【主治】①头痛、目赤、耳鸣、耳聋、喉痹等头面五官热性病证；②疟疾；③手臂痛。

【操作】直刺0.3～0.5寸。

3. 中渚*（Zhōngzhǔ，TE 3）输穴

【定位】在手背，第4、5掌骨间，第4掌指关节近端凹陷中（图4-62）。

【解剖】有第4骨间肌；皮下有手背静脉网及第4掌背动脉；布有尺神经的手背支。

【主治】①头痛、目赤、耳鸣、耳聋、喉痹等头面五官病证；②热病，疟疾；③肩背肘臂酸痛，手指不能屈伸。

【操作】直刺0.3～0.5寸。

4. 阳池*（Yángchí，TE 4）原穴

【定位】在腕后区，腕背侧远端横纹上，指伸肌腱的尺侧缘凹陷中（图4-62）。

【解剖】有皮下手背静脉网，第4掌背动脉；布有尺神经手背支及前臂背侧皮神经末支。

【主治】①目赤肿痛、耳聋、喉痹等五官病证；②消渴，口干；③腕痛，肩臂痛。

【操作】直刺0.3～0.5寸。

5. 外关*（Wàiguān，TE 5）络穴；八脉交会穴（通于阳维脉）

【定位】在前臂后区，腕背侧远端横纹上2寸，尺骨与桡骨间隙中点（图4-62）。

【解剖】在桡骨与尺骨之间，指总伸肌与拇长伸肌之间；深层有前臂骨间背侧动脉和掌侧动、静脉；布有前臂背侧皮神经，深层有前臂骨间背侧神经及掌侧神经。

【主治】①热病；②头痛、目赤肿痛、耳鸣、耳聋等头面五官病证；③瘰疬；④胁肋痛；⑤上肢痿痹不遂。

【操作】直刺0.5～1寸。

6. 支沟*（Zhīgōu，TE 6）经穴

【定位】在前臂后区，腕背侧远端横纹上3寸，尺骨与桡骨间隙中点（图4-62）。

【解剖】在桡骨与尺骨之间，指总伸肌与拇长伸肌之间；深层有前臂骨间背侧动脉和掌侧动、静脉；布有前臂背侧皮神经，深层有前臂骨间背侧神经及掌侧神经。

【主治】①耳聋，耳鸣，暴喑；②胁肋痛；③便秘；④瘰疬；⑤热病。

【操作】直刺0.5～1寸。

7. 会宗（Huìzōng，TE 7）郄穴

【定位】在前臂后区，腕背侧远端横纹上3寸，尺骨的桡侧缘（图4-62）。

【解剖】在尺骨桡侧缘，在小指固有伸肌和尺侧腕伸肌之间；深层有前臂骨间背侧动、静脉；布有前臂背侧皮神经，深层有前臂骨间背侧神经及骨间掌侧神经。

【主治】①耳鸣，耳聋；②手臂痛。

【操作】直刺0.5～1寸。

8. 三阳络（Sānyángluò，TE 8）

【定位】在前臂后区，腕背侧远端横纹上4寸，尺骨与桡骨间隙中点（图4-62）。

【解剖】在指总伸肌与拇长展肌起端之间；有前臂骨间背侧动、静脉；布有前臂背侧皮神经，深层有前臂骨间背侧神经。

【主治】①耳聋、暴喑、齿痛等五官病证；②手臂痛。

【操作】直刺0.5～1寸。

9. 四渎（Sìdú，TE 9）

【定位】在前臂后区，肘尖下5寸，尺骨与桡骨间隙中点（图4-62）。

【解剖】在指总伸肌与尺侧腕伸肌之间；深层有前臂骨间背侧动、静脉；布有前臂背侧皮神经，深层有前臂骨间背侧神经。

【主治】①耳聋、暴喑、齿痛、咽喉肿痛等五官病证；②手臂痛。

【操作】直刺0.5～1寸。

10. 天井（Tiānjǐng，TE 10）合穴

【定位】在肘后区，肘尖上1寸凹陷中（图4-63）。

【解剖】在肱骨下端鹰嘴窝中，有肱三头肌腱；有肘关节动、静脉网；布有前臂背侧皮神经和桡神经肌支。

【主治】①耳聋；②癫痫；③瘰疬，瘿气；④偏头痛，胁肋痛，颈项肩臂痛；⑤肘劳。

【操作】直刺0.5～1寸。

11. 清冷渊（Qīnglíngyuān，TE 11）

【定位】在臂后区，肘尖与肩峰角连线上，肘尖上2寸（图4-63）。

【解剖】在肱三头肌下部；有中副动、静脉末支；布有前臂背侧皮神经和桡神经肌支。

【主治】头痛，目痛，胁痛，肩臂痛。

【操作】直刺0.8～1.2寸。

12. 消泺（Xiāoluò，TE 12）

【定位】在臂后区，肘尖与肩峰角连线上，肘尖上5寸（图4-63）。

【解剖】在肱三头肌肌腹之间；有中副动、静脉末支；布有前臂背侧皮神经和桡神经肌支。

【主治】头痛，齿痛，项背痛。

【操作】直刺1～1.5寸。

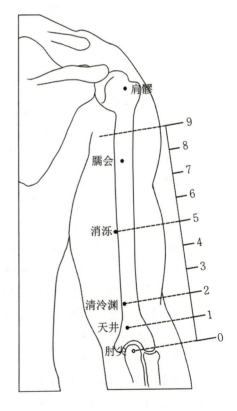

图4-63 手少阳三焦经部分腧穴定位示意图

13. 臑会（Nàohuì，TE 13）

【定位】在臂后区，肩峰角下 3 寸，三角肌的后下缘（图 4-63）。

【解剖】在肱三头肌长头与外侧头之间；有中副动、静脉末支；布有前臂背侧皮神经和桡神经肌支，深层为桡神经。

【主治】①瘰疬，瘿气；②上肢痹痛。

【操作】直刺 1～1.5 寸。

14. 肩髎*（Jiānliáo，TE 14）

【定位】在三角肌区，肩峰角与肱骨大结节两骨间凹陷中（图 4-63）。

【解剖】在肩峰后下方，三角肌中；有旋肱后动脉；布有腋神经的肌支。

【主治】臂痛，肩重不能举。

【操作】向肩关节直刺 1～1.5 寸。

15. 天髎（Tiānliáo，TE 15）

【定位】在肩胛区，肩胛骨上角骨际凹陷中（图 4-64）。

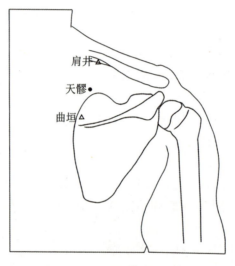

图 4-64　天髎穴定位示意图

【解剖】有斜方肌、冈上肌；有颈横动脉降支，深层为肩胛上动脉肌支；布有第 1 胸神经后支外侧皮支、副神经，深层为肩胛上神经肌支。

【主治】肩臂痛，颈项强急。

【操作】直刺 0.5～1 寸。

16. 天牖（Tiānyǒu，TE 16）

【定位】在颈部，横平下颌角，胸锁乳突肌的后缘凹陷中（图 4-65）。

【解剖】在胸锁乳突肌止部后缘；有枕动脉肌支，耳后动、静脉及颈后浅静脉；布有枕小神经本干，深层为副神经、颈神经。

【主治】①头痛、头眩、项强、目不明、暴聋、鼻衄、喉痹等头项、五官病证；②瘰疬；③颈项强痛。

【操作】直刺 0.5～1 寸。

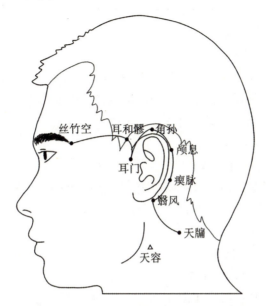

图 4-65　手少阳三焦经部分腧穴定位示意图

17. 翳风*（Yìfēng，TE 17）

【定位】在颈部，耳垂后方，乳突下端前方凹陷中（图 4-65）。

【解剖】有耳后动、静脉，颈外浅静脉；布有耳大神经，深层为面神经干从茎乳孔穿出处。

【主治】①耳鸣、耳聋等耳疾；②口眼㖞斜、面痛、牙关紧闭、颊肿等面、口病证；③瘰疬。

【操作】直刺 0.5～1 寸。

18. 瘈脉（Chìmài，TE 18）

【定位】在头部，乳突中央，角孙与翳风沿耳轮弧形连线的上 2/3 与下 1/3 的交点处（图 4-65）。

【解剖】在耳后肌上；有耳后动、静脉；布有耳大神经耳后支。

【主治】①头痛；②耳鸣，耳聋；③小儿惊风。

【操作】平刺 0.3～0.5 寸；或点刺静脉出血。

19. 颅息（Lúxī，TE 19）

【定位】在头部，角孙与翳风沿耳轮弧形连线的上 1/3 与下 2/3 的交点处（图 4-65）。

【解剖】有耳后动、静脉；布有耳大神经和枕小神经的吻合支。

【主治】①头痛；②耳鸣，耳聋；③小儿惊风。

【操作】平刺 0.3～0.5 寸。

20. 角孙*（Jiǎosūn，TE 20）

【定位】在头部，耳尖正对发际处（图 4-65）。

【解剖】有耳上肌；颞浅动、静脉耳前支；布有耳颞神经分支。
【主治】①头痛，项强；②疟腮，齿痛；③目翳，目赤肿痛。
【操作】平刺 0.3～0.5 寸。

21. 耳门*（Ěrmén，TE 21）

【定位】在耳区，耳屏上切迹与下颌骨髁突之间的凹陷中（图 4-65）。
【解剖】有颞浅动、静脉耳前支；布有耳颞神经，面神经分支。
【主治】①耳鸣、耳聋、聤耳等耳疾；②齿痛，颈颌痛。
【操作】微张口，直刺 0.5～1 寸。

22. 耳和髎（Ěrhéliáo，TE 22）

【定位】在头部，鬓发后缘，耳郭根的前方，颞浅动脉的后缘（图 4-65）。
【解剖】有颞肌和颞浅动、静脉；布有耳颞神经分支、面神经颞支。
【主治】①头痛，耳鸣；②牙关紧闭，口㖞。
【操作】避开动脉，平刺 0.3～0.5 寸。

23. 丝竹空*（Sīzhúkōng，TE 23）

【定位】在面部，眉梢凹陷中（图 4-65）。注：瞳子髎直上。
【解剖】有眼轮匝肌；有颞浅动、静脉额支；布有面神经颧眶支及耳颞神经分支。
【主治】①癫痫；②头痛、目眩、目赤肿痛、眼睑瞤动等头目病证；③齿痛。
【操作】平刺 0.3～0.5 寸。

第十一节　足少阳胆经及其腧穴

一、经脉循行

足少阳胆经，起于目外眦，上行额角部，下行至耳后，沿颈项部至肩上，下入缺盆。耳部分支，从耳后进入耳中，出走耳前到目外眦后方。外眦部支脉，从目外眦下走大迎，会合于手少阳经到达目眶下，行经颊车，由颈部下行，与前脉在缺盆部会合，再向下进入胸中，穿过横膈，络肝，属胆，再沿胁肋内下行至腹股沟动脉部，绕外阴部毛际横行入髋关节部。其直行经脉，从缺盆下行，经腋部、侧胸部、胁肋部，再下行与前脉会合于髋关节部，再向下沿着大腿外侧、膝外缘下行经腓骨之前，至外踝前，沿足背部，进入第 4 趾外侧。足背部分支，从足背上分出，沿第 1、2 跖骨间，出于大趾端，穿过趾甲，出趾背毫毛部（图 4-66）。

《灵枢·经脉》：胆足少阳之脉，起于目锐眦，上抵头角①，下耳后，循颈，行手少阳之前，至肩上，却交出手少阳之后，入缺盆。其支者，从耳后入耳中，出走耳前，至目锐眦后。其支者，别锐眦，下大迎，合于手少阳，抵于䪼②，下加颊车③，下颈，合缺盆，以下胸中，贯膈，络肝，属胆，循胁里，出气街④，绕毛际⑤，横入髀厌中。其直者，从缺盆下腋，循胸，过季胁，下合髀厌中。以下循髀阳⑥，出膝外廉，下外辅骨⑦之前，直下抵绝骨之端，下出外踝之前，循足跗上，入小指次指之间。其支者，别跗上，入大指之间，循大指歧骨⑧内，出其端，还贯爪甲，出三毛⑨。

注释：①头角：头顶两旁隆起之处，即顶骨结节部位。②䪼：目下颧骨部。③下加颊车：指经脉向下经过颊车部位。④气街：此指气冲穴部，在腹股沟动脉旁。⑤毛际：指耻骨阴毛部。⑥髀阳：指大腿外侧。⑦外辅骨：即腓骨。⑧大指歧骨：指第1、2跖骨。⑨三毛：指足趾背短毛。

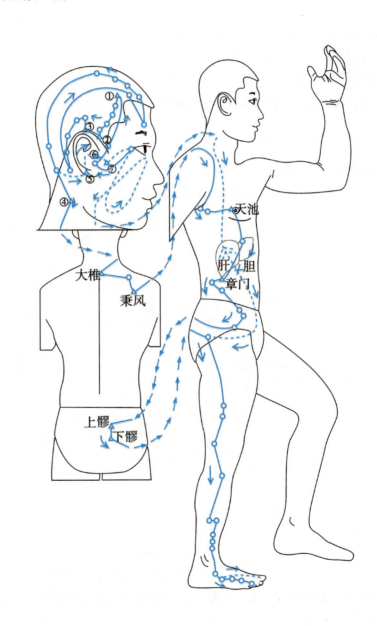

图 4-66　足少阳胆经经脉循行示意图

二、主要病候

口苦,目眩,疟疾,头痛,颌痛,目外眦痛,缺盆部肿痛,腋下肿,胸、胁、股及下肢外侧痛,足外侧痛,足外侧发热等症。

三、主治概要

1. 头面五官病 侧头、目、耳、咽喉病等。
2. 肝胆病 黄疸、口苦、胁痛等。
3. 热病、神志病 发热、癫狂等。
4. 经脉循行部位的其他病证 下肢痹痛、麻木、不遂等。

四、本经腧穴(44穴)

1. 瞳子髎*(Tóngzǐliáo,GB 1)

【定位】在面部,目外眦外侧 0.5 寸凹陷中(图 4-67)。

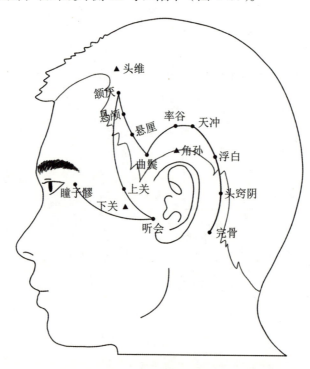

图 4-67 足少阳胆经部分腧穴定位示意图

【解剖】有眼轮匝肌,深层为颞肌;当颧眶动、静脉分布处;布有颧面神经和颧颞神经,面神经的颞支。

【主治】①头痛;②目赤肿痛、羞明流泪、目翳等目疾。

【操作】平刺 0.3~0.5 寸;或用三棱针点刺出血。

2. 听会*（Tīnghuì，GB 2）

【定位】在面部，耳屏间切迹与下颌骨髁突之间的凹陷中（图4-67）。

【解剖】有颞浅动脉耳前支，深部为颈外动脉及面后静脉；布有耳大神经，皮下为面神经。

【主治】①耳鸣、耳聋、聤耳等耳疾；②齿痛、面痛、口眼㖞斜等面口病证。

【操作】微张口，直刺0.5～0.8寸。

3. 上关（Shàngguān，GB 3）

【定位】在面部，颧弓上缘中央凹陷中（图4-67）。

【解剖】在颞肌中；有颧眶动、静脉；布有面神经的颧眶支及三叉神经小分支。

【主治】①耳鸣、耳聋、聤耳等耳疾；②齿痛、面痛、口眼㖞斜、口噤等面口病证；③癫狂痫。

【操作】直刺0.3～0.5寸。

4. 颔厌（Hànyàn，GB 4）

【定位】在头部，从头维至曲鬓的弧形连线（其弧度与鬓发弧度相应）的上1/4与下3/4交点处（图4-67）。

【解剖】在颞肌中；有颞浅动、静脉额支；布有耳颞神经颞支。

【主治】①偏头痛，眩晕；②惊痫；③耳鸣、目外眦痛、齿痛等五官病证。

【操作】平刺0.5～0.8寸。

5. 悬颅（Xuánlú，GB 5）

【定位】在头部，从头维至曲鬓的弧形连线（其弧度与鬓发弧度相应）的中点处（图4-67）。

【解剖】在颞肌中；有颞浅动、静脉额支；布有耳颞神经颞支。

【主治】①偏头痛；②目赤肿痛，齿痛；③鼽衄。

【操作】平刺0.5～0.8寸。

6. 悬厘（Xuánlí，GB 6）

【定位】在头部，从头维至曲鬓的弧形连线（其弧度与鬓发弧度相应）的上3/4与下1/4交点处（图4-67）。

【解剖】在颞肌中；有颞浅动、静脉额支；布有耳颞神经颞支。

【主治】①偏头痛；②目赤肿痛；③耳鸣。

【操作】向后平刺0.5～0.8寸。

7. 曲鬓（Qūbìn，GB 7）

【定位】在头部，耳前鬓角发际后缘与耳尖水平线交点处（图4-67）。

【解剖】在颞肌中；有颞浅动、静脉额支；布有耳颞神经颞支。

【主治】头痛连齿、颊颔肿、口噤等头面病证。

【操作】平刺0.5～0.8寸。

8. 率谷*（Shuàigǔ，GB 8）

【定位】在头部，耳尖直上入发际1.5寸（图4-67）。

【解剖】在颞肌中；有颞动、静脉顶支；布有耳颞神经和枕大神经会合支。
【主治】①偏头痛，眩晕；②小儿急、慢惊风。
【操作】平刺0.5～0.8寸。

9. 天冲（Tiānchōng，GB 9）

【定位】在头部，耳根后缘直上，入发际2寸（图4-67）。
【解剖】有耳后动、静脉；布有耳大神经分支。
【主治】①偏头痛；②癫痫；③齿龈肿痛。
【操作】平刺0.5～0.8寸。

10. 浮白（Fúbái，GB 10）

【定位】在头部，耳后乳突的后上方，从天冲至完骨的弧形连线（其弧度与耳郭弧度相应）的上1/3与下2/3交点处（图4-67）。
【解剖】有耳后动、静脉；布有耳大神经分支。
【主治】①头痛、耳鸣、耳聋、齿痛等头面病证；②瘿气。
【操作】平刺0.5～0.8寸。

11. 头窍阴（Tóuqiàoyīn，GB 11）

【定位】在头部，耳后乳突的后上方，从天冲至完骨的弧形连线（其弧度与耳郭弧度相应）的上2/3与下1/3交点处（图4-67）。
【解剖】有耳后动、静脉；布有枕大神经和枕小神经会合支。
【主治】①头痛，眩晕；②耳鸣，耳聋。
【操作】平刺0.5～0.8寸。

12. 完骨*（Wángǔ，GB 12）

【定位】在头部，耳后乳突的后下方凹陷中（图4-67）。
【解剖】在胸锁乳突肌附着部上方；有耳后动、静脉分支；布有枕小神经本干。
【主治】①癫痫；②头痛、颈项强痛、喉痹、颊肿、齿痛、口喎等头项五官病证；③中风。
【操作】平刺0.5～0.8寸。

13. 本神（Běnshén，GB 13）

【定位】在头部，前发际上0.5寸，头正中线旁开3寸（图4-68）。
【解剖】在额肌中；有颞浅动、静脉额支和额动、静脉外侧支；布有额神经外侧支。
【主治】①癫痫，小儿惊风，中风；②头痛，目眩；③不寐。
【操作】平刺0.5～0.8寸。

14. 阳白*（Yángbái，GB 14）

【定位】在头部，眉上1寸，瞳孔直上（图4-68）
【解剖】在额肌中；有额动、静脉外侧支；布有额神经外侧支。
【主治】①前头痛；②眼睑下垂，口眼㖞斜；③目赤肿痛、视物模糊、眼睑瞤动等目疾。
【操作】平刺0.5～0.8寸。

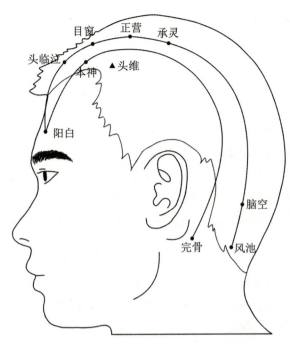

图 4-68　足少阳胆经部分腧穴定位示意图

15. 头临泣*（Tóulínqì，GB 15）

【定位】在头部，前发际上 0.5 寸，瞳孔直上（图 4-68）。

【解剖】在额肌中；有额动、静脉；布有额神经内、外支会合支。

【主治】①头痛；②目痛、目眩、流泪、目翳等目疾；③鼻塞，鼻渊；④小儿惊痫。

【操作】平刺 0.5～0.8 寸。

16. 目窗（Mùchuāng，GB 16）

【定位】在头部，前发际上 1.5 寸，瞳孔直上（图 4-68）。

【解剖】在帽状腱膜中；有颞浅动、静脉额支；布有额神经内、外侧支会合支。

【主治】①头痛；②目痛、目眩、远视、近视等目疾；③小儿惊痫。

【操作】平刺 0.5～0.8 寸。

17. 正营（Zhèngyíng，GB 17）

【定位】在头部，前发际上 2.5 寸，瞳孔直上（图 4-68）。

【解剖】在帽状腱膜中；有颞浅动、静脉顶支和枕动、静脉吻合网；布有额神经和枕大神经会合支。

【主治】①头痛、头晕、目眩等头目病证；②齿痛。

【操作】平刺 0.5～0.8 寸。

18. 承灵（Chénglíng，GB 18）

【定位】在头部，前发际上 4 寸，瞳孔直上（图 4-68）。

【解剖】在帽状腱膜中；有枕动、静脉分支；布有枕大神经分支。

【主治】①头痛，眩晕；②目痛；③鼻渊、鼻衄、鼻窒、多涕等鼻疾。

【操作】平刺 0.5～0.8 寸。

19. 脑空（Nǎokōng，GB 19）

【定位】在头部，横平枕外隆凸的上缘，风池直上（图 4-68）。

【解剖】在枕肌中；有枕动、静脉分支；布有枕大神经分支。

【主治】①热病；②头痛，颈项强痛；③目眩、目赤肿痛、鼻痛、耳聋等五官病证；④惊悸，癫痫。

【操作】平刺 0.5～0.8 寸。

20. 风池*（Fēngchí，GB 20）

【定位】在颈后区，枕骨之下，胸锁乳突肌上端与斜方肌上端之间的凹陷中（图 4-68）。注：项部枕骨下两侧，横平风府。胸锁乳突肌与斜方肌之间凹陷中。

【解剖】在胸锁乳突肌与斜方肌上端附着部之间的凹陷中，深部为头夹肌；有枕动、静脉分支；布有枕小神经分支。

【主治】①中风、癫痫、头痛、眩晕、耳鸣、耳聋等内风所致的病证；②感冒、鼻塞、衄血、目赤肿痛、口眼㖞斜等外风所致的病证；③颈项强痛。

【操作】针尖微下，向鼻尖斜刺 0.8～1.2 寸；或平刺透风府穴。深部中间为延髓，必须严格掌握针刺的角度与深度。

21. 肩井*（Jiānjǐng，GB 21）

【定位】在肩胛区，第 7 颈椎棘突与肩峰最外侧点连线的中点（图 4-69）。

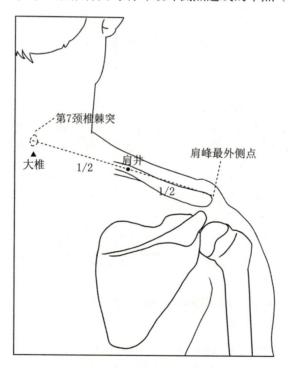

图 4-69 肩井穴定位示意图

【解剖】有斜方肌，深部为肩胛提肌与冈上肌；有颈横动、静脉分支；布有腋神经及锁骨上神经分支。

【主治】①颈项强痛，肩背疼痛，上肢不遂；②滞产、乳痈、乳汁不下、乳癖等妇产科及乳房疾患；③瘰疬。

【操作】直刺 0.3～0.5 寸。内有肺尖，不可深刺；孕妇禁针。

22. 渊腋（Yuānyè，GB 22）

【定位】在胸外侧区，第 4 肋间隙中，在腋中线上（图 4-70）。

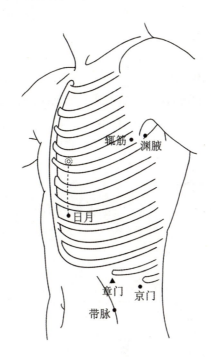

图 4-70　足少阳胆经部分腧穴定位示意图

【解剖】有前锯肌和肋间内、外肌；有胸腹壁静脉，胸外侧动、静脉及第 4 肋间动、静脉；布有第 4 肋间神经外侧皮支，胸长神经分支。

【主治】①胸满，胁痛；②上肢痹痛，腋下肿。

【操作】斜刺或平刺 0.5～0.8 寸，不可深刺，以免伤及脏器。

23. 辄筋（Zhéjīn，GB 23）

【定位】在胸外侧区，第 4 肋间隙中，腋中线前 1 寸（图 4-70）。

【解剖】在胸大肌外缘，有前锯肌和肋间内、外肌；有胸外侧动、静脉；布有第 4 肋间神经外侧皮支。

【主治】①胸满，气喘；②呕吐，吞酸；③胁痛，腋肿，肩背痛。

【操作】斜刺或平刺 0.5～0.8 寸，不可深刺，以免伤及脏器。

24. 日月*（Rìyuè，GB 24）胆之募穴

【定位】在胸部，第 7 肋间隙中，前正中线旁开 4 寸（图 4-70）。

【解剖】有肋间内、外肌，肋下缘有腹外斜肌腱膜、腹内斜肌、腹横肌；有第 7 肋间动、静脉；布有第 7 或第 8 肋间神经。

【主治】①黄疸、胁肋疼痛等肝胆病证；②呕吐、吞酸、呃逆等肝胆犯胃病证。

【操作】斜刺或平刺 0.5～0.8 寸，不可深刺，以免伤及脏器。

25. 京门（Jīngmén，GB 25）肾之募穴

【定位】在上腹部，当第 12 肋骨游离端的下际（图 4-70）。

【解剖】有腹内、外斜肌及腹横肌；有第 11 肋间动、静脉；布有第 11 肋间神经。

【主治】①小便不利、水肿等水液代谢失调病证；②腹胀、肠鸣、腹泻等胃肠病证；③腰痛，胁痛。

【操作】直刺 0.5～1 寸。

26. 带脉[*]（Dàimài，GB 26）

【定位】在侧腹部，第 11 肋骨游离端垂线与脐水平线的交点上（图 4-70）。

【解剖】有腹内、外斜肌及腹横肌；有第 12 肋间动、静脉；布有肋下神经。

【主治】①月经不调、闭经、赤白带下等妇科病；②疝气；③腰痛，胁痛。

【操作】直刺 1～1.5 寸。

27. 五枢（Wǔshū，GB 27）

【定位】在下腹部，横平脐下 3 寸，髂前上棘内侧（图 4-71）。

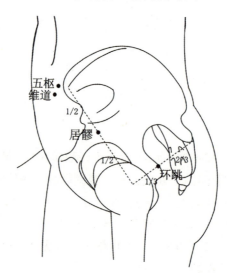

图 4-71　足少阳胆经部分腧穴定位示意图

【解剖】有腹内、外斜肌及腹横肌；有旋髂浅、深动、静脉；布有髂腹下神经。

【主治】①赤白带下、月经不调、阴挺、小腹痛等妇科病证；②疝气，少腹痛；③腰胯痛。

【操作】直刺 1～1.5 寸。

28. 维道（Wéidào，GB 28）

【定位】在下腹部，髂前上棘内下 0.5 寸（图 4-71）。

【解剖】在髂前上棘前内方，有腹内、外斜肌及腹横肌；有旋髂浅、深动、静脉；图（3-71）布有髂腹股沟神经。

【主治】①阴挺、赤白带下、月经不调等妇科病证；②疝气，少腹痛；③腰胯痛。

【操作】直刺或向前下方斜刺1～1.5寸。

29. 居髎（Jūliáo，GB 29）

【定位】在臀部，髂前上棘与股骨大转子最凸点连线的中点处（图4-71）。

【解剖】浅层为阔筋膜张肌，深部为股外侧肌；有旋髂浅动、静脉分支及旋股外侧动、静脉升支；布有股外侧皮神经。

【主治】①腰腿痹痛，瘫痪；②疝气，少腹痛。

【操作】直刺1～1.5寸。

30. 环跳*（Huántiào，GB 30）

【定位】在臀区，股骨大转子最凸点与骶骨裂孔连线的外1/3与内2/3交点处（图4-71）。

【解剖】在臀大肌、梨状肌下缘；内侧为臀下动、静脉；布有臀下皮神经、臀下神经，深部正当坐骨神经。

【主治】腰胯疼痛、下肢痿痹、半身不遂等腰腿疾患。

【操作】直刺2～3寸。

31. 风市*（Fēngshì，GB 31）

【定位】在股部，髌底上7寸；直立垂手，掌心贴于大腿时，中指尖所指凹陷中，髂胫束后缘（图4-72）。

【解剖】在阔筋膜下，股外侧肌中；有旋股外侧动、静脉肌支；布有股外侧皮神经，股神经肌支。

【主治】①下肢痿痹、麻木及半身不遂等下肢疾患；②遍身瘙痒，脚气。

【操作】直刺1～1.5寸。

32. 中渎（Zhōngdú，GB 32）

【定位】在股部，腘横纹上7寸，髂胫束后缘（图4-72）。

【解剖】在阔筋膜下，股外侧肌中；有旋股外侧动、静脉肌支；布有股外侧皮神经，股神经肌支。

【主治】下肢痿痹、麻木及半身不遂等下肢疾患。

【操作】直刺1～1.5寸。

33. 膝阳关（Xīyángguān，GB 33）

【定位】在膝部，股骨外上髁后上缘，股二头肌腱与髂胫束之间的凹陷中（图4-72）。

【解剖】在髂胫束后方，股二头肌腱前方；有膝上外侧动、静脉；布有股外侧皮神经末支。

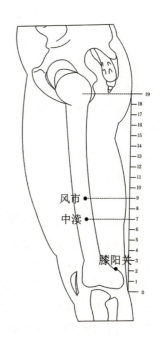

图4-72 足少阳胆经部分腧穴定位示意图

【主治】①膝膕肿痛、挛急及小腿麻木等下肢、膝关节疾患；②脚气。

【操作】直刺 1～1.5 寸。

34. 阳陵泉*（Yánglíngquán，GB 34）合穴；胆之下合穴；八会穴之筋会

【定位】在小腿外侧，腓骨头前下方凹陷中（图 4-73）。

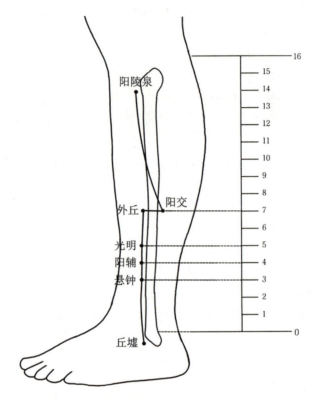

图 4-73　足少阳胆经部分腧穴定位示意图

【解剖】在腓骨长、短肌中；有膝下外侧动、静脉；当腓总神经分为腓浅神经及腓深神经处。

【主治】①黄疸、胁痛、口苦、呕吐、吞酸等肝胆犯胃病证；②膝肿痛、下肢痿痹及麻木等下肢、膝关节疾患；③小儿惊风；④肩痛。

【操作】直刺 1～1.5 寸。

35. 阳交（Yángjiāo，GB 35）阳维脉之郄穴

【定位】在小腿外侧，外踝尖上 7 寸，腓骨后缘（图 4-73）。

【解剖】在腓骨长肌附着部；有腓动、静脉分支；布有腓肠外侧皮神经。

【主治】①惊狂、癫痫等神志病证；②瘰疬；③胸胁满痛；④下肢痿痹。

【操作】直刺 1～1.5 寸。

36. 外丘（Wàiqiū，GB 36）郄穴

【定位】在小腿外侧，外踝尖上 7 寸，腓骨前缘（图 4-73）。

【解剖】在腓骨长肌和趾总伸肌之间，深层为腓骨短肌；有胫前动、静脉肌支；布

有腓浅神经。

【主治】①癫狂；②胸胁胀满；③下肢痿痹；④颈项强痛。

【操作】直刺1～1.5寸。

37. 光明*（Guāngmíng，GB 37）络穴

【定位】在小腿外侧，外踝尖上5寸，腓骨前缘（图4-73）。

【解剖】在趾长伸肌和腓骨短肌之间；有胫前动、静脉分支；布有腓浅神经。

【主治】①目痛、夜盲、近视、目花等目疾；②胸乳胀痛，乳少；③下肢痿痹。

【操作】直刺1～1.5寸。

38. 阳辅（Yángfǔ，GB 38）经穴

【定位】在小腿外侧，外踝尖上4寸，腓骨前缘（图4-73）。

【解剖】在趾长伸肌和腓骨短肌之间；有胫前动、静脉分支；布有腓浅神经。

【主治】①头痛、目外眦痛、咽喉肿痛、腋下肿痛、胸胁满痛等头面躯体痛证；②瘰疬；③下肢痿痹。

【操作】直刺0.8～1.2寸。

39. 悬钟*（Xuánzhōng，GB 39）八会穴之髓会

【定位】在小腿外侧，外踝尖上3寸，腓骨前缘（图4-73）。

【解剖】在腓骨短肌与趾长伸肌分歧处；有胫前动、静脉分支；布有腓浅神经。

【主治】①痴呆、中风等髓海不足疾患；②颈项强痛，胸胁满痛，下肢痿痹。

【操作】直刺0.5～0.8寸。

40. 丘墟*（Qiūxū，GB 40）原穴

【定位】在踝区，外踝的前下方，趾长伸肌腱的外侧凹陷中（图4-73）。

【解剖】在趾短伸肌起点处；有外踝前动、静脉分支；布有足背外侧皮神经分支及腓浅神经分支。

【主治】①目赤肿痛、目翳等目疾；②颈项痛、腋下肿、胸胁痛、外踝肿痛等痛证；③足内翻、足下垂。

【操作】直刺0.5～0.8寸。

41. 足临泣*（Zúlínqì，GB 41）输穴；八脉交会穴（通于带脉）

【定位】在足背，第4、5跖骨底结合部的前方，第5趾长伸肌腱外侧凹陷中（图4-74）。

【解剖】有足背静脉网，第4跖背侧动、静脉；布有足背中间皮神经。

【主治】①偏头痛、目赤肿痛、胁肋疼痛、足跗疼痛等痛证；②月经不调，乳少，乳痈；③疟疾；④瘰疬。

【操作】直刺0.3～0.5寸。

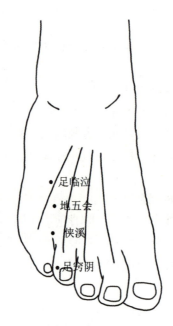

图 4-74　足少阳胆经部分腧穴定位示意图

42. 地五会（Dìwǔhuì，GB 42）

【定位】在足背，第4、5跖骨间，第4跖趾关节近端凹陷中（图4-74）。

【解剖】有足背静脉网，第4跖背侧动、静脉；布有足背中间皮神经。

【主治】①头痛、目赤肿痛、胁痛、足跗肿痛等痛证；②耳鸣，耳聋；③乳痈。

【操作】直刺0.3～0.5寸。

43. 侠溪*（Xiáxī，GB 43）荥穴

【定位】在足背，第4、5趾间，趾蹼缘后方赤白肉际处（图4-74）。

【解剖】有趾背侧动、静脉；布有足背中间皮神经的趾背侧神经。

【主治】①惊悸；②头痛、眩晕、颊肿、耳鸣、耳聋、目赤肿痛等头面五官病证；③胁肋疼痛、膝股痛、足跗肿痛等痛证；④乳痈；⑤热病。

【操作】直刺0.3～0.5寸。

44. 足窍阴*（Zúqiàoyīn，GB 44）井穴

【定位】在足趾，第4趾末节外侧，趾甲根角侧后方0.1寸（指寸）（图4-74）。

【解剖】有趾背侧动、静脉，趾跖侧动、静脉形成的动、静脉网；布有趾背侧神经。

【主治】①头痛、目赤肿痛、耳鸣、耳聋、喉痹等头面五官病证；②胸胁痛，足跗肿痛；③不寐；④热病。

【操作】浅刺0.1～0.2寸；或点刺出血。

第十二节　足厥阴肝经及其腧穴

一、经脉循行

足厥阴肝经，起于足大趾背毫毛部，沿足背经内踝前上行，至内踝上 8 寸处交于足太阴经之后，上经腘窝内缘，沿大腿内侧，上入阴毛中，环绕阴器；再上行抵达小腹，夹胃，属于肝，络于胆；再上行通过横膈，分布于胁肋部；继续上行经喉咙的后面，上入鼻咽部，连目系，上出额部，与督脉在巅顶部交会。其支脉，从目系下循面颊，环绕唇内。另一支脉，从肝部分出，穿过横膈，注于肺（图 4-75）。

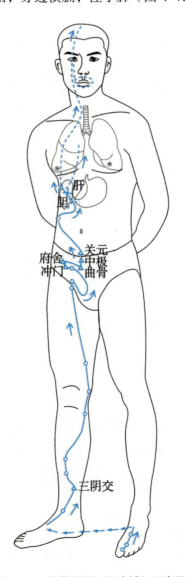

图 4-75　足厥阴肝经经脉循行示意图

《灵枢·经脉》：肝足厥阴之脉，起于大指丛毛①之际，上循足跗上廉，去内踝一寸，上踝八寸，交出太阴之后，上腘内廉，循股阴②，入毛中，环阴器，抵小腹，夹胃，属肝，络胆，上贯膈，布胁肋，循喉咙之后，上入颃颡③，连目系，上出于额部，与督脉会于巅。其支者，从目系下颊里，环唇内。其支者，复从肝别贯膈，上注肺。

注释：①丛毛：指足大趾爪甲后方有毫毛处。②股阴：大腿内侧。③颃颡：同吭嗓，此指上颚与鼻相通的部位，相当于鼻咽部。

二、主要病候

腰痛，胸满，呃逆，遗尿，小便不利，疝气，少腹肿等症。

三、主治概要

1. 肝胆病 黄疸，胸胁胀痛，呕逆及肝风内动所致的中风、头痛、眩晕、惊风等。
2. 妇科病、前阴病 月经不调、痛经、崩漏、带下、遗尿、小便不利等。
3. 经脉循行部位的其他病证 下肢痹痛、麻木、不遂等。

四、本经腧穴（14穴）

1. 大敦*（Dàdūn，LR 1）井穴

【定位】在足趾，大趾末节外侧，趾甲根角侧后方0.1寸（指寸）（图4-76）。

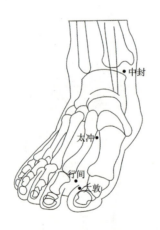

图4-76 足厥阴肝经部分腧穴定位示意图

【解剖】有趾背动、静脉；布有腓深神经的趾背神经。
【主治】①疝气，少腹痛；②遗尿、癃闭、五淋、尿血等前阴病；③月经不调、崩漏、阴挺等妇科病；④癫痫。
【操作】浅刺0.1～0.2寸；或点刺出血。

2. 行间*（Xíngjiān，LR 2）荥穴

【定位】在足背，第1、2趾间，趾蹼缘后方赤白肉际处（图4-76）。
【解剖】有足背静脉网，第1趾背动、静脉；正当腓深神经的跖背神经分为趾背神

经的分歧处。

【主治】①中风、癫痫、头痛、目眩、目赤肿痛、青盲、口㖞等肝经风热病证；②月经不调、痛经、闭经、崩漏、带下等妇科病；③阴中痛，疝气；④遗尿、癃闭、五淋等泌尿系病证；⑤胸胁满痛。

【操作】直刺0.5～0.8寸。

3. 太冲*（Tàichōng，LR 3）输穴；原穴

【定位】在足背，第1、2跖骨间，跖骨底结合部前方凹陷中，或触及动脉搏动（图4-76）。

【解剖】在𧿹长伸肌腱外缘；有足背静脉网、第1跖背动脉；布有腓深神经的跖背侧神经，深层为胫神经的足底内侧神经。

【主治】①中风、癫狂痫、小儿惊风、头痛、眩晕、耳鸣、目赤肿痛、口㖞、咽痛等肝经风热病证；②月经不调、痛经、经闭、崩漏、带下、滞产等妇产科病证；③黄疸、胁痛、口苦、腹胀、呕逆等肝胃病证；④癃闭，遗尿；⑤下肢痿痹，足跗肿痛。

【操作】直刺0.5～1寸。

4. 中封（Zhōngfēng，LR 4）经穴

【定位】在踝区，内踝前，胫骨前肌肌腱的内侧缘凹陷中（图4-76）。

【解剖】在胫骨前肌腱的内侧；有足背静脉网、内踝前动脉；布有足背内侧皮神经的分支及隐神经。

【主治】①疝气；②阴缩，阴茎痛，遗精；③小便不利；④腰痛、少腹痛、内踝肿痛等痛证。

【操作】直刺0.5～0.8寸。

5. 蠡沟*（Lígōu，LR 5）络穴

【定位】在小腿内侧，内踝尖上5寸，胫骨内侧面的中央（图4-77）。

【解剖】在胫骨内侧面下1/3处；其内后侧有大隐静脉；布有隐神经前支。

【主治】①月经不调、赤白带下、阴挺、阴痒等妇科病证；②小便不利；③疝气，睾丸肿痛；④足胫疼痛。

【操作】平刺0.5～0.8寸。

6. 中都（Zhōngdū，LR 6）郄穴

【定位】在小腿内侧，内踝尖上7寸，胫骨内侧面的中央（图4-77）。

【解剖】在胫骨内侧面中央；其内后侧有大隐静脉；布有隐神经中支。

【主治】①疝气，小腹痛；②崩漏，恶露不

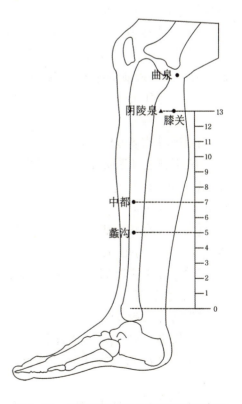

图4-77 足厥阴肝经部分腧穴定位示意图

尽；③泄泻；④下肢痿痹。

【操作】平刺 0.5～0.8 寸。

7. 膝关（Xīguān，LR 7）

【定位】在膝部，胫骨内侧髁的下方，阴陵泉后 1 寸（图 4-77）。

【解剖】在胫骨内侧面下方，腓肠肌内侧头的上部；深部有胫后动脉；布有腓肠内侧皮神经，深部为胫神经。

【主治】膝髌肿痛，下肢痿痹。

【操作】直刺 1～1.5 寸。

8. 曲泉*（Qūquán，LR 8）合穴

【定位】在膝部，腘横纹内侧端，屈膝时当半腱肌、半膜肌止端的前方凹陷处（图 4-77）。

【解剖】在胫骨内侧髁后缘，半膜肌、半腱肌止点前上方，缝匠肌后缘；浅层有大隐静脉，深层有腘动、静脉；布有隐神经、闭孔神经，深向腘窝可及胫神经。

【主治】①月经不调、痛经、带下、阴挺、阴痒、产后腹痛、腹中包块等妇科病；②遗精，阳痿，疝气；③小便不利；④膝髌肿痛，下肢痿痹。

【操作】直刺 1～1.5 寸。

9. 阴包（Yīnbāo，LR 9）

【定位】在股前区，髌底上 4 寸，股薄肌与缝匠肌之间（图 4-78）。

【解剖】在股薄肌与缝匠肌之间，长收肌中，深层为短收肌；有股动、静脉，旋股内侧动脉浅支；布有股前皮神经，闭孔神经浅、深支。

【主治】①月经不调；②小便不利，遗尿；③腰骶痛引少腹。

【操作】直刺 0.8～1.5 寸。

10. 足五里（Zúwǔlǐ，LR 10）

【定位】在股前区，气冲直下 3 寸，动脉搏动处（图 4-78）。

【解剖】有长收肌、短收肌；有旋股内侧动脉浅支；布有闭孔神经浅、深支。

【主治】①少腹痛；②小便不利，阴挺，睾丸肿痛；③瘰疬。

【操作】直刺 0.8～1.5 寸。

11. 阴廉（Yīnlián，LR 11）

【定位】在股前区，气冲直下 2 寸（图 4-78）。

【解剖】有长收肌和短收肌；有旋股内侧

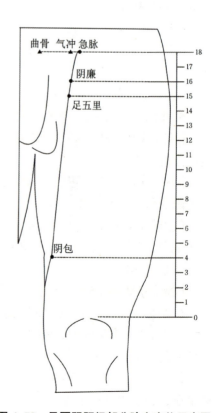

图 4-78 足厥阴肝经部分腧穴定位示意图

动、静脉浅支；布有股神经的内侧皮支，深层为闭孔神经浅、深支。

【主治】①月经不调，带下；②少腹痛。

【操作】直刺0.8～1.5寸。

12. 急脉（Jímài，LR 12）

【定位】在腹股沟区，横平耻骨联合上缘，前正中线旁开2.5寸（图4-78）。

【解剖】有阴部外动、静脉分支及腹壁下动、静脉的耻骨支，外侧有股静脉；布有髂腹股沟神经，深层为闭孔神经的分支。

【主治】①少腹痛，疝气；②阴挺，外阴肿痛。

【操作】避开动脉，直刺0.5～1寸。

13. 章门*（Zhāngmén，LR 13）脾之募穴；八会穴之脏会

【定位】在侧腹部，在第11肋游离端的下际（图4-79）。

【解剖】有腹内、外斜肌及腹横肌；有第10肋间动脉末支；布有第10、11肋间神经；深部右侧当肝脏下缘，左侧当脾脏下缘。

【主治】①腹痛、腹胀、肠鸣、腹泻、呕吐等脾胃病证；②胁痛、黄疸、痞块等肝胆病证。

【操作】直刺0.8～1寸。

14. 期门*（Qīmén，LR 14）肝之募穴

【定位】在胸部，第6肋间隙，前正中线旁开4寸（图4-79）。

【解剖】在腹内外斜肌腱膜中，有肋间肌；有肋间动、静脉；布有第6、7肋间神经。深部右侧当肝脏，左侧当脾脏。

【主治】①胸胁胀痛、呕吐、吞酸、呃逆、腹胀、腹泻等肝胃病证；②郁证，奔豚气；③乳痈。

【操作】斜刺或平刺0.5～0.8寸，不可深刺，以免伤及内脏。

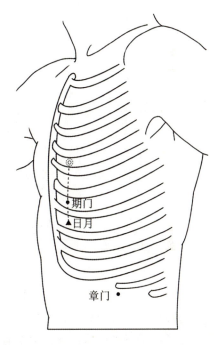

图4-79 足厥阴肝经部分腧穴定位示意图

第十三节 奇经八脉及其相关腧穴

一、督脉及其腧穴

（一）经脉循行

督脉，起于小腹内，下行于会阴部，向后从尾骨端上行脊柱的内部，上达项后风府，进入脑内，上行至巅顶，沿前额下行鼻柱，止于上唇系带处（图4-80）。

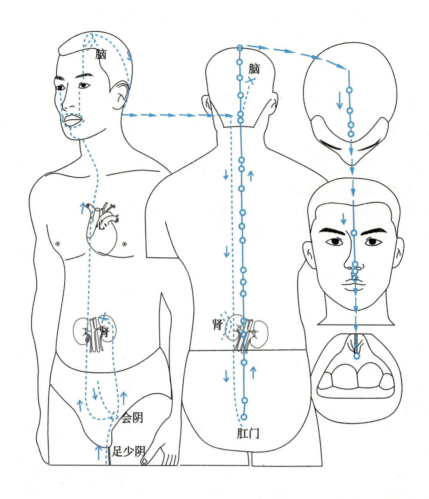

图 4-80 督脉循行示意图

《难经·二十八难》：督脉者，起于下极之输[①]，并于脊里，上至风府，入属于脑[②]。

注释：①下极之输：指脊柱下端的长强穴。②脑：此下《针灸甲乙经·奇经八脉第二》有"上巅，循额，至鼻柱"七字。

（二）主要病候

脊柱强痛，角弓反张等。

（三）主治概要

1. **脏腑病**　五脏六腑相关病证。
2. **神志病、热病**　失眠，健忘，癫痫，昏迷，发热，中暑，惊厥等。
3. **头面五官病**　头痛，眩晕，口、齿、鼻、目等疾患。
4. **经脉循行部位的其他病证**　头项、脊背、腰骶疼痛，下肢痿痹等。

（四）本经腧穴（29穴）

1. 长强*（Chángqiáng，GV 1）络穴

【定位】在会阴区，尾骨下方，尾骨端与肛门连线的中点处（图4-81）。

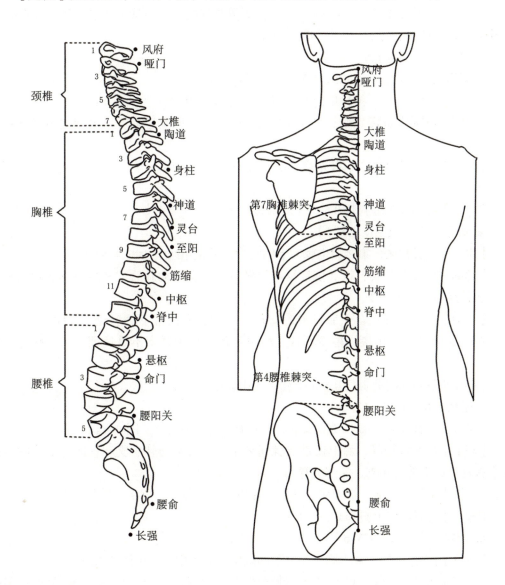

图4-81 督脉部分腧穴定位示意图

【解剖】在肛尾韧带中；有肛门动、静脉分支，棘突间静脉丛的延续部；布有尾神经后支及肛门神经。

【主治】①腹泻、痢疾、便血、便秘、痔疮、脱肛等肠腑病证；②癫狂痫；③腰脊和尾骶部疼痛。

【操作】紧靠尾骨前面斜刺0.8～1寸。不宜直刺，以免伤及直肠。

2. 腰俞（Yāoshū，**GV 2**）

【定位】在骶区，正对骶管裂孔，后正中线上（图 4-81）。

【解剖】在骶后韧带、腰背筋膜中；有骶中动、静脉后支，棘间静脉丛；布有尾神经分支。

【主治】①月经不调、经闭等月经病；②腰脊强痛，下肢痿痹；③癫证；④腹泻、痢疾、便血、便秘、痔疮、脱肛等肠腑病证。

【操作】向上斜刺 0.5～1 寸。

3. 腰阳关*（Yāoyángguān，GV 3）

【定位】在脊柱区，第 4 腰椎棘突下凹陷中，后正中线上（图 4-81）。

【解剖】在腰背筋膜、棘上韧带及棘间韧带中；有腰动脉后支、棘间皮下静脉丛；布有腰神经后支的内侧支。

【主治】①腰骶疼痛，下肢痿痹；②月经不调、赤白带下等妇科病证；③遗精、阳痿等男科病证。

【操作】直刺或向上斜刺 0.5～1 寸。多用灸法。

4. 命门*（Mìngmén，GV 4）

【定位】在脊柱区，第 2 腰椎棘突下凹陷中，后正中线上（图 4-81）。

【解剖】在腰背筋膜、棘上韧带及棘间韧带中；有腰动脉后支和棘间皮下静脉丛；布有腰神经后支的内侧支。

【主治】①腰脊强痛，下肢痿痹；②月经不调、赤白带下、痛经、经闭、不孕等妇科病证；③遗精、阳痿、精冷不育、小便频数等男子肾阳不足病证；④小腹冷痛，腹泻。

【操作】直刺或向上斜刺 0.5～1 寸。多用灸法。

5. 悬枢（Xuánshū，**GV 5**）

【定位】在脊柱区，第 1 腰椎棘突下凹陷中，后正中线上（图 4-81）。

【解剖】在腰背筋膜、棘上韧带及棘间韧带中；有腰动脉后支和棘间皮下静脉丛；布有腰神经后支的内侧支；深部为脊髓。

【主治】①腰脊强痛；②腹胀、腹痛、完谷不化、腹泻、痢疾等胃肠疾患。

【操作】直刺或向上斜刺 0.5～1 寸。

6. 脊中（Jǐzhōng，**GV 6**）

【定位】在脊柱区，第 11 胸椎棘突下凹陷中，后正中线上（图 4-81）。

【解剖】在腰背筋膜、棘上韧带及棘间韧带中；有第 11 肋间动脉后支和棘间皮下静脉丛；布有第 11 胸神经后支的内侧支；深部为脊髓。

【主治】①癫痫；②黄疸；③腹泻、痢疾、痔疮、脱肛、便血等肠腑病证；④腰脊强痛；⑤小儿疳积。

【操作】向上斜刺 0.5～1 寸。

7. 中枢（Zhōngshū，**GV 7**）

【定位】在脊柱区，第 10 胸椎棘突下凹陷中，后正中线上（图 4-81）。

【解剖】在腰背筋膜、棘上韧带及棘间韧带中；有第10肋间动脉后支和棘间皮下静脉丛；布有第10胸神经后支的内侧支；深部为脊髓。

【主治】①黄疸；②呕吐、腹满、胃痛、食欲不振等脾胃病证；③腰背疼痛。

【操作】向上斜刺0.5～1寸。

8. 筋缩（Jīnsuō，**GV 8**）

【定位】在脊柱区，第9胸椎棘突下凹陷中，后正中线上（图4-81）。

【解剖】在腰背筋膜、棘上韧带及棘间韧带中；有第9肋间动脉后支和棘间皮下静脉丛；布有第9胸神经后支的内侧支；深部为脊髓。

【主治】①癫狂痫；②抽搐、脊强、四肢不收、筋挛拘急等筋病；③胃痛；④黄疸。

【操作】向上斜刺0.5～1寸。

9. 至阳*（Zhìyáng，**GV 9**）

【定位】在脊柱区，第7胸椎棘突下凹陷中，后正中线上（图4-81）。

【解剖】在腰背筋膜、棘上韧带及棘间韧带中；有第7肋间动脉后支和棘间皮下静脉丛；布有第7胸神经后支的内侧支；深部为脊髓。

【主治】①黄疸、胸胁胀满等肝胆病证；②咳嗽，气喘；③腰背疼痛，脊强。

【操作】向上斜刺0.5～1寸。

10. 灵台（Língtái，**GV 10**）

【定位】在脊柱区，第6胸椎棘突下凹陷中，后正中线上（图4-81）。

【解剖】在腰背筋膜、棘上韧带及棘间韧带中；有第6肋间动脉后支和棘间皮下静脉丛；布有第6胸神经后支的内侧支；深部为脊髓。

【主治】①咳嗽，气喘；②脊痛，项强；③疔疮。

【操作】向上斜刺0.5～1寸。

11. 神道（Shéndào，**GV 11**）

【定位】在脊柱区，第5胸椎棘突下凹陷中，后正中线上（图4-81）。

【解剖】在腰背筋膜、棘上韧带及棘间韧带中；有第5肋间动脉后支和棘间皮下静脉丛；布有第5胸神经后支的内侧支；深部为脊髓。

【主治】①心痛、心悸、怔忡等心疾；②失眠、健忘、中风不语、痫证等神志病；③咳嗽，气喘；④腰脊强，肩背痛。

【操作】向上斜刺0.5～1寸。

12. 身柱*（Shēnzhù，**GV 12**）

【定位】在脊柱区，第3胸椎棘突下凹陷中，后正中线上（图4-81）。

【解剖】在腰背筋膜、棘上韧带及棘间韧带中；有第3肋间动脉后支和棘间皮下静脉丛；布有第3胸神经后支的内侧支；深部为脊髓。

【主治】①身热、头痛、咳嗽、气喘等外感病证；②惊厥、癫狂痫等神志病；③腰脊强痛；④疔疮发背。

【操作】向上斜刺0.5～1寸。

13. 陶道（Táodào，GV 13）

【定位】在脊柱区，第1胸椎棘突下凹陷中，后正中线上（图4-81）。

【解剖】在腰背筋膜、棘上韧带及棘间韧带中；有第1肋间动脉后支和棘间皮下静脉丛；布有第1胸神经后支的内侧支；深部为脊髓。

【主治】①热病、疟疾、恶寒发热、咳嗽、气喘等外感病证；②骨蒸潮热；③癫狂；④脊强。

【操作】向上斜刺0.5～1寸。

14. 大椎*（Dàzhuī，GV 14）

【定位】在脊柱区，第7颈椎棘突下凹陷中，后正中线上（图4-81）。

【解剖】在腰背筋膜、棘上韧带及棘间韧带中；有颈横动脉分支和棘间皮下静脉丛；布有第8颈神经后支的内侧支；深部为脊髓。

【主治】①热病、疟疾、恶寒发热、咳嗽、气喘等外感病证；②骨蒸潮热；③癫狂痫证、小儿惊风等神志病；④项强，脊痛；⑤风疹，痤疮。

【操作】向上斜刺0.5～1寸。

15. 哑门*（Yǎmén，GV 15）

【定位】在颈后区，第2颈椎棘突上际凹陷中，后正中线上（图4-81）。

【解剖】在项韧带和项肌中，深部为弓间韧带和脊髓；有枕动、静脉分支及棘间静脉丛；布有第3颈神经和枕大神经支。

【主治】①暴喑，舌缓不语；②癫狂痫、癔症等神志病；③头痛，颈项强痛。

【操作】正坐位，头微前倾，项部放松，向下颌方向缓慢刺入0.5～1寸；不可向上深刺，以免刺入枕骨大孔，伤及延髓。

16. 风府*（Fēngfǔ，GV 16）

【定位】在颈后区，枕外隆凸直下，两侧斜方肌之间凹陷中（图4-81）。

【解剖】在项韧带和项肌中，深部为环枕后膜和小脑延髓池；有枕动、静脉分支及棘间静脉丛；布有第3颈神经和枕大神经分支。

【主治】①中风、癫狂痫、癔症等内风为患的神志病证；②头痛、眩晕、颈项强痛、咽喉肿痛、失音、目痛、鼻衄等头颈、五官病证。

【操作】正坐位，头微前倾，项部放松，向下颌方向缓慢刺入0.5～1寸；不可向上深刺，以免刺入枕骨大孔，伤及延髓。

17. 脑户（Nǎohù，GV 17）

【定位】在头部，枕外隆凸的上缘凹陷中（图4-82）。

【解剖】在左右枕骨肌之间；有左右枕动、静脉分支；布有枕大神经分支。

【主治】①头晕，项强；②失音；③癫痫。

【操作】平刺0.5～0.8寸。

18. 强间（Qiángjiān，GV 18）

【定位】在头部，后发际正中直上4寸（图4-82）。

【解剖】在浅筋膜、帽状腱膜中；有左右枕动、静脉吻合网；布有枕大神经分支。

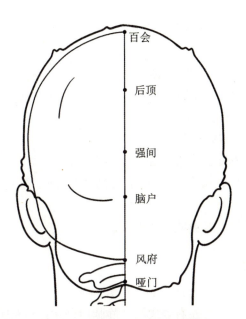

图 4-82 督脉部分腧穴定位示意图

【主治】①头痛，目眩，项强；②癫狂。
【操作】平刺 0.5～0.8 寸。

19. 后顶（Hòudǐng，GV 19）

【定位】在头部，后发际正中直上 5.5 寸（图 4-82）。
【解剖】在浅筋膜、帽状腱膜中；有左右枕动、静脉吻合网；布有枕大神经分支。
【主治】①头痛，眩晕；②癫狂痫。
【操作】平刺 0.5～0.8 寸。

20. 百会*（Bǎihuì，GV 20）

【定位】在头部，前发际正中直上 5 寸（图 4-83）。

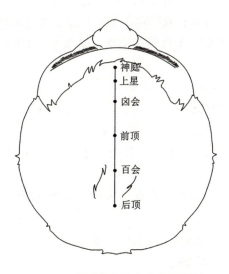

图 4-83 督脉部分腧穴定位示意图

【解剖】在帽状腱膜中；有左右颞浅动、静脉及左右枕动、静脉吻合网；布有枕大神经及额神经分支。

【主治】①痴呆、中风、失语、瘛疭、失眠、健忘、癫狂痫证、癔症等神志病；②头痛、眩晕、耳鸣；③脱肛、阴挺、胃下垂、肾下垂等气失固摄而致的下陷性病证。

【操作】平刺0.5～0.8寸；升阳举陷可用灸法。

21. 前顶（Qiándǐng，GV 21）

【定位】在头部，前发际正中直上3.5寸（图4-83）。

【解剖】在帽状腱膜中；有左右颞浅动、静脉吻合网；布有额神经分支及枕大神经分支。

【主治】①头痛，眩晕；②鼻渊；③癫狂痫。

【操作】平刺0.5～0.8寸。

22. 囟会（Xìnhuì，GV 22）

【定位】在头部，前发际正中直上2寸（图4-83）。

【解剖】在帽状腱膜中；有左右颞浅动、静脉吻合网；布有额神经分支。

【主治】①头痛，眩晕；②鼻渊；③癫狂痫。

【操作】平刺0.5～0.8寸。小儿前囟未闭者禁针。

23. 上星*（Shàngxīng，GV 23）

【定位】在头部，前发际正中直上1寸（图4-83）。

【解剖】在左右额肌交界处；有额动、静脉分支，额浅动、静脉分支；布有额神经分支。

【主治】①鼻渊、鼻衄、头痛、目痛等头面部病；②热病，疟疾；③癫狂。

【操作】平刺0.5～0.8寸。

24. 神庭*（Shéntíng，GV 24）

【定位】在头部，前发际正中直上0.5寸（图4-83）。

【解剖】在左右额肌交界处；有额动、静脉分支；布有额神经分支。

【主治】①癫狂痫、失眠、惊悸等神志病；②头痛、目眩、目赤、目翳、鼻渊、鼻衄等头面五官病。

【操作】平刺0.5～0.8寸。

25. 素髎*（Sùliáo，GV 25）

【定位】在面部，鼻尖的正中央（图4-84）。

【解剖】在鼻尖软骨中；有面动、静脉鼻背支；布有筛前神经鼻外支（眼神经分支）。

【主治】①昏迷、惊厥、新生儿窒息、休克、呼吸衰竭等急危重症；②鼻渊、鼻衄等鼻病。

【操作】向上斜刺0.3～0.5寸；或点刺出血。

26. 水沟*（Shuǐgōu，GV 26）

【定位】在面部，人中沟的上1/3与中1/3交点处（图4-84）。

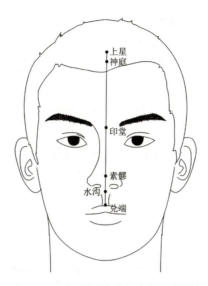

图 4-84 督脉部分腧穴定位示意图

【解剖】在口轮匝肌中;有上唇动、静脉;布有眶下神经的分支及面神经颊支。

【主治】①昏迷、晕厥、中风、中暑、休克、呼吸衰竭等急危重症,为急救要穴之一;②癫症、癫狂痫、急慢惊风等神志病;③鼻塞、鼻衄、面肿、口㖞、齿痛、牙关紧闭等面鼻口部病证;④闪挫腰痛。

【操作】向上斜刺 0.3～0.5 寸,强刺激,或指甲掐按。

27. 兑端(Duìduān,GV 27)

【定位】在面部,上唇结节的中点(图 4-84)。

【解剖】在口轮匝肌中;有上唇动、静脉;布有眶下神经支及面神经颊支。

【主治】①昏迷、晕厥、癫狂、癔症等神志病;②口㖞、口噤、口臭、齿痛等口部病证。

【操作】向上斜刺 0.2～0.3 寸。

28. 龈交(Yínjiāo,GV 28)

【定位】在上唇内,上唇系带与上牙龈的交点(图 4-85)。

【解剖】有上唇系带;有上唇动、静脉;布有上颌神经分支。

【主治】①口㖞、口噤、口臭、齿衄、齿痛、鼻衄、面赤颊肿等面口部病证;②痔疮;③癫狂。

【操作】向上斜刺 0.2～0.3 寸;或用三棱针挑刺。

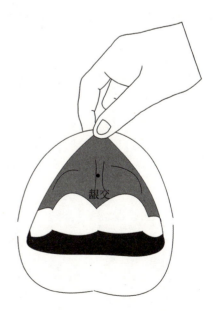

图 4-85 龈交穴定位示意图

29. 印堂*（Yìntáng，GV 29）

【定位】在头部，两眉毛内侧端中间的凹陷中（图 4-84）。

【解剖】在降眉间肌中，浅层有滑车上神经分布，深层有面神经颞支和内眦动脉分布。

【主治】①痴呆、痫证、失眠、健忘等神志病证；②头痛，眩晕；③鼻衄、鼻渊；④小儿惊风，产后血晕，子痫。

【操作】提捏局部皮肤，平刺 0.3～0.5 寸；或用三棱针点刺出血。

二、任脉及其腧穴

（一）经脉循行

任脉，起于小腹内，下出于会阴部，向前上行于阴毛部，循腹沿前正中线上行，经关元等穴至咽喉，再上行环绕口唇，经面部进入目眶下，联系于目（图 4-86）。

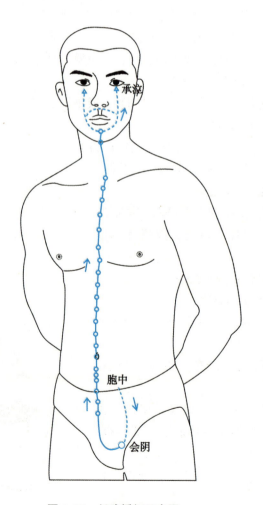

图 4-86　任脉循行示意图

《素问·骨空论》：任脉者，起于中极之下，以上毛际，循腹里，上关元，至咽喉，上颐，循面，入目。

（二）主要病候

疝气，带下，腹中结块等。

（三）主治概要

1. 脏腑病　腹部、胸部相关内脏病。
2. 妇科病、前阴病　月经不调，痛经，崩漏，带下，遗精，阳痿，小便不利，遗尿等。
3. 颈及面口病　瘿气，梅核气，咽喉肿痛，暴喑，口㖞，齿痛等。
4. 神志病　癫痫，失眠等。
5. 虚证　部分腧穴有强壮作用，主治虚劳、虚脱等证。

（四）本经腧穴（24穴）

1. 会阴（Huìyīn，CV 1）

【定位】在会阴区，男性在阴囊根部与肛门连线的中点；女性在大阴唇后联合与肛门连线的中点（图4-87）。

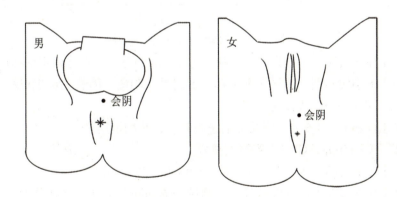

图4-87　会阴穴定位示意图

【解剖】在海绵体的中央，有会阴浅、深横肌；有会阴动、静脉分支；布有会阴神经的分支。
【主治】①溺水窒息、昏迷、癫狂痫等急危症、神志病；②小便不利、遗尿、遗精、阴痛、阴痒、脱肛、阴挺、痔疮等前后二阴疾患。
【操作】直刺0.5～1寸；孕妇慎用。

2. 曲骨（Qūgǔ，CV 2）

【定位】在下腹部，耻骨联合上缘，前正中线上（图4-88）。

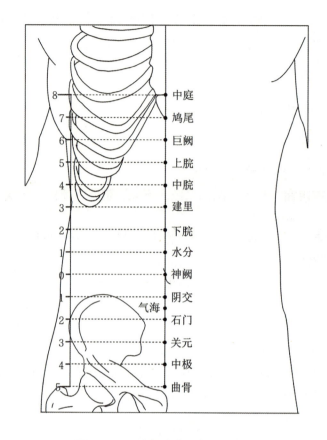

图 4-88　任脉部分腧穴定位示意图

【解剖】在腹白线上，有腹壁下动脉及闭孔动脉的分支；布有髂腹下神经的分支。

【主治】①小便不利、遗尿等前阴病；②遗精、阳痿、阴囊湿痒等男科病；③月经不调、痛经、赤白带下等妇科病。

【操作】直刺1～1.5寸，需排尿后进行针刺；孕妇慎用。

3. 中极*（Zhōngjí，CV 3）膀胱之募穴

【定位】在下腹部，脐中下4寸，前正中线上（图4-88）。

【解剖】在腹白线上，有腹壁浅动、静脉分支和腹壁下动、静脉分支；布有髂腹下神经的前皮支；深部为乙状结肠。

【主治】①遗尿、小便不利、癃闭等前阴病；②遗精、阳痿、不育等男科病证；③月经不调、崩漏、阴挺、阴痒、不孕、产后恶露不尽、带下等妇科病。

【操作】直刺1～1.5寸，需排尿后进行针刺；孕妇慎用。

4. 关元*（Guānyuán，CV 4）小肠之募穴

【定位】在下腹部，脐中下3寸，前正中线上（图4-88）。

【解剖】在腹白线上，有腹壁浅动、静脉分支和腹壁下动、静脉分支；布有第12肋间神经前皮支的内侧支；深部为小肠。

【主治】①中风脱证、虚劳冷惫、羸瘦无力等元气虚损病证；②少腹疼痛，疝气；

③腹泻、痢疾、脱肛、便血等肠腑病证；④五淋、尿血、尿闭、尿频等前阴病；⑤遗精、阳痿、早泄、白浊等男科病；⑥月经不调、痛经、经闭、崩漏、带下、阴挺、恶露不尽、胞衣不下等妇科病；⑦保健灸常用穴。

【操作】直刺 1～1.5 寸，需排尿后进行针刺；多用灸法。孕妇慎用。

5. 石门（Shímén，CV 5）三焦之募穴

【定位】在下腹部，脐中下 2 寸，前正中线上（图 4-88）。

【解剖】在腹白线上，有腹壁浅动、静脉分支和腹壁下动、静脉分支；布有第 11 肋间神经前皮支的内侧支；深部为小肠。

【主治】①腹胀、腹泻、痢疾、绕脐疼痛等肠腑病证；②奔豚气，疝气；③水肿，小便不利；④遗精、阳痿等男科病；⑤经闭、带下、崩漏、产后恶露不尽等妇科病证。

【操作】直刺 1～1.5 寸；孕妇慎用。

6. 气海*（Qìhǎi，CV 6）

【定位】在下腹部，脐中下 1.5 寸，前正中线上（图 4-88）。

【解剖】在腹白线上，有腹壁浅动、静脉分支和腹壁下动、静脉分支；布有第 11 肋间神经前皮支的内侧支；深部为小肠。

【主治】①虚脱、形体羸瘦、脏气衰惫、乏力等气虚病证；②水谷不化、绕脐疼痛、腹泻、痢疾、便秘等肠腑病证；③小便不利、遗尿等前阴病；④遗精，阳痿；⑤疝气，少腹痛；⑥月经不调、痛经、经闭、崩漏、带下、阴挺、产后恶露不尽、胞衣不下等妇科病；⑦保健灸常用穴。

【操作】直刺 1～1.5 寸；多用灸法。孕妇慎用。

7. 阴交（Yīnjiāo，CV 7）

【定位】在下腹部，脐中下 1 寸，前正中线上（图 4-88）。

【解剖】在腹白线上，有腹壁浅动、静脉分支和腹壁下动、静脉分支；布有第 10 肋间神经前皮支的内侧支；深部为小肠。

【主治】①腹痛，疝气；②水肿，小便不利；③月经不调、崩漏、带下等妇科病。

【操作】直刺 1～1.5 寸。孕妇慎用。

8. 神阙*（Shénquè，CV 8）

【定位】在脐区，脐中央（图 4-88）。

【解剖】在脐窝正中；有腹壁下动、静脉；布有第 10 肋间神经前皮支的内侧支；深部为小肠。

【主治】①虚脱、中风脱证等元阳暴脱；②腹痛、腹胀、腹泻、痢疾、便秘、脱肛等肠腑病证；③水肿，小便不利；④保健灸常用穴。

【操作】一般不针，多用艾条灸或艾炷隔盐灸法。

9. 水分（Shuǐfēn，CV 9）

【定位】在上腹部，脐中上 1 寸，前正中线上（图 4-88）。

【解剖】在腹白线上，有腹壁下动、静脉；布有第 8、9 肋间神经前皮支的内侧支；深部为小肠。

【主治】①水肿、小便不利等水液输布失常病证；②腹痛、腹泻、反胃吐食等胃肠病。

【操作】直刺 1～1.5 寸；水病多用灸法。

10. 下脘（Xiàwǎn，**CV 10**）

【定位】在上腹部，脐中上 2 寸，前正中线上（图 4-88）。

【解剖】在腹白线上，有腹壁上、下动、静脉的分支；布有第 8 肋间神经前皮支的内侧支；深部为横结肠。

【主治】①腹痛、腹胀、腹泻、呕吐、完谷不化、小儿疳积等脾胃病；②痞块。

【操作】直刺 1～1.5 寸。

11. 建里*（Jiànlǐ，**CV 11**）

【定位】在上腹部，脐中上 3 寸，前正中线上（图 4-88）。

【解剖】在腹白线上，有腹壁上、下动、静脉的分支；布有第 8 肋间神经前皮支的内侧支；深部为横结肠。

【主治】①胃痛、呕吐、食欲不振、腹胀、腹痛等脾胃病；②水肿。

【操作】直刺 1～1.5 寸。

12. 中脘*（Zhōngwǎn，**CV 12**）胃之募穴；八会穴之腑会

【定位】在上腹部，脐中上 4 寸，前正中线上（图 4-88）。

【解剖】在腹白线上，有腹壁上动、静脉；布有第 7、8 肋间神经前皮支的内侧支；深部为胃幽门部。

【主治】①胃痛、腹胀、纳呆、呕吐、吞酸、呃逆、小儿疳积等脾胃病；②黄疸；③癫狂，脏躁。

【操作】直刺 1～1.5 寸。

13. 上脘*（Shàngwǎn，**CV 13**）

【定位】在上腹部，脐中上 5 寸，前正中线上（图 4-88）。

【解剖】在腹白线上，有腹壁上动、静脉分支；布有第 7 肋间神经前皮支的内侧支；深部为肝下缘及胃幽门部。

【主治】①胃痛、呕吐、呃逆、腹胀等胃腑病证；②癫痫。

【操作】直刺 1～1.5 寸。

14. 巨阙（Jùquè，**CV 14**）心之募穴

【定位】在上腹部，脐中上 6 寸，前正中线上（图 4-88）。

【解剖】在腹白线上，有腹壁上动、静脉分支；布有第 7 肋间神经前皮支的内侧支；深部为肝脏。

【主治】①癫狂痫；②胸痛，心悸；③呕吐，吞酸。

【操作】向下斜刺 0.5～1 寸；不可深刺，以免伤及肝脏。

15. 鸠尾（Jiūwěi，**CV 15**）络穴

【定位】在上腹部，剑胸结合下 1 寸，前正中线上（图 4-88）。

【解剖】在腹白线上，腹直肌起始部，有腹壁上动、静脉分支；布有第 6 肋间神经

前皮支的内侧支；深部为肝脏。

【主治】①癫狂痫；②胸痛；③腹胀，呃逆。

【操作】向下斜刺 0.5～1 寸。

16. 中庭（Zhōngtíng，CV 16）

【定位】在上腹部，剑胸结合中点处，前正中线上（图 4-88）。

【解剖】在剑胸结合上；有胸廓内动、静脉的前穿支；布有第 5 肋间神经前皮支的内侧支。

【主治】①胸腹胀满、噎膈、呕吐等胃气上逆病证；②心痛；③梅核气。

【操作】平刺 0.3～0.5 寸。

17. 膻中*（Dànzhōng，CV 17）心包之募穴；八会穴之气会

【定位】在胸部，横平第 4 肋间隙，前正中线上（图 4-89）。

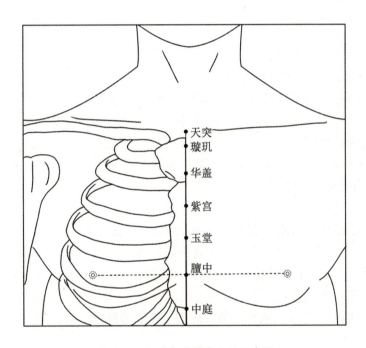

图 4-89　任脉部分腧穴定位示意图

【解剖】在胸骨体上；有胸廓内动、静脉的前穿支；布有第 4 肋间神经前皮支的内侧支。

【主治】①咳嗽、气喘、胸闷、心痛、噎膈、呃逆等胸中气机不畅病证；②产后乳少、乳痈、乳癖等胸乳病证。

【操作】平刺 0.3～0.5 寸。

18. 玉堂（Yùtáng，CV 18）

【定位】在胸部，横平第 3 肋间隙，前正中线上（图 4-89）。

【解剖】在胸骨体中点；有胸廓内动、静脉的前穿支；布有第 3 肋间神经前皮支的内侧支。

【主治】咳嗽、气喘、胸闷、胸痛、乳房胀痛、呕吐等气机不畅病证。

【操作】平刺0.3～0.5寸。

19. 紫宫（Zǐgōng，**CV 19**）

【定位】在胸部，横平第2肋间隙，前正中线上（图4-89）。

【解剖】在胸骨体上；有胸廓内动、静脉的前穿支；布有第2肋间神经前皮支的内侧支。

【主治】咳嗽、气喘，胸痛。

【操作】平刺0.3～0.5寸。

20. 华盖（Huágài，**CV 20**）

【定位】在胸部，横平第1肋间隙，前正中线上（图4-89）。

【解剖】在胸骨角上；有胸廓内动、静脉的前穿支；布有第1肋间神经前皮支的内侧支。

【主治】咳嗽，气喘，胸痛。

【操作】平刺0.3～0.5寸。

21. 璇玑（Xuánjī，**CV 21**）

【定位】在胸部，胸骨上窝下1寸。前正中线上（图4-89）。

【解剖】在胸骨柄上；有胸廓内动、静脉的前穿支；布有胸锁上神经前支及第1肋间神经前皮支的内侧支。

【主治】①咳嗽，气喘，胸痛；②咽喉肿痛；③积食。

【操作】平刺0.3～0.5寸。

22. 天突*（Tiāntū，**CV 22**）

【定位】在颈前区，胸骨上窝中央，前正中线上（图4-89）。

【解剖】在胸骨切迹中央，左右胸锁乳突肌之间，深层为胸骨舌骨肌和胸骨甲状肌；皮下有颈静脉弓、甲状腺下动脉分支，深部为气管，向下胸骨柄后方为无名静脉及主动脉弓；布有锁骨上神经前支。

【主治】①咳嗽、哮喘、胸痛、咽喉肿痛、暴喑等肺系病证；②瘿气、梅核气、噎膈等气机不畅病证。

【操作】先直刺0.2～0.3寸，然后将针尖向下，紧靠胸骨柄后方刺入1～1.5寸。必须严格掌握针刺的角度和深度，以防刺伤肺和有关动、静脉。

23. 廉泉*（Liánquán，**CV 23**）

【定位】在颈前区，喉结上方，舌骨上缘凹陷中，前正中线上（图4-90）。

【解剖】在舌骨上方，左右颏舌骨肌之间，深部为会厌，下方为喉门，有甲状舌骨肌、舌肌；有颈前浅静脉，甲状腺上动、静脉；布有颈皮神经的分支，深层为舌根，有舌下神经及舌咽神经的分支。

【主治】中风失语、暴喑、吞咽困难、舌缓流涎、舌下肿痛、口舌生疮、喉痹等咽喉口舌病证。

【操作】向舌根斜刺0.5～0.8寸。

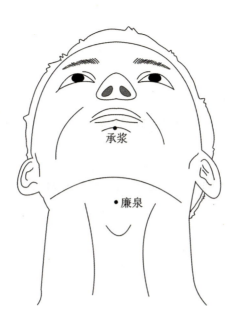

图 4-90 任脉部分腧穴定位示意图

24. 承浆*（Chéngjiāng，CV 24）

【定位】在面部，颏唇沟的正中凹陷处（图 4-90）。

【解剖】在口轮匝肌和颏肌之间；有下唇动、静脉分支；布有面神经的下颌支及颏神经分支。

【主治】①口㖞、齿龈肿痛、流涎等口部病证；②暴喑；③癫狂。

【操作】斜刺 0.3～0.5 寸。

三、冲脉及其交会腧穴

（一）经脉循行

冲脉，起于小腹内，下出于会阴部，向上行于脊柱内；其外行者经气冲与足少阴经交会，沿腹部两侧上行，至胸中而散。继而上达咽喉，环绕口唇。

（二）主要病候

月经失调、不孕等妇科病证及腹痛里急、气逆上冲等。

（三）交会腧穴

会阴、阴交（任脉），气冲（足阳明胃经），横骨、大赫、气穴、四满、中注、肓俞、商曲、石关、阴都、腹通谷、幽门（足少阴肾经）。

四、带脉及其交会腧穴

（一）经脉循行

带脉，起于季胁部的下面，斜向下行至带脉、五枢、维道穴，横行绕身一周。

（二）主要病候

月经不调、赤白带下等妇科经带病证，腹满，腹腰拘急疼痛，痿证等。

（三）交会腧穴

带脉、五枢、维道（足少阳胆经）。

五、阴维脉及其交会腧穴

（一）经脉循行

阴维脉，起于小腿内侧，沿大腿内侧上行至腹部，与足太阴经相合，过胸部，与任脉会于颈部。

（二）主要病候

心痛，胃痛，胸腹痛，郁证，胁满等。

（三）交会腧穴

筑宾（足少阴肾经），府舍、大横、腹哀（足太阴脾经），期门（足厥阴肝经），天突、廉泉（任脉）。

六、阳维脉及其交会腧穴

（一）经脉循行

阳维脉，起于足跟外侧，向上经过外踝，沿足少阳经上行至髋关节部，经胁肋后侧，从腋后上肩，至前额，再到项后，合于督脉。

（二）主要病候

恶寒发热等外感病，头痛、目眩、腰痛等。

（三）交会腧穴

金门（足太阳膀胱经），阳交（足少阳胆经），臑俞（手太阳小肠经），天髎（手少阳三焦经）、肩井（足少阳胆经）、头维（足阳明胃经）、本神、阳白、头临泣、目窗、正营、承灵、脑空、风池（足少阳胆经）、风府、哑门（督脉）。

七、阴跷脉及其交会腧穴

（一）经脉循行

阴跷脉，起于足舟骨的后方，上行内踝的上面，沿小腿、大腿的内侧直上，经过阴部，向上沿胸部内侧，进入锁骨上窝，上行人迎的上面，过颧部，至目内眦，与足太阳膀胱经和阳跷脉相会合。

（二）主要病候

多寐，癃闭及肢体筋脉出现阳缓阴急的病证。

（三）交会腧穴

照海、交信（足少阴肾经）、睛明（足太阳膀胱经）。

八、阳跷脉及其交会腧穴

（一）经脉循行

阳跷脉，起于足跟外侧，经外踝上行腓骨后缘，沿股部外侧和胁后上肩，过颈部上夹口角，进入目内眦，与阴跷脉相会合，再沿足太阳膀胱经上额，与足少阳经合于风池。

（二）主要病候

目痛，不寐及肢体筋脉出现阴缓阳急的病证。

（三）交会腧穴

申脉、仆参、跗阳（足太阳膀胱经）、居髎（足少阳胆经）、臑俞（手太阳小肠经）、肩髃、巨骨（手阳明大肠经）、天髎（手少阳三焦经）、地仓、巨髎、承泣（足阳明胃经）、睛明（足太阳膀胱经）。

第十四节 常用经外奇穴

一、头颈部穴

1. 四神聪*（Sìshéncōng，EX-HN 1）

【定位】在头部，百会前后左右各旁开1寸，共4穴（图4-91）。

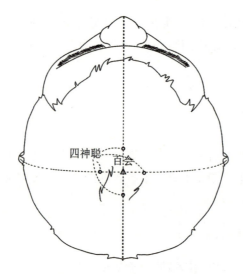

图 4-91 四神聪定位示意图

【解剖】在帽状腱膜中；有枕动脉、颞浅动脉、额动脉的吻合网分布；有枕大神经、滑车上神经、耳颞神经分布。

【主治】①头痛，眩晕；②失眠、健忘、癫痫等神志病；③目疾。

【操作】平刺 0.5～0.8 寸。

2. 鱼腰（Yúyāo，EX-HN 4）

【定位】在头部，瞳孔直上，眉毛中（图 4-92）。

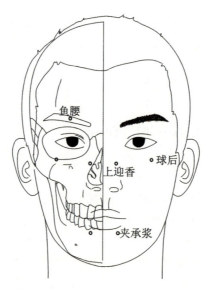

图 4-92 部分经外奇穴定位示意图

【解剖】在眼轮匝肌中；浅层有眶上神经分布，深层有面神经颞支和额动脉分布。

【主治】眉棱骨痛、眼睑瞤动、眼睑下垂、目赤肿痛、目翳、口眼㖞斜等。

【操作】平刺 0.3～0.5 寸。

3.太阳 *（Tàiyáng，EX-HN 5）

【定位】在头部，当眉梢与目外眦之间，向后约一横指的凹陷中（图4-93）。

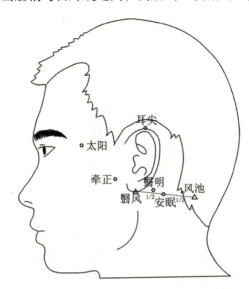

图4-93 部分经外奇穴定位示意图

【解剖】在颞筋膜及额肌中；浅层有上颌神经颧颞支和颞浅动脉分布，深层有下颌神经肌支和颞浅动脉肌支分布。

【主治】①头痛；②目疾；③面瘫。

【操作】直刺或斜刺0.3～0.5寸；或点刺出血。

4. 耳尖（Ěrjiān，EX-HN 6）

【定位】在耳区，在外耳轮的最高点（图4-93）。

【解剖】在耳郭软骨部；浅层有颞浅动、静脉的耳前支，耳后动、静脉的耳后支，耳颞神经耳前支；深层有枕小神经后支和面神经耳支。

【主治】①目疾；②头痛；③咽喉肿痛。

【操作】直刺0.1～0.2寸。

5. 球后 *（Qiúhòu，EX-HN 7）

【定位】在面部，眶下缘外1/4与内3/4交界处（图4-92）。

【解剖】在眼轮匝肌中，深部为眼肌。浅层有上颌神经颧颞支和眶下神经分布；深层有面神经颧支和颞浅动脉肌支分布；进入眶内可刺及眶下神经干、下直肌、下斜肌和眶脂体，有眼神经和动眼神经分布。

【主治】目疾。

【操作】轻推眼球向上，向眶下缘缓慢直刺0.5～1.5寸，不提插。

6. 上迎香（Shàngyíngxiāng，EX-HN 8）

【定位】在面部，鼻翼软骨与鼻甲的交界处，近鼻唇沟上端处（图4-92）。

【解剖】在鼻肌、鼻翼软骨部。浅层有眶下神经和滑车下神经分布；深层有面神经颊支和面动脉分支分布。

【主治】鼻渊，鼻部疮疖。

【操作】向内上方平刺0.3～0.5寸。

7. 金津、玉液＊（Jīnjīn、Yùyè，EX-HN 12、EX-HN 13）

【定位】在口腔内，舌下系带的静脉上。左侧为金津，右侧为玉液（图4-94）。

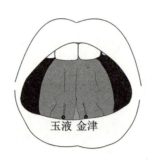

图4-94　金津、玉液定位示意图

【解剖】布有下颌神经的颌神经，舌下神经和面神经鼓索的神经纤维及舌动脉的分支舌深动脉，舌静脉的属支舌深静脉。

【主治】①舌强，舌肿，口疮，喉痹，失语；②消渴，呕吐，腹泻。

【操作】点刺出血。

8. 夹承浆＊（Jiáchéngjiāng）

【定位】在面部，承浆穴左右各旁开1寸（图4-92）。

【解剖】在口轮匝肌中。浅层有颏神经分布；深层有面神经下颌缘支和下唇动脉分布。

【主治】口㖞，齿龈肿痛。

【操作】斜刺或平刺0.3～0.5寸。

9. 牵正＊（Qiānzhèng）

【定位】在面部，耳垂前0.5～1寸的压痛处（图4-93）。

【解剖】在咬肌中。浅层有耳大神经分布；深层有面神经颊支、下颌神经咬肌支和咬肌动脉分布。

【主治】口㖞，口疮。

【操作】向前斜刺0.5～0.8寸。

10. 翳明＊（Yìmíng，EX-HN14）

【定位】在颈部，翳风后1寸（图4-93）。

【解剖】在胸锁乳突肌上。穴区浅层有耳大神经和枕小神经分布；深层有副神经、颈神经后支和耳后动脉分布；再深层有迷走神经干、副神经干和颈内动、静脉经过。

【主治】①头痛，眩晕，失眠；②目疾，耳鸣。

【操作】直刺0.5～1寸；可灸。

11. 颈百劳（Jǐngbǎiláo，EX-HN 15）

【定位】在颈部，第7颈椎棘突直上2寸，后正中线旁开1寸（图4-95）。

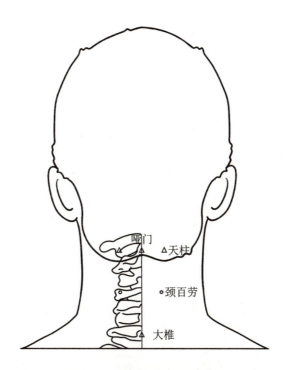

图 4-95 颈百劳定位示意图

【解剖】浅层布有第 4、5 颈神经后支的皮支；深层有第 4、5 颈神经后支的分支。

【主治】①颈项强痛；②咳嗽，气喘，骨蒸潮热，盗汗，自汗；③瘰疬。

【操作】直刺 0.5～1 寸。

12. 安眠*（Ānmián）

【定位】在项部，在翳风穴与风池穴连线之中点处（图 4-93）。

【解剖】同翳明。

【主治】①失眠，头痛，眩晕；②心悸；③癫狂。

【操作】直刺 0.8～1.2 寸。

二、胸腹部穴

1. 子宫*（Zǐgōng，EX-CA 1）

【定位】在下腹部，脐中下 4 寸，前正中线旁开 3 寸（图 4-96）。

【解剖】在腹内、外斜肌中。穴区浅层有髂腹下神经和腹壁浅动脉分布；深层有腹股沟神经的肌支和腹壁下动脉分布；再深层可进入腹腔刺及小肠。

【主治】阴挺、月经不调、痛经、崩漏、不孕等妇科病。

【操作】直刺 0.8～1.2 寸。

2. 三角灸*（Sānjiǎojiǔ）

【定位】在下腹部，以患者两口角之间的长度为一边，做等边三角形，将顶角置于患者脐心，底边呈水平线，两底角处取穴（图 4-96）。

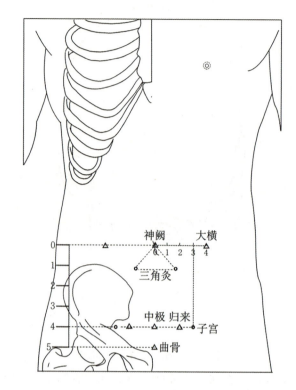

图 4-96 部分经外奇穴定位示意图

【解剖】在腹直肌中，穴区有腹壁下动、静脉和第 10、11 肋间神经分布。

【主治】疝气，腹痛。

【操作】艾炷灸 5～7 壮。

三、背部穴

1. 定喘*（Dìngchuǎn，EX-B 1）

【定位】在脊柱区，横平第 7 颈椎棘突下，后正中线旁开 0.5 寸（图 4-97）。

【解剖】在斜方肌、菱形肌、上后锯肌、头夹肌、头半棘肌中。穴区浅层有颈神经后支的皮支分布；深层有颈神经后支的肌支、副神经和颈横动脉、颈深动脉分布。

【主治】①哮喘，咳嗽；②肩背痛，落枕。

【操作】直刺 0.5～0.8 寸。

2. 夹脊*（Jiájǐ，EX-B 2）

【定位】在脊柱区，第 1 胸椎至第 5 腰椎棘突下两侧，后正中线旁开 0.5 寸，一侧 17 穴（图 4-97）。

【解剖】在背肌浅层（斜方肌、菱形肌、胸腰筋膜、后锯肌）及背肌深层（竖脊肌）中。穴区浅层有胸或腰神经后支的皮支分布；深层有胸或腰神经后支和肋间后动脉、腰动脉分布。

【主治】适应范围较广，其中上胸部的穴位治疗心肺、上肢疾病；胸部的穴位治疗脾胃肝胆疾病；腰部的穴位治疗肾病、腰腹及下肢疾病。

【操作】根据部位的不同直刺 0.3～1 寸，或用梅花针叩刺。

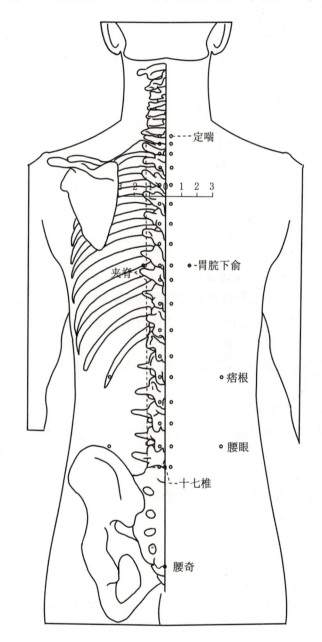

图 4-97 部分经外奇穴定位示意图

3. 胃脘下俞*（Wèiwǎnxiàshū，EX-B 3）

【定位】在脊柱区，横平第 8 胸椎棘突下，后正中线旁开 1.5 寸（图 4-97）。

【解剖】在斜方肌、背阔肌中。穴区浅层有第 8 胸神经后支的皮支分布；深层有第 8 胸神经后支的肌支和肋间后动脉分布。

【主治】①胃痛，腹痛，胸胁痛；②消渴。
【操作】斜刺 0.3～0.8 寸。

4. 痞根（Pǐgēn，EX-B 4）
【定位】在腰区，横平第 1 腰椎棘突下，后正中线旁开 3.5 寸（图 4-97）。
【解剖】浅层主要布有第 12 胸神经后支的外侧支和伴行的动、静脉；深层有第 12 胸神经后支的肌支。
【主治】痞块，癥瘕，疝气，腰痛。
【操作】直刺 0.5～1 寸。

5. 腰眼*（Yāoyǎn，EX-B 7）
【定位】在腰区，横平第 4 腰椎棘突下，后正中线旁开约 3.5 寸凹陷中（图 4-97）。
【解剖】在背阔肌、腰方肌中。穴区浅层有第 3 腰神经后支的皮支分布；深层有第 4 腰神经后支的肌支和腰动脉分布。
【主治】①腰痛；②月经不调，带下；③虚劳。
【操作】直刺 1～1.5 寸。

6. 十七椎（Shíqīzhuī，EX-B 8）
【定位】在腰区，第 5 腰椎棘突下凹陷中（图 4-97）。
【解剖】在棘上韧带、棘间韧带中。穴区浅层有第 5 腰神经后支的皮支分布；深层有第 5 腰神经后支的肌支和腰动脉分布。
【主治】①腰腿痛，下肢瘫痪；②崩漏，痛经，月经不调；③小便不利。
【操作】直刺 0.5～1 寸。

7. 腰奇（Yāoqí，EX-B 9）
【定位】在骶区，尾骨端直上 2 寸，骶角之间凹陷中（图 4-97）。
【解剖】在棘上韧带中。穴区浅层有臀中皮神经分布；深层有骶神经后支和骶中动脉分布；再深可进入骶管裂孔。
【主治】①癫痫；②头痛，失眠；③便秘。
【操作】向上平刺 1～1.5 寸。

四、上肢部穴

1. 肩前*（Jiānqián）
【定位】在肩前区，正坐垂肩，腋前皱襞顶端与肩髃连线的中点（图 4-98）。
【解剖】在三角肌中。穴区浅层有锁骨上神经外侧支分布；深层有腋神经、肌皮神经和胸肩峰动脉分布。
【主治】肩臂痛，臂不能举。
【操作】直刺 1～1.5 寸。

2. 肘尖（Zhǒujiān，EX-UE 1）
【定位】在肘后区，尺骨鹰嘴的尖端。
【解剖】有前臂背侧皮神经和肘关节动脉网分布。

【主治】①瘰疬；②痈疽；③肠痈。
【操作】艾炷灸 7～15 壮。

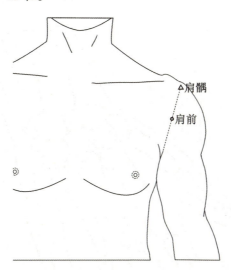

图 4-98　肩前穴定位示意图

3. 二白*（Èrbái，EX-UE 2）

【定位】在前臂前区，腕掌侧远端横纹上 4 寸，桡侧腕屈肌腱的两侧，一肢 2 穴（图 4-99）。

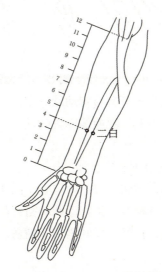

图 4-99　二白穴定位示意图

【解剖】在指浅屈肌、拇长屈肌（桡侧穴）和指深屈肌（尺侧穴）中。穴区浅层有前臂内、外侧皮神经分布；深层有桡动脉干、桡神经浅支（桡侧穴）和正中神经（尺侧穴）经过，并有正中神经肌支和骨间前动脉分布。

【主治】①痔疾，脱肛；②前臂痛，胸胁痛。
【操作】直刺 0.5～0.8 寸。

4. 中魁（Zhōngkuí，EX-UE 4）

【定位】在手指，中指背面，近侧指间关节的中点处（图4-100）。

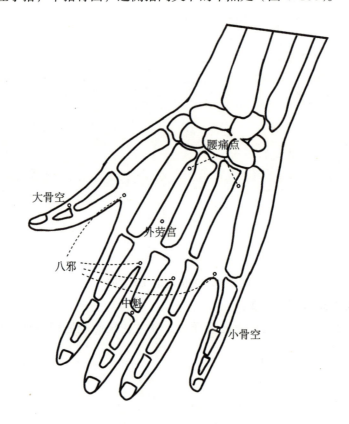

图4-100 部分经外奇穴定位示意图

【解剖】有桡、尺神经的指背神经和指背动脉分布。

【主治】噎膈、呕吐、食欲不振、呃逆等脾胃病证。

【操作】直刺0.2～0.3寸。

5. 大骨空（Dàgǔkōng，EX-UE 5）

【定位】在手指，拇指背面，指间关节的中点处（图4-100）。

【解剖】分布有桡神经的指背神经，指背动脉和指背静脉。

【主治】①目痛，迎风流泪，目翳；②吐泻；③衄血。

【操作】灸。

6. 小骨空（Xiǎogǔkōng，EX-UE 6）

【定位】在手指，小指背面，近侧指间关节的中点处（图4-100）。

【解剖】分布有指背动、静脉的分支及属支和尺神经的指背神经的分支。

【主治】①目痛，迎风流泪，目翳；②指关节痛。

【操作】灸。

7. 腰痛点*（Yāotòngdiǎn，EX-UE 7）

【定位】在手背，第2、3掌骨及第4、5掌骨之间，腕背侧横纹远端与掌指关节中点处，一手2穴（图4-100）。

【解剖】在桡侧腕短伸肌腱（桡侧穴）和小指伸肌腱（尺侧穴）中。穴区浅层有桡神经浅支的手背支（桡侧穴）和尺神经手背支（尺侧穴）分布；深层有桡神经肌支和掌背动脉分布。

【主治】急性腰扭伤。

【操作】由两侧向掌中斜刺0.5～0.8寸。

8. 外劳宫*（Wàiláogōng，EX-UE 8）

【定位】在手背，第2、3掌骨间，掌指关节后0.5寸（指寸）凹陷中（图4-100）。

【解剖】在第2骨间背侧肌中，穴区有桡神经浅支的指背神经、手背静脉网和掌背动脉。

【主治】①落枕；②手臂肿痛；③脐风。

【操作】直刺0.5～0.8寸。

9. 八邪*（Bāxié，EX-UE 9）

【定位】在手背，第1～5指间，指蹼缘后方赤白肉际处，左右共8穴（图4-100）。

【解剖】在拇收肌（八邪1）和骨间肌（八邪2、3、4）中。穴区浅层有桡神经浅支的手背支、尺神经手背支和手背静脉网分布；深层有尺神经肌支和掌背动脉分布。

【主治】①手背肿痛，手指麻木；②烦热；③目痛；④毒蛇咬伤。

【操作】斜刺0.5～0.8寸；或点刺出血。

10. 四缝*（Sìfèng，EX-UE 10）

【定位】在手指，第2～5指掌面的近侧指间关节横纹的中央，一手4穴（图4-101）。

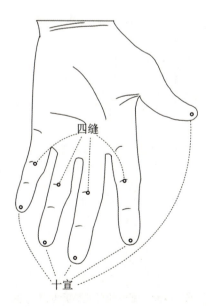

图4-101 四缝、十宣穴定位示意图

【解剖】在指深屈肌腱中。穴区浅层有掌侧固有神经和指掌侧固有动脉分布；深层有正中神经肌支（桡侧两个半手指）和尺神经肌支（尺侧一个半手指）分布。

【主治】①小儿疳积；②百日咳。

【操作】点刺出血或挤出少许黄色透明黏液。

11. 十宣*（Shíxuān，EX-UE 11）

【定位】在手指，十指尖端，距指甲游离缘0.1寸（指寸），左右共10穴（图4-101）。

【解剖】有指掌侧固有神经（桡侧3个半手指由正中神经发出，尺侧1个半手指由尺神经发出）和掌侧固有动脉分布。

【主治】①昏迷；②癫痫；③高热，咽喉肿痛；④手指麻木。

【操作】浅刺0.1～0.2寸；或点刺出血。

五、下肢部穴

1. 鹤顶*（Hèdǐng，EX-LE 2）

【定位】在膝前区，髌底中点的上方凹陷中（图4-102）。

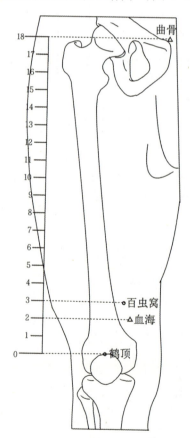

图4-102 部分经外奇穴定位示意图

【解剖】在股四头肌腱中，穴区浅层有股神经前皮支分布；深层有股神经肌支和膝关节动脉网分布。

【主治】膝痛，足胫无力，下肢瘫痪。

【操作】直刺 0.8～1 寸。

2. 百虫窝＊（Bǎichóngwō，**EX-LE 3**）

【定位】在股前区，髌底内侧端上 3 寸（图 4-102）。

【解剖】在股内侧肌中。穴区浅层有股神经前皮支分布；深层有股神经肌支和股动脉分布。

【主治】①虫积；②风湿痒疹，下部生疮。

【操作】直刺 1.5～2 寸。

3. 内膝眼＊（Nèixīyǎn，**EX-LE 4**）

【定位】在膝部，髌韧带内侧凹陷处的中央（图 4-103）。

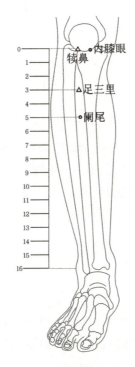

图 4-103 部分经外奇穴定位示意图

【解剖】浅层有隐神经和股神经前皮支分布；深层有股神经关节支和膝关节动脉网分布。

【主治】①膝痛，腿痛；②脚气。

【操作】向膝中斜刺 0.5～1 寸，或透刺犊鼻。

4. 胆囊＊（Dǎnnáng，**EX-LE 6**）

【定位】在小腿外侧，腓骨小头直下 2 寸（图 4-104）。

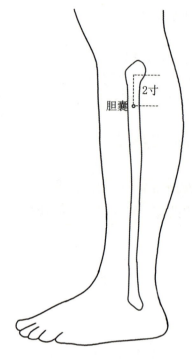

图 4-104　胆囊穴定位示意图

【解剖】在腓骨长肌中。穴区浅层有腓肠外侧皮神经分布；深层有腓深神经干和胫前动、静脉经过，并有腓浅神经肌支和胫前动脉分布。

【主治】①胆囊炎，胆石症，胆道蛔虫症，胆绞痛；②下肢痿痹。

【操作】直刺 1～2 寸。

5. 阑尾[*]（Lánwěi，EX-LE 7）

【定位】在小腿外侧，髌韧带外侧凹陷下 5 寸，胫骨前嵴外一横指（中指）（图 4-103）。

【解剖】在胫骨前肌、小腿骨间膜、胫骨后肌中。穴区浅层有腓肠外侧皮神经分布；深层有腓深神经干和胫前动、静脉经过，并有腓深神经肌支、胫神经肌支和胫前动脉分布。

【主治】①阑尾炎，消化不良；②下肢痿痹。

【操作】直刺 1.5～2 寸。

6. 八风[*]（Bāfēng，EX-LE 10）

【定位】在足背，第 1～5 趾间，趾蹼缘后方赤白肉际处，左右共 8 穴（图 4-105）。

【解剖】有趾背神经（八风 1 为腓深神经终末支，八风 2、3、4 为腓浅神经终末支）和趾背动脉分布。

【主治】①足跗肿痛，趾痛；②毒蛇咬伤；③脚气。

【操作】斜刺 0.5～0.8 寸；或点刺出血。

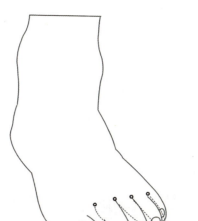

图 4-105　八风穴定位示意图

7. 独阴（Dúyīn，EX-LE 11）

【定位】在足底，第 2 趾的跖侧远端趾间关节的中点（图 4-106）。

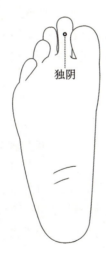

图 4-106　独阴穴定位示意图

【解剖】布有趾足底固有神经，趾底固有动、静脉的分支或属支。
【主治】①胞衣不下，月经不调，疝气；②胸胁痛，卒心痛，呕吐。
【操作】直刺 0.1～0.2 寸。孕妇禁用。

第五章　针灸康复疗法

第一节　针灸康复疗法简介

针灸疗法是运用刺法和灸法刺激人体的一定部位或腧穴，以达到增强肌力、改善关节活动度、调节自主神经功能、减轻疼痛等作用，从而改善功能障碍，提高日常生活能力，改善生存质量。

刺法，古称"砭刺"，由砭石刺病发展而来，后来又称"针法"，指采用不同的针具，借助一定的手法或方式刺激机体的腧穴或一定部位，以改善功能障碍，调整机体功能状态的方法。灸法，古称"灸焫"，又称"艾灸"，《说文解字》："灸，灼也，从火音灸，灸乃治病之法，以艾燃火，按而灼也。"广义的灸法既是指采用艾绒、艾条等置于体表进行烧灼和熏熨的方法，也包括一些非火源的外治疗法。

一、针灸疗法的现代应用

目前，针灸疗法应用广泛，内容丰富。按刺激方法分类，除包括传统的毫针刺法、灸法、拔罐疗法、刮痧疗法、三棱针刺法、皮肤针刺法、火针刺法外，还包括后世发展起来的皮内针、水针、埋线、挑治等。此外还有与现代理疗手段相结合产生的电针、电磁针、激光针、微波针、超声针等；按刺激的部位分类，又可分为体针巨针系统和耳针、头针、眼针、鼻针、腕踝针、手针、足针等微针系统。多种针灸方法，各具特色，各有专长，给临床应用提供多种治疗手段，从而扩大了针灸治疗的适用范围，切实提高临床疗效。

二、针灸疗法的治疗作用

1. 镇痛　针灸可以调节人体中枢系统及局部组织。针灸能够促进由大脑皮质、尾状核、下丘脑和小脑等处分泌的内啡肽，产生镇痛效应。针刺作用于局部腧穴可以使局部内环境发生改变，有利于解除引起该疼痛的刺激源，起到镇痛作用。

2. 维持和改善运动器官的功能　针灸可以促使经络通畅，改善局部血液循环，增加骨骼肌肉系统的血液供应，维持正常的关节活动范围，改善和提高平衡协调能力。

3. 提高神经系统的调节能力　针灸可以调节神经系统的兴奋性，提高神经系统的反应性和灵活性，改善神经系统对各脏器的协调能力。

4. 调节脏腑功能　针灸可以调节气血运行，改善血液循环，增加局部血流量，使机体组织的含氧量和能量代谢得到改善，促进心肺的新陈代谢，增强心肺系统功能。针灸对胃肠道、膀胱功能还具有调整作用，改善功能性消化不良、尿潴留等多种疾病。

三、针灸疗法在康复医学中的应用

临床各科都有许多针灸疗法的适应证，包括许多功能性疾病、传染性疾病和某些器质性疾病。我国自1949年以来，经过大量的临床实践证明，针灸治疗有效的疾病有300余种，其中效果显著的有100多种。1979年，世界卫生组织建议各国采用针灸治疗的疾病有43种，1996年又增加到了64种。

1. 运动系统疾病 颈椎综合征、肩关节周围炎、腰椎间盘突出症、坐骨神经痛、风湿性关节炎、类风湿关节炎、骨质增生性疾病、扭挫伤等。

2. 神经系统疾病 神经性头痛、三叉神经痛、截肢后幻肢痛、股外侧皮神经炎、面神经麻痹、周围神经损伤、共济失调、癫痫、脑卒中、自主神经系统疾病等。

3. 心血管疾病 冠心病、心绞痛、心力衰竭、高血压、心律失常、无脉症等。

4. 外科疾病 疔疮、流行性腮腺炎、阑尾炎、胆石症、丹毒、痔疮、脱肛、斑秃等。

5. 妇产科疾病 经前期紧张症、月经不调、痛经、闭经、更年期综合征、子宫脱垂、盆腔炎、产后腹痛、乳腺增生等。

6. 儿科疾病 小儿脑瘫、小儿遗尿、小儿消化不良性营养不良、儿童精神发育迟滞等。

针灸疗法能够调和阴阳、扶正祛邪、疏通经络，在我国针灸疗法应用于康复治疗由来已久，包括各种疼痛、感觉障碍、运动障碍，以及语言功能障碍、认知功能障碍、吞咽功能障碍、二便功能障碍等各种功能障碍。针灸疗法是中国传统康复医学的重要组成部分，具有独特的康复理论与治疗方法。数千年来，在历代医家的努力下，不断发展，为中华民族的繁衍生息作出巨大贡献，并在世界范围内广泛传播。"镇痛""维持和改善运动器官的功能""提高神经系统的调节能力"和"调节脏腑功能"是针灸疗法的基本作用，整体调整、辨证施治是针灸疗法最基本的特征，在调节脏腑功能、激发人体潜能等方面具有较大的优势。将传统的针灸疗法，与现代康复功能训练有机地结合，两者相辅相成、相互支持，必将会在更多临床疾病及功能障碍的康复方法和原理上取得突破性进展，促进我国的康复医学事业发展。

第二节 毫针针刺疗法

毫针是古代"九针"之一、因其针体微细，又称"微针""小针"，适用于全身大部分腧穴，是我国传统针灸医术中最主要、应用最为广泛的一种针具，是针刺疗法的主体。毫针基本操作技术包括持针法、进针法、行针法、补泻法、留针法、出针法等完整的技法。毫针的每一种刺法，都有很高的技术要求和严格的操作规程，是临床中医师及针灸治疗师必须掌握的基本技术。

一、毫针的构造、规格、选择和检查

（一）毫针的构造

毫针是用金属制成的，以不锈钢所制者最常用。不锈钢毫针具有较高的强度和韧性，针体挺直滑利，能耐热、防锈，而且不易被化学物品腐蚀，所以目前被临床广泛使用。其他金属制作的毫针，各有利弊，如金针、银针，虽然其传热、导电性能好，但针体较粗，强度、韧性远不如不锈钢针，而且价格昂贵，除特殊需要外，很少应用。

毫针是针灸临床最常用的一种针具，由针尖、针身、针根、针柄、针尾 5 部分构成（图 5-1）。针尖指针身的尖端部分，是毫针刺入腧穴的关键部位；针身亦称针体，指针尖至针根的部分，是毫针刺入腧穴内相应深度的主要部分；针根指针身与针柄的连接处，是观察针身刺入腧穴深度和提插幅度的外部标志；针柄指从针根到针尾的部分，常用金属丝缠绕呈螺旋状，是医者持针、运针的主要部分。

根据针柄与针尾的构成和形状不同，毫针可分为：①环柄针，又称圈柄针，即针柄用镀银或经氧化处理的金属丝缠绕成环形者；②花柄针，又称盘龙针，即针柄中间用两根金属丝交叉缠绕呈盘龙形者；③平柄针，又称平头针，即针柄用金属丝缠绕，其尾部平针柄者；④管柄针，即针柄用金属薄片制成管状者。其中，平柄针和管柄针主要在进针器和进针管的辅助下使用（图 5-2）。

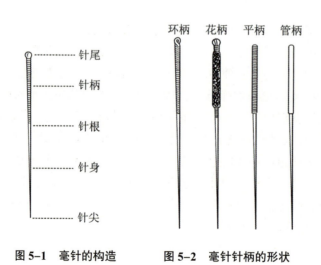

图 5-1　毫针的构造　　图 5-2　毫针针柄的形状

（二）毫针的规格

毫针的规格，以针体的直径和长度予以区分（表 5-1、表 5-2）。

表 5-1 毫针直径规格表

规格（号数）	26	27	28	29	30	31	32	33
直径（mm）	0.45	0.42	0.38	0.34	0.32	0.30	0.28	0.26

表 5-2 毫针长度规格表

规格（寸）	0.5	1.0	1.5	2.0	2.5	3.0	4.0	5.0
长度（mm）	15	25	40	50	60	75	100	125

（三）毫针的选择与检查

临床上毫针规格的选择，以直径为 28～30 号（0.38～0.32mm）和长度为 1～3 寸（25～75mm）者最为常用。实践中，应根据患者的性别、年龄、胖瘦、体质强弱、病情虚实、病变部位深浅，以及拟选腧穴所在部位，选择长短、粗细适宜的毫针。如男性患者、体壮、形胖、病变部位较深者，可选较粗、稍长的毫针；反之，若女性患者、体弱、形瘦，且病变部位较浅者，就应选用稍短、较细的毫针。此外，若拟选腧穴的所在部位皮薄肉少，针刺宜浅，宜选短而细的毫针；若所选腧穴处于皮厚肉多的部位，针刺较深，则宜选用针身稍长、稍粗的毫针。所选毫针的针身应稍长于腧穴应该针至的深度，且有部分露于皮肤之外。如应刺入1寸时，可选用1.5～2寸的毫针。总之选择毫针应适宜，否则难以取得满意的治疗效果。

为确保针刺操作顺利进行，针刺前，应对拟选用的毫针进行检查。检查时要注意：针尖应端正不偏，形如"松针"，尖而不锐，圆而不钝，无毛钩；针身应光滑挺直，圆正匀称，富有弹性，无弯曲、折痕、锈痕；针根应牢固，无剥蚀、损伤及毛刺；针柄的金属丝应缠绕均匀、牢固而无松动或断丝。

（四）毫针的保养

除了一次性使用的毫针外，需反复使用的毫针都应注意保养，以防止针尖受损、针身弯曲或锈蚀、污染等。存放毫针的器具有针盒、针管和针夹等，存放时的基本要求是用纱布、干棉球等柔软之物，将毫针与存放器具的四壁分隔开，以防针尖受损。已经消毒备用的毫针，存放时应避免受到污染。

二、练针

练针，主要是对指力和手法的训练。指力是指治疗师持针之手进针操作的力度。良好的指力和精巧的手法是针灸治病的基础和条件，换言之，针刺时要使针体轻巧无痛地刺入穴位，必须具有一定的指力和熟练的手法，当指力和手法达到熟练程度后，就会进针快、透皮不痛，行针自如，患者乐于接受，取得迅速的临床疗效。练针应循序渐进，一般分三步进行。

(一)纸垫、棉团练针

1. 纸垫练针 纸垫练针主要是训练指力和捻转等基本手法。用松软的细草纸或毛边纸,折叠成厚 2cm、长 8cm、宽 5cm 的纸块,周围用棉线以"井"字形扎紧,做成纸垫。练习时右手拇、食、中三指以执笔式持针,左手持纸垫,针身垂直于纸垫,针尖抵于纸垫上,然后右手三指交替捻动针柄,同时手指逐渐向下施加压力,使毫针刺透纸垫,然后另换一处反复练习(图 5-3)。

2. 棉团练针 棉团练针可以练习提插、捻转、进针、出针等毫针各种基本操作手法。用白布将一团棉絮包裹,下面用棉线缠绕,做成直径为 6~7cm 外紧内松的棉团。提插练针时,以执笔式持针,将针刺入棉球,在原处做上提下插的动作,要求深浅适宜,幅度均匀,针身垂直。在此基础上,再做提插与捻转配合练习,要求提插幅度一致,捻转角度一致,频率快慢一致,达到动作协调、运用自如、手法熟练的程度。开始练针时可使用 1~1.5 寸的短针,指力练到一定程度后,改用 2~3 寸的长针;练针时先做提插练习,再进行配合捻转练习;先用右手练习,以后再进行双手行针的练习,以便临床持续行针时应用(图 5-4)。

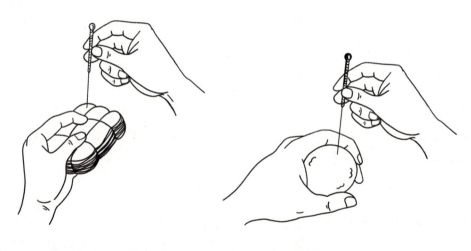

图 5-3 指力练习　　图 5-4 手法练习

(二)自身练针

经过前面的练针方法打下一定基础,具有一定指力,手法较为熟练时,可以在自己身上试针练习,以亲身体验指力的强弱、针刺的感觉、行针手法等。自身练针时,穴位要选择易于操作,且针感不十分强烈的穴位,如足三里、内关、关元等,同时也要注意严格消毒,以防感染。

(三)相互练针

在自身练习的基础上,模拟临床实际,两人交叉进行试针练习。通过相互试针练习，不断提高毫针的基本操作技能，逐渐做到进针无痛或微痛，针身挺直不弯，刺入顺利，提插、捻转自如，指力均匀，手法熟练。同时，还应仔细体会指力与进针、手法与得气的关系，以及持针手指的感觉和受刺部位的感觉。

为更好地适应临床，作为针灸的施术者，除了指力和手法的训练外，还应该加强腕力、悬臂力的训练，以应对较长时间行针的需要。此外，平素还应进行一定的气功锻炼，如静坐呼吸法、太极拳等，以积聚丹田之气，以利于针灸操作时守神、治神、驾驭经气，提高临床疗效。

三、进针前的准备

（一）体位的选择

1. 选择体位的重要性 选择正确的体位，对于准确取穴、操作方便、持久留针和防止针刺意外，都有重要的意义。

2. 临床常用的体位

（1）仰卧位 适用于身体前部的腧穴，包括头、面、胸、腹部腧穴和部分上、下肢腧穴。仰卧位舒适自然，全身放松，不易疲劳，易于持久，为临床最佳体位。对初次针刺，精神紧张、体虚病重者尤为适宜。

（2）俯卧位 适用于身体后部的腧穴，包括头、项、脊背、腰骶部腧穴和部分上、下肢腧穴。

（3）侧卧位 适用于身体侧面腧穴和部分上、下肢腧穴。

（4）仰靠坐位 适用于前头、颜面、颈前、上胸部以及肩部的腧穴。

（5）俯伏坐位 适用于头顶、后头、项背、肩部的腧穴。

（6）侧伏坐位 适用于侧头、面颊、颈侧、耳部的腧穴。

（二）定穴与揣穴

针刺前医者需对腧穴进行准确定位，这是针灸获得疗效的基础。腧穴的定位，称"定穴"。定穴主要根据"骨度分寸""自然标志"等方法确定穴位。医者以手指在穴位处揣、摸、按、循，找出指感强烈的穴位，称"揣穴"。临床上定穴与揣穴相辅相成，不可分割。

（三）消毒

针刺治疗要有严格的无菌观念，切实做好消毒工作。如果不消毒或消毒不彻底，容易造成交叉感染，引起局部红肿、化脓，甚至出现全身症状，严重者导致传染性疾病的感染。消毒包括针具器械、医者双手、患者施术部位及治疗室用具的消毒。

1. 治疗室内消毒 包括治疗台上的床垫、枕巾、毛毯、垫席、床单等物品，要定期换洗晾晒。治疗室内保持空气流通，卫生洁净，并定期使用专用消毒灯照射。

2. 针刺部位消毒 在针刺部位的皮肤上用75%乙醇棉球由中心向周围擦拭；或先

擦拭2%碘酊，再用75%乙醇脱碘。穴位皮肤消毒后，切忌接触污物，避免重新污染。

3. 医者手指消毒 施术前先用肥皂水洗手，待手干后再用75%乙醇棉球擦拭。施术过程中尽量避免手指接触针身，必要接触时需用消毒棉球作间隔物，以确保针身无菌。

4. 针具器械消毒 随着医学的发展，现临床已普遍应用一次性无菌针具。在一次性无菌针具普及之前，其他的针具在使用前都必须经过严格消毒，包括煮沸消毒、药液浸泡消毒、高压蒸汽消毒等。

四、持针法

1. 刺手与押手 刺手，即持针施术的手，多为右手，其作用是掌握针具，实施操作。押手，即按压在穴位旁或辅助进针的手，多为左手，其作用是固定穴位皮肤、加持针身协助刺手进针、帮助毫针准确刺入穴位。临床操作时，刺手与押手必须密切配合，才能使进针与行针顺利，减少疼痛，提高疗效。

2. 持针姿势 "持针之道，坚者为宝"，治疗师持针应保持毫针端直坚挺，这是持针的总则。根据持针时所用手指的多少，分为两指持针法、三指持针法、四指持针法及双手持针法。临床上以三指持针法较为常用。

（1）两指持针法 用拇指、食指末节指腹捏住针柄，适用于短小的针具。

（2）三指持针法 用拇指、食指、中指末节指腹捏拿针柄，拇指在内，食指、中指在外，三指协同，以保持较长针具的端直坚挺状态，临床较为常用（图5-5）。

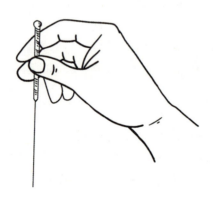

图5-5 三指持针法

（3）四指持针法 用拇指、食指、中指捏持针柄，以无名指抵住针身，此法可避免针身弯曲，适用于长针。

（4）双手持针法 用刺手拇指、食指、中三指持针柄，押手拇、食两指握固针体末端，稍留出针尖1～2分。双手配合持针，可防止针身弯曲，减少进针疼痛，适于长针。

五、进针方法

临床常用进针方法有以下几种。

(一)单手进针法

仅运用刺手将针刺入穴位的方法,多用于较短毫针的进针。用刺手拇指、食指持针,中指指端紧靠穴位,指腹抵住针身中部,当拇、食指向下用力时,中指也随之屈曲,将针刺入,直至所需的深度。此外,还有用拇指、食指夹持针身,中指指端抵触穴位,拇指、食指所夹持的毫针沿中指尖端迅速刺入(图5-6)。

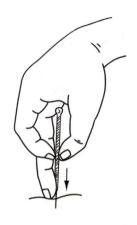

图 5-6 单手进针法

(二)双手进针法指

刺手与押手相互配合,将针刺入穴位的方法。常用的双手进针法有以下几种。

1. 指切进针法 又称爪切进针法。用押手拇指或食指指端切按在腧穴皮肤上,刺手持针,紧靠押手切按腧穴的手指指甲面将针刺入腧穴。此法适用于短针的进针(图5-7)。

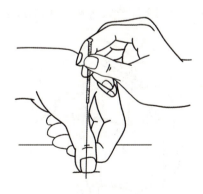

图 5-7 指切进针法

2. 夹持进针法 又称骈指进针法。即用押手拇、食二指持捏无菌干棉球夹住针身下端,将针尖固定在拟刺腧穴的皮肤表面,刺手向下捻动针柄,押手同时向下用力,将针刺入腧穴。此法适用于长针的进针操作(图5-8)。

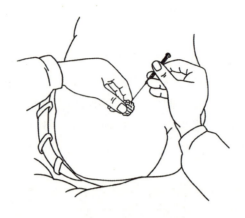

图 5-8 夹持进针法

3. 舒张进针法 用押手食、中二指或拇、食二指将拟刺腧穴处的皮肤向两侧撑开，使皮肤绷紧，刺手持针，使针从押手食、中二指或拇、食二指的中间刺入。此法主要用于皮肤松弛部位的腧穴（图 5-9）。

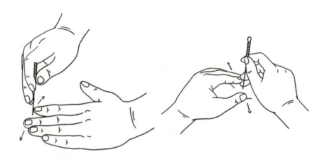

图 5-9 舒张进针法

4. 提捏进针法 用押手拇、食二指将拟刺腧穴部位的皮肤提起，刺手持针，从捏起皮肤的上端将针刺入。此法主要用于印堂穴等皮肉浅薄部位的腧穴（图 5-10）。

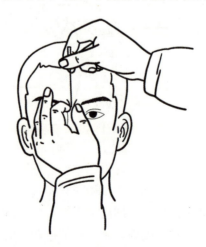

图 5-10 提捏进针法

临床上应根据腧穴所在部位的解剖特点、针刺深浅和手法要求，灵活选用以上各种进针法，使进针顺利并减轻患者的疼痛。

（三）针管进针法

利用针管将针刺入穴位的方法。针管多由玻璃、塑料或金属制成，长度应比毫针短 3 分左右。针管的直径，以不阻碍针尾顺利通过为宜。使用时，先将针插入针管内，针尖与针管下端平齐，置于拟刺腧穴上，针管上端露出针柄 3 分左右。押手持针管，用刺手食指叩打或用中指弹击针尾，即可使针刺入皮肤，然后退出针管，再将针刺入穴内（图 5-11）。也可用安装弹簧的特制进针器进针。此法进针不痛，多用于儿童和惧针者。

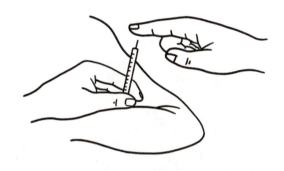

图 5-11　针管进针法

六、进针的方向、角度与深度

在针刺操作过程中，掌握正确的针刺方向、角度和深度，既是确保腧穴深层次定位正确性的基础，也是增强针感、提高疗效、防止意外的关键。同一腧穴，由于针刺的方向、角度、深度的不同，所产生针感的强弱、感传方向和治疗效果常有明显差异。针刺的方向、角度和深度，应根据针刺腧穴所在位置、患者体质、病情需要和针刺手法等实际，灵活运用。

（一）针刺的方向

针刺的方向指进针时针尖的朝向，一般依经脉循行的方向、腧穴部位的特点和治疗的需要而确定。

1. 依经脉循行定方向　根据经脉循行走向，或顺经而刺，或逆经而刺，以达到疏通经气、提高疗效的目的。

2. 依腧穴部位特点定方向　根据腧穴部位的特点，针刺某些腧穴时必须朝向某一特定方向，方能保证治疗效果和针刺安全。如针刺哑门时，针尖应朝向下颌方向；针刺某些背部腧穴时，针尖应朝向脊柱方向。

3. 依治疗需要定方向　根据治疗需要，针刺时针尖朝向病所，促使针刺感应达到病变部位，通过气至病所以提高疗效。

（二）角度

针刺的角度是指进针时针身与皮肤表面所形成的夹角（图5-12）。它是根据腧穴所在的位置和医者针刺时所要达到的目的而确定的。一般分为以下3种角度。

1. 直刺 指针身与皮肤表面呈90°垂直刺入体内。此法适用于人体大部分腧穴。

2. 斜刺 指针身与皮肤表面呈45°左右刺入体内。此法适用于肌肉浅薄处或内有重要脏器，或不宜直刺、深刺的腧穴。

3. 平刺 又称横刺、沿皮刺，指针身与皮肤表面呈15°左右或以更小的角度刺入体内。此法适用于皮薄肉少部位的腧穴，如头部、胸胁部的腧穴等。

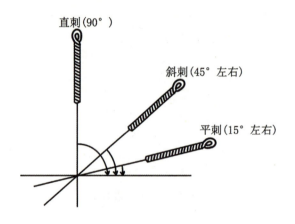

图5-12 针刺的角度

（三）深度

针刺的深度是指针身刺入腧穴内的深浅度。针刺深度的确定以安全且取得针感为原则。各腧穴的针刺深度，在经络腧穴各论中已有详述，临床上还需结合患者的体质、年龄、病情、部位等情况来调整。

1. 年龄 年老体弱、气血虚衰，小儿稚嫩，均不宜深刺；中青年身强体壮者，可适当深刺。

2. 体质 形瘦体弱者，宜浅刺；形胖体强者，宜深刺。

3. 病情 阳证、新病者，宜浅刺；阴证、久病者，宜深刺。

4. 部位 头面、胸背及皮薄肉少处腧穴，宜浅刺；四肢、臀、腹及肌肉丰厚处腧穴，宜深刺。

此外，不同季节对针刺深浅的要求也不同，一般"春夏宜刺浅，秋冬宜刺深"。

透穴刺法是一种将针刺方向、角度和深度有机结合，从一个穴位刺向另一个穴位的特殊针刺方法。腧穴确定后，将针尖朝向欲透刺的腧穴方向，针身与皮肤呈一定角度，将针刺入腧穴，针下得气后，再将针刺向并抵达另一个腧穴，透刺形式可分为直透、横透和斜透；根据透刺穴位，又可分为本经穴透刺、表里经穴透刺、相邻经穴透刺等。

针刺的角度和深度关系极为密切。一般,深刺多用直刺,浅刺多用斜刺、平刺。

七、行针手法

行针亦称运针,是指毫针刺入穴位后,为使患者产生针刺感应,或进一步调整针感的强弱,以及使针感向某一方向扩散、传导而采取的操作方法。行针手法包括基本手法和辅助手法两类。

(一) 基本手法

行针的基本手法包括提插法和捻转法。临床施术时这两者既可单独应用,又可配合使用。

1. 提插法 是指将毫针刺入腧穴一定深度后,施以上提下插的操作手法。将针向上引退为提,将针向下刺入为插。如此反复运针做上下纵向运动,就构成了提插法(图5-13)。提插幅度的大小、层次的变化、频率的快慢和操作时间的长短,应根据患者的体质、病情、腧穴部位和针刺目的等灵活掌握。使用提插法时的指力一定要均匀一致、幅度不宜过大,一般以3~5分为宜,频率不宜过快,每分钟60次左右,保持针身垂直,不改变针刺方向、角度。

2. 捻转法 是指将毫针刺入腧穴一定深度后,施以向前向后捻转动作,使针在腧穴内反复来回旋转的行针手法(图5-14)。捻转角度的大小、频率的快慢、时间的长短等,需根据患者的体质、病情、腧穴部位和针刺目的等灵活掌握。使用捻转法时,指力要均匀,角度要适当,捻转角度一般在180°~360°,不能单向捻针,以免针体被肌纤维缠绕,引起局部疼痛或滞针而使出针困难。

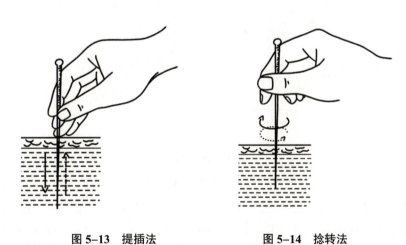

图 5-13 提插法　　　　图 5-14 捻转法

(二) 辅助手法

行针的辅助手法是行针基本手法的补充,是以促使得气和加强针刺感应为目的的操作手法。临床常用的行针辅助手法有以下6种。

1. 循法 针刺后在留针过程中,医者用手指顺着经脉的循行路径,在针刺腧穴的上下部位轻柔循按的方法。此法能推动气血运行,激发经气,促使针后得气。

2. 弹法 针刺后在留针过程中,医者以手指轻弹针尾或针柄,使针体微微振动的方法(图 5-15)。此法有催气、行气、加强针感的作用。

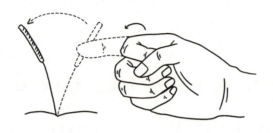

图 5-15 弹法

3. 刮法 毫针刺入一定深度后,以拇指或食指的指腹抵住针尾,用食指或中指或拇指指甲,由下而上或由上而下频频刮动针柄的方法(图 5-16)。本法在针刺不得气时用之可激发经气,如已得气者可以加强针感的传导和扩散。

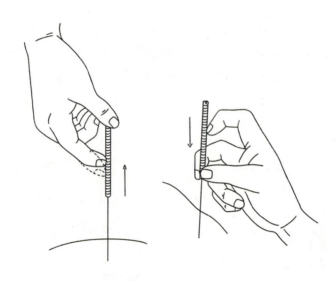

图 5-16 刮法

4. 摇法 毫针刺入一定深度后,医者手持针柄,将针轻轻摇动的方法。其法有二:一是直立针身而摇,以加强得气的感应;二是卧倒针身而摇,使经气向一定方向传导。

5. 飞法 毫针刺入一定深度后,医者用刺手拇指、食指执持针柄、细细捻搓数次,然后张开两指,一搓一放,反复数次,状如飞鸟展翅,故称飞法(图 5-17)。本法具有催气、行气、增强针感的作用。

6. 震颤法 毫针刺入一定深度后,医者刺手持针柄,用小幅度、快频率的提插、捻转手法,使针身轻微震颤的方法。本法可促使针下得气,增强针刺感应。

毫针行针手法以提插、捻转为基本操作方法,根据临证情况,选用相应的辅助手法、刮法、弹法可应用于不宜施行大角度捻转的腧穴；飞法可应用于某些肌肉丰厚部位的腧穴；摇法、震颤法可用于部位较为浅表的腧穴；通过各种行针手法的运用，促使针后气至或加强针刺感应，以起到疏通经络、调和气血、防治疾病的作用。

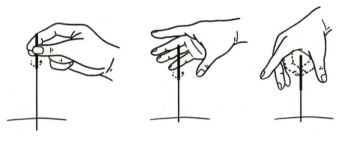

图 5-17 飞法

八、针刺得气

（一）得气的概念

得气，古称"气至"，近又称"针感"，是指毫针刺入腧穴一定深度后，施以一定的行针手法，使针刺部位获得经气感应。针下是否得气，可以从患者对针刺的感觉和医者刺手指下的感觉两个方面分析判断。当针刺得气时，患者自觉针刺部位有酸、麻、胀、重等反应，有时出现热、凉、痒、痛、抽搐、蚁行等反应，有时出现沿着一定的方向和部位传导、扩散等现象，医者的刺手则能体会到针下沉紧、涩滞或针体颤动等反应。若针刺后未得气，患者则无任何特殊感觉或反应，医者刺手亦感觉到针下空松、虚滑。《标幽赋》中所说的"轻滑慢而未来，沉涩紧而已至……气之至也，如鱼吞钩饵之浮沉；气未至也，如闲处幽堂之深邃"，是对得气与否的形象描述。

（二）得气的意义

得气与否以及得气迟速，是能否获得针刺疗效的关键。《灵枢·九针十二原》说："刺之要，气至而有效。"临床上一般是得气迅速时，起效较快；得气迟缓时，起效较慢；若不得气时，则疗效较差。诚如《金针赋》所言："气速效速，气迟效迟。"得气是施行补泻手法的基础和前提。只有在得气的基础上施行补泻手法，才可能取得预期的效果。得气与否以及得气迟速，还可协助判断病情轻重和预后。除去人体禀赋因素，一般来说，得气速者，病情较为轻浅，预后较佳；得气慢甚至久久不能得气者，病情较重，预后欠佳。

（三）影响得气的因素

影响得气的因素主要包括医者、患者和环境因素三个方面。腧穴定位不准、针刺角度有误、深浅失度，或手法运用不当等，均可影响得气的产生。患者体质虚弱、病久体虚、正气虚惫，以致经气不足，或因其他病因，感觉迟钝、丧失，则不易得气。气候寒冷、阴雨潮湿，不易得气；气候温暖、天气晴朗，较易得气。

（四）促使得气的方法

针刺不得气或气至不够理想时，要在分析原因的基础上，采取相应的方法使之得气。具体分为候气法、催气法和守气法。

1. 候气法 又称留针候气法。即针刺入穴位后，留针等待气至的方法。候气时，可以安静等待较长时间，也可以间歇地行针，施用各种催气手法，直至气至为止。

2. 催气法 即针刺入穴位后，采用各种手法，催促气至的方法。如改变针刺方向、深度（搜气），或使用循、弹、刮、摇、搓、捻、飞、震颤等前面论述的辅助手法，也能达到催促气至的目的。

3. 守气法 是指治疗师守住针下经气，保持针感持久的方法。针刺得气后如果随意改变针尖部位，或盲目提插，会使已出现的得气感应变小或消失。因此，针下得气后，治疗师将针尖顶住有感应的部位不动，推弩针柄，或用拇指向前或向后捻住针柄，使针尖不脱离经气感应的部位（推弩法）；或治疗师用刺手的拇指将针柄搬向一方，用食指垫在针体与被针穴位之间，顶住有感觉的部位（搬垫法）以保持针感持久。此外，临床上还常用飞、弹、摇、刮、颤等方法守气。

（五）气至病所和行气法

气至病所是指通过一定的手法，使针刺感应向着病所方向扩散和传布的现象。循经感传是指针刺得气后，针感沿着经脉走行传导的现象。气至病所是循经感传的最佳表现，是行气的主要目的。促使气至病所的主要方法为行气法，又称运气法、气至病所法。临床常用的行气方法有：

1. 循摄法 多用于经气不足，气行缓慢的患者。施术时用左手食、中、无名指平按于所针穴位的经脉上，顺着经脉循行的方向，上下往来轻柔循摄，以使气行加速，气至病所。

2. 逼针法 针刺得气后，如气不行或气行不远，可将针尖于得气之处，按住不动。若使经气向上行时，针尖略朝上方；若使气向下行时，针尖略朝下方。

3. 推气法 针刺得气后，若气行不远，可用拇、食指将针由得气处轻轻提起，使针尖朝向欲使气行的方向，拇指向前均匀而有力地推捻针柄，当拇指推至指腹后横纹时，即轻轻退后，然后再推捻第二次。如此反复，直至气至病所。

4. 按截法 针刺得气后，右手握住针柄，左手按压针穴的上方，然后施以捻转、提插等手法，以使经气下行；反之，若使经气上行，则按压针穴下方。

此外，飞经走气法即青龙摆尾、白虎摇头、苍龟探穴、赤凤迎源四法，也可用于行气。

九、针刺补泻

针刺补泻，是通过针刺腧穴，采用与机体状态和疾病性质相适应的针刺补泻手法，以激发经气，起到补益正气，疏散邪气，调整人体的脏腑、经络功能，促使阴阳平衡，气血和调，恢复健康的作用。针刺补泻，是根据《灵枢·经脉》所载"盛则泻之，虚则补之，热则疾之，寒则留之，陷下则灸之，不盛不虚以经取之"的原则而确立的，是以补虚泻实为目的的两类不同针刺方法。

补法是指凡是能够扶助经气，使机体低下的功能状态恢复正常的针刺方法；泻法是指凡是能够疏泄邪气，使机体亢盛的功能状态恢复正常的针刺方法。根据手法操作术式的繁简不同，可将针刺的补泻手法分为单式补泻手法和复式补泻手法两大类。

（一）单式补泻手法

1. 提插补泻　主要以针身在穴位内提插手法的轻重区分补泻的针刺手法。补法：针下得气后，先浅后深（由浅入深），做小幅度的重插轻提（紧按慢提），即下插时用力大，上提时用力小，以下插为主；泻法：针下得气后，先深后浅（由深至浅），做小幅度的重提轻插（紧提慢按），即上提时用力大，下插时用力小，以上提为主。

2. 捻转补泻　主要以针身在穴位内捻针的方向、用力的轻重区分补泻的针刺手法。补法：针下得气后，捻转角度小，用力轻，频率慢，操作时间短，结合拇指向前、食指向后（左捻用力为主）；泻法：针下得气后，捻转角度大，用力重，频率快，操作时间长，结合拇指向后、食指向前（右捻用力为主）。

3. 迎随补泻　依据针刺时针尖的方向区分补泻的针刺手法。进针时针尖顺（随）着经脉循行的方向刺入为补法；针尖逆（迎）着经脉循行的方向刺入为泻法。

4. 徐疾补泻　主要以毫针刺入皮下后，进针与出针的快慢区分补泻的针刺手法。缓慢进针，快速出针为补法；快速进针，缓慢出针为泻法。

5. 呼吸补泻　主要以实施针刺手法时，配合患者的呼吸区分补泻的针刺手法。呼气时进针，吸气时出针为补法；吸气时进针，呼气时出针为泻法。

6. 开阖补泻　主要依据针刺补泻过程中，在出针时按闭针孔与否，以区分补泻的针刺手法。出针后迅速按闭针孔为补法；出针时摇大针孔，出针后不按闭针孔为泻法。

7. 平补平泻　针刺入一定深度得气后，缓慢均匀地提插、捻转后即可出针。是近代医家临床惯用的针刺补泻手法之一。

（二）复式补泻手法

复式针刺补泻手法，是由多种单式针刺补泻手法组合而成。

1. 烧山火　首先将所针刺腧穴的深度分作浅、中、深三层（天、人、地三部）。医者重用押手，指切进针，随呼气将针刺入浅层（天部）；得气后，施重插轻提，连续重复九次（行九阳数）；再将针刺入中层（人部），重插轻提，连续重复九次（行九阳数）；然后将针刺入深层（地部），重插轻提，连续重复九次（行九阳数）。此时如针下产生热感，稍待片刻，随患者吸气将针一次提到浅层，此为一度。如针下未产生热感，可随患者呼气再施前法，一般不超过三度。操作完毕后，留针15～20分钟，待针下松弛时，随吸气将针拔出并疾按针孔。

临床适用于脾肾阳虚、沉寒痼疾、阳气衰微等所致的中风脱证、瘫痪、痿病、寒湿痹病、腹痛、腹泻、阳痿、遗精、内脏下垂等虚寒证。

2. 透天凉 首先将所针刺腧穴的深度分作浅、中、深三层（天、人、地三部）。医者轻用押手进针，随其吸气将针刺入深层（地部）；得气后施轻插重提，反复六次（行六阴数）；再将针提至中层（人部），施轻插重提，反复六次（行六阴数）；再将针提至浅层（天部），轻插重提，如此六次（行六阴数）。此时，针下产生凉感，称为一度。如针下未出现凉感，可将针一次下插至深层，再施前法。但一般不超过三度。凉感不论在地部、人部，或天部出现，均可停止手法操作。操作完毕后，可随患者呼气将针缓慢拔出，不按针孔或者缓按针孔。

临床适用于实热火邪、痰热内盛所致的中风闭证、癫狂、热痹、痈肿、丹毒、咽喉肿痛、口臭、腹痛、痢疾、高热等实热证。

（三）影响针刺补泻效应得因素

1. 患者的功能状态 患者的病理状态不同，针刺产生的调整作用（即补泻效果）也不同。当患者处于正虚状态时，针刺可以起到扶正补虚作用，若患者处于虚脱状态时，针刺还可以起到回阳固脱作用；当患者处于邪盛状态时，针刺可以起到祛邪泻实作用。如针刺足三里可以缓解胃痛。对于实证患者，可以发挥消积导滞、行气止痛的作用；对于虚证患者，可以达到补中益气、养胃止痛的效果。临床实践和实验研究表明，针刺时的机体功能状态，是影响针刺补泻效果的主要因素。

2. 腧穴作用的相对特异性 腧穴的主治功用，不仅具有普遍性，而且具有相对特异性。人体不少腧穴，如关元、气海、命门、膏肓等穴，能鼓舞人体正气，促使功能旺盛，具有强壮作用，适宜于补虚；也有很多腧穴，如人中、委中、十宣等穴，能疏泄病邪，抑制人体功能亢进，具有祛邪作用，适宜于泻实。当施行针刺补泻手法时，应结合腧穴作用的相对特异性，以便取得较好的针刺补泻效果。

3. 针刺手法的选择和运用 针刺补泻手法是促使机体虚实状态转化的主要手段。针对患者虚实的性质和程度，选择适宜的补泻手法，并恰当运用，才能达到预期的补泻效应。若针刺补泻手法选择或运用不当，将会影响针刺治疗效果，甚或产生不良后果，如《灵枢·邪气脏腑病形》指出："补泻反、则病益笃。"

十、留针

将针刺入腧穴施术后，使针留置腧穴内称为留针。留针的目的是加强针刺的作用和便于继续行针施术。留针的方法有静留针和动留针两种。静留针是指在留针过程中不再行针；动留针是指在留针过程中作间歇性行针。一般病证只要针下得气而施以适当的补泻手法后，即可出针或留针10～20分钟。但对于一些特殊病证，如急性腹痛，破伤风，角弓反张，寒性、顽固性疼痛或痉挛性病证，可适当延长留针时间，有时留针可达数小时，以便在留针过程中作间歇性行针，以增强、巩固疗效。在临床上留针与否或留针时间的长短，不可一概而论，应根据患者具体病情而定。

十一、出针

出针，又称起针、退针，指将针拔出的方法。在施行针刺手法或留针达到预定针刺目的和治疗要求后，即可出针。

出针的方法，一般以左手拇指、食指两指持消毒干棉球轻轻按压于针刺部位，右手持针做轻微的小幅度捻转，并随势将针缓慢提至皮下（不可单手用力过猛），静留片刻，然后出针。出针时，依补泻的不同要求，分别采取"疾出"或"徐出"及"疾按针孔"或"摇大针孔"的方法出针。当针退出后，要仔细查看针孔是否出血，询问针刺部位有无不适感，检查核对针数有否遗漏，还应注意有无晕针延迟反应现象。

十二、针刺异常情况的预防及处理

（一）晕针

晕针是在针刺过程中患者发生的晕厥现象。

1. 原因 患者体质虚弱，精神紧张，或疲劳、饥饿、大汗、大泻、大出血之后，或体位不当，或医者在针刺时手法过重，可致针刺时或留针过程中发生此症。

2. 现象 患者突然出现精神疲倦，头晕目眩，面色苍白，恶心欲吐，多汗心慌，四肢发冷，血压下降，脉沉细，或神志昏迷，仆倒在地，唇甲青紫，二便失禁，脉微细欲绝。

3. 处理 立即停止针刺，将针全部起出。使患者平卧，注意保暖，轻者仰卧片刻，给饮温开水或糖水后，即可恢复正常；重者在上述处理基础上，可刺人中、素髎、内关、足三里，悬灸百会、关元、气海等穴，即可恢复。若仍不省人事，呼吸细微，脉细弱者，可考虑配合其他治疗或采用急救措施。

4. 预防 对于晕针应注重预防。如初次接受针刺治疗或精神过度紧张、身体虚弱者，应先做好解释，消除对针刺的顾虑，同时选择舒适持久的体位，最好采用卧位。选穴宜少，手法要轻。若饥饿、疲劳、大渴时，应令进食、休息、饮水后再予针刺。医者在针刺治疗过程中，要精神专一，随时注意观察患者的神色，询问患者的感觉，一旦有不适等晕针先兆，可及早采取处理措施，防患于未然。

（二）滞针

在行针时或留针后医者感觉针下涩滞，捻转、提插、出针均感困难而患者感觉痛剧时，称为滞针。

1. 原因 患者精神紧张，当针刺入腧穴后，患者局部肌肉强烈收缩，或行针手法不当，向单一方向捻针太过，以致肌肉组织缠绕针体而成滞针。留针时间过长，有时也可出现滞针。

2. 现象 针在体内，捻转不动，提插、出针均感困难，若勉强捻转、提插时，则患者痛不可忍。

3. 处理 若患者精神紧张，局部肌肉过度收缩时，可稍延长留针时间，或于滞针腧穴附近，进行循按或叩弹针柄，或在附近再刺一针，以宣散气血而缓解肌肉的紧张。由于行针不当，或单向捻针而致者，可向相反方向将针捻回，并用刮柄、弹柄法，使缠绕的肌纤维回释，即可消除滞针。

4. 预防 对精神紧张者，应先做好解释工作，消除患者不必要的顾虑。注意行针的操作手法和避免单向捻转，若用搓法时，应注意与提插法的配合，则可避免肌纤维缠绕针身而防止滞针的发生。

（三）弯针

进针时或将针刺入腧穴后，针身在体内形成弯曲，称为弯针。

1. 原因 医者进针手法不熟练，用力过猛、过速，以致针尖碰到坚硬组织器官，或患者在针刺或留针时移动体位，或针柄受到某种外力压迫、碰击等，均可造成弯针。

2. 现象 针柄改变了进针或刺入留针时的方向和角度，提插、捻转及出针均感困难，而患者感到疼痛。

3. 处理 出现弯针后，即不得再行提插、捻转等手法。如针系轻微弯曲，应慢慢将针起出。若弯曲角度过大时，应顺着弯曲方向将针起出。若由患者移动体位所致，应使患者慢慢恢复原来体位，待局部肌肉放松后，再将针缓缓起出，切忌强行拔针以免使针断入体内。

4. 预防 医者进针手法要熟练，指力要均匀，并要避免进针过速、过猛。选择适当体位，在留针过程中，嘱患者不要随意变动体位，注意保护针刺部位，针柄不得受外物硬碰和压迫。

（四）断针

断针又称折针，是指针体折断在人体内。

1. 原因 针具质量欠佳，针身或针根有损伤剥蚀，进针前失于检查，针刺时将针身全部刺入腧穴；行针时强力提插、捻转，肌肉猛烈收缩；留针时患者随意变更体位，或弯针、滞针未能进行及时的正确处理等，均可造成断针。

2. 现象 行针时或出针后发现针身折断，其断端部分针身尚露于皮肤外，或断端全部没入皮肤之下。

3. 处理 医者态度必须从容镇静，嘱患者切勿变动原有体位，以防断针向肌肉深部陷入。若残端部分针身显露于体外时，可用手指或镊子将针取出。若断端与皮肤相平或稍凹陷于体内者，可用左手拇、食二指垂直向下挤压针孔两旁，使断针暴露于体外，右手持镊子将针取出。若断针完全深入皮下或肌肉深层时，应在 X 线下定位，手术取出。

4. 预防 为了防止折针，应仔细地检查针具，对不符合质量要求的针具应剔除不用。避免过猛、过强地行针。在行针或留针时，应嘱患者不要随意更换体位。针刺时更不宜将针身全部刺入腧穴，应留部分针身在体外，以便于针根断折时取针。在进针、行针过程中，如发现弯针时，应立即出针，切不可强行刺入、行针。对于滞针等亦应及时正确地处理，不可强行硬拔。

（五）血肿

针刺部位出现皮下出血而引起的肿痛，称为血肿。

1. 原因 针尖弯曲带钩，使皮肉受损，或刺伤血管所致。

2. 现象 针后，针刺部位肿胀疼痛，继则皮肤呈现紫色。

3. 处理 微量的皮下出血而引起局部小块青紫时，一般不必处理，可以自行消退。若局部肿胀疼痛较剧，青紫面积大而且影响活动功能时，可先进行冷敷止血，然后再做热敷或在局部轻轻揉按，以促使局部瘀血消散吸收。

4. 预防 仔细检查针具，熟悉人体解剖部位，避开血管针刺，出针时立即用消毒干棉球揉按压迫针孔。

（六）气胸

气胸指的是由于针刺伤及肺脏，使空气进入胸膜腔而出现的一系列症状。

1. 原因 由于针刺胸背、腋、胁、缺盆等部位的腧穴时，直刺过深，伤及肺脏，而引起创伤性气胸。

2. 现象 轻者出现胸痛胸闷、心慌、呼吸不畅甚则呼吸困难、唇甲发绀、出汗、血压下降等症状。体检时，可见患侧胸部肋间隙变宽，胸部叩诊呈过清音，气管向健侧移位，听诊时呼吸音明显减弱或消失，有的病例针刺当时并无明显异常现象，隔几小时后才逐渐出现胸痛、胸闷、呼吸困难等症状。

3. 处理 一旦发生气胸，应立即起针，并让患者采取半卧位休息，要求患者心情平静，切勿因恐惧而反转体位。一般漏气量少者，可自然吸收。医者要密切观察，随时对症处理，如给予镇咳、消炎类药物，以防止肺组织因咳嗽扩大创口，加重漏气和感染。对严重病例需及时组织抢救，如进行胸腔排气、少量慢速输氧等操作。

4. 预防 医者在进行针刺过程中精神必须高度集中，令患者选择适当的体位，严格掌握进针的深度、角度。

（七）刺伤内脏

刺伤内脏是指由于针刺的角度和深度不正确而造成相应内脏损伤。

1. 原因 主要是医者缺乏解剖学、腧穴学知识，对腧穴和脏器的部位不熟悉，加之针刺过深，或提插幅度过大，刺入内脏而致内脏损伤。

2. 现象 刺伤肝、脾时，可引起内出血，患者可感到肝区或脾区疼痛，有的可向背部放射。如出血不止，腹腔积血过多，会出现腹痛、腹肌紧张，并有压痛及反跳痛等急腹症症状。刺伤心脏时，轻者可出现心前区强烈刺痛，重者有剧烈撕裂痛，引起心外射血，即刻导致休克等危重情况。刺伤肾脏时，可出现腰痛、肾区叩击痛、血尿，严重时血压下降、休克。刺伤胆囊、膀胱、胃、肠等空腔脏器时，可引起局部疼痛、腹膜刺激征或急腹症等。

3. 处理 损伤轻者，卧床休息一段时间后，一般即可自愈。如损伤较重或继续有出血倾向者，应加用止血药，或局部作冷敷止血处理，并加强观察，注意病情及血压变化。若损伤严重，出血较多，出现休克时，则必须迅速采取输血等急救措施。

4. 预防 医者要学好解剖学、腧穴学，掌握腧穴结构，明确腧穴下的脏器组织。针刺胸腹、腰背部腧穴时，应控制针刺深度，行针幅度不宜过大。

（八）刺伤脑或脊髓

刺伤脑或脊髓是指由于针刺的角度和深度不正确而引起脑或脊髓损伤。

1. 原因 针刺后头部的一些腧穴，如风府、哑门、大椎、风池及背部第 1 腰椎以上督脉穴和华佗夹脊穴时，若针刺过深，或针刺方向、角度不当，均可伤及脑或脊髓，造成严重后果。

2. 现象 如误伤延髓时，可出现头痛、恶心、呕吐、呼吸困难、休克和神志昏迷等。如刺伤脊髓，可出现触电样感觉向肢端放射，甚至引起暂时性肢体瘫痪，有时可危及生命。

3. 处理 当出现上述症状时，应及时出针。轻者，需安静休息，经过一段时间后，可自行恢复。重者则应请有关科室如神经外科医务人员会诊，进行及时抢救。

4. 预防 凡针刺督脉第 1 腰椎以上腧穴及华佗夹脊穴，都要认真掌握针刺深度、方向和角度。如针刺风府、哑门穴，不可向上斜刺，也不可针刺过深；悬枢穴以上的督脉腧穴及华佗夹脊穴，均不可深刺。上述腧穴在行针时只宜采用捻转手法，尽量避免提插，禁用捣刺手法。

十三、针刺的注意事项

1. 患者在过于饥饿、疲劳，精神过度紧张时，不宜立即进行针刺。对身体羸弱、气虚血亏的患者，进行针刺时手法不宜过强，并应尽量选用卧位。

2. 孕妇怀孕 3 个月以内者，不宜针刺小腹部的腧穴。怀孕 3 个月以上者，腹部、腰骶部腧穴也不宜针刺。至于三阴交、合谷、昆仑、至阴等一些具有通经活血作用的腧穴，在怀孕期亦应予禁刺。妇女行经时，若非为了调经，亦不应针刺。

3. 小儿囟门未合时，头顶部的腧穴不宜针刺。

4. 常有自发性出血或损伤后出血不止的患者，不宜针刺。

5. 皮肤有感染、溃疡、瘢痕或肿瘤的部位，不宜针刺。

6. 对胸、胁、腰、背等脏腑所居之处的腧穴，不宜直刺、深刺。肝、脾肿大，肺气肿患者更应注意。

7. 针刺眼区和项部的风府、哑门等穴及脊椎部的腧穴，要注意掌握一定的角度，更不宜大幅度的提插、捻转和长时间留针，以免伤及重要组织器官，产生严重的不良后果。

8. 对尿潴留等患者在针刺小腹部的腧穴时，也应掌握适当的针刺方向、角度、深度等，以免误伤膀胱等器官。

第三节 灸法

灸，灼烧的意思。灸法是以艾绒为主要燃烧材料，烧灼和熏熨体表的病变部位或腧穴，通过经络腧穴的作用，达到防治疾病的一种方法。灸法古称"灸焫"。《医学入门·针灸》说："凡病药之不及，针之不到，必须灸之。"说明灸法与针药相互补充，相辅相成。灸法原料很多，可以分为艾灸法和非艾灸法，以艾叶为原料施灸临床应用广泛。因其气味芳香，味辛、微苦，性温热，具有纯阳之性，且其纤维质较多，水分少，火力温和，故为施灸佳料。《名医别录》载："艾味苦，微温，无毒，主灸百病。"

一、灸法的作用及补泻

（一）灸法的作用

1. 防病保健 灸法可以激发人体正气，增强抗病能力，无病时施灸可起到未病先防的保健的作用，《备急千金要方·灸例第六》："凡人入吴蜀地游宦，体上常须三两处灸之，勿令疮暂瘥，则瘴疠瘟疟毒气不能着人也。"《扁鹊心书·须识扶阳》云："人于无病时，常灸关元、气海、命门、中脘，虽未得长生，亦可保百余年寿矣。"通过增强人体抗病能力而达到强身保健目的的灸法称为保健灸，《诸病源候论·小儿杂病诸候》又称之为"逆灸"。

2. 温经散寒 灸火的温和热力具有温通经络、驱散寒邪之功用。《素问·异法方宜论》说："脏寒生满病，其治宜灸焫。"临床上可用于治疗风寒湿痹和寒邪为患之胃脘痛、腹痛、泄泻、痢疾等病证。

3. 扶阳固脱 灸火的热力具有扶助阳气、举陷固脱之功能。《素问·生气通天论》说："阳气者，若天与日，失其所则折寿而不彰。"说明了阳气的重要性。阳衰则阴盛，阴盛则为寒、为厥，甚则欲脱，此时就可用艾灸来温补，以扶助虚脱之阳气。《扁鹊心书·须识扶阳》说："真气虚则人病，真气脱则人死，保命之法，灼艾第一。"《伤寒论·辨厥阴病脉证并治》也说："下利，手足逆冷，无脉者，灸之。"可见阳气下陷或欲脱之危证，可用灸法。临床上，各种虚寒证、寒厥证、虚脱证和中气不足、阳气下陷而引起的遗尿、脱肛、阴挺、崩漏、带下等病证皆可用灸法治疗。

4. 消瘀散结 艾灸具有行气活血、消瘀散结的作用。《灵枢·刺节真邪》说："脉中之血，凝而留止，弗之火调，弗能取之。"气为血之帅，血随气行，气得温则行，气行则血亦行。灸能使气机通调，营卫和畅，故瘀结自散。所以，艾灸临床常用于气血凝滞之疾，如乳痈初起、瘰疬、瘿瘤等病证。

5. 引热外行 艾火的温热能使皮肤腠理开放，毛窍通畅，从而引热外行。《医学入门·针灸》说："热者灸之，引郁热之气外发。"故灸法同样可用于某些热性病，如疖肿、带状疱疹、丹毒、甲沟炎等。对阴虚发热者也可使用灸法，可选用膏肓、四花穴等治疗骨蒸潮热、虚痨咳喘。

（二）施灸的补泻方法

灸法的补泻需根据辨证施治的原则，虚证用补法，实证用泻法。关于艾灸的补泻，始载于《黄帝内经》。《灵枢·背俞》说："气盛则泻之，虚则补之。以火补者，毋吹其火，须自灭也；以火泻者，疾吹其火，传其艾，须其火灭也。"因此，艾灸补法是在点燃艾炷后，不吹艾火，待其自然缓缓燃尽为止，以补其虚；艾灸泻法是在点燃艾炷后，以口快速吹旺艾火至燃尽，使艾火的热力迅速透达穴位深层，以泻邪气。

二、灸法的分类、操作方法及适应证

（一）灸法的分类（图 5-18）

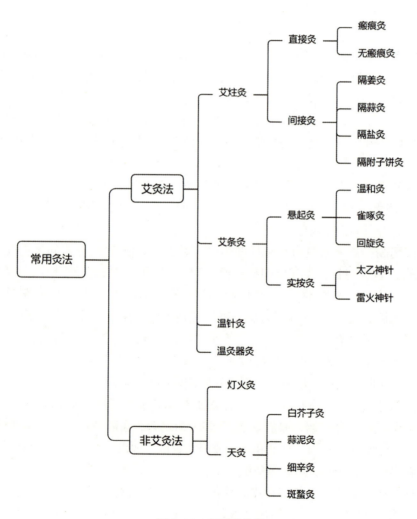

图 5-18 灸法的分类

（二）灸法的操作方法及适应证

1. 艾炷灸 将艾炷放在穴位上施灸称艾炷灸。艾炷灸可分为直接灸和间接灸两类。

（1）**直接灸** 又称明灸、着肤灸，即将艾炷直接置放在皮肤上施灸的一种方法。根据灸后对皮肤刺激的程度不同，分为无瘢痕灸和瘢痕灸两种。

①无瘢痕灸：又称非化脓灸，临床上多用中、小艾炷。施灸前先在施术部位涂以少量凡士林，以增加黏附性，然后放置艾炷，从上端点燃，当燃剩2/5左右、患者感到烫时，用镊子将艾炷夹去，换炷再灸，一般灸3～7壮，以局部皮肤充血、红晕为度。因施灸后皮肤不致起泡，不留瘢痕，故名。此法适用于慢性虚寒性疾病，如眩晕、慢性腹泻、风寒湿痹等。

②瘢痕灸：又称化脓灸，临床上多用小艾炷，亦有用中艾炷者。施灸前先在施术部位上涂以少量大蒜汁，以增加黏附性和刺激作用，然后放置艾炷，从上端点燃，当烧近皮肤时患者有灼痛感，可用手在穴位四周拍打以减轻疼痛。应用此法一般每壮艾炷须燃尽后除去灰烬，方可换炷，按前法再灸，可灸3～9壮。灸毕，在施灸穴位上贴敷消炎药膏，1周左右可化脓（脓液色白清稀）形成灸疮。灸疮5～6周愈合，留有瘢痕，故称瘢痕灸。在灸疮化脓期间，需注意局部清洁，每天换药膏1次，以避免继发感染（脓液黄稠）。《针灸资生经·治灸疮》说："凡着艾得疮，所患即瘥，如不发，其病不愈。"可见灸疮的发和不发与疗效有密切关系。因此，应叮嘱患者多吃羊肉、豆腐等营养丰富的食物以促进灸疮的透发。就灸疮而言，是局部组织烫伤后的无菌性化脓现象，可对穴位局部产生持续性刺激，有治病保健作用。临床常用于治疗哮喘、慢性胃肠病、瘰疬等，但由于这种方法灸后遗有瘢痕，故灸前必须征求患者的同意。

（2）**间接灸** 又称隔物灸、间隔灸，即在艾炷与皮肤之间用某种物品隔垫而施灸的一种方法。

隔物灸法种类很多，广泛用于治疗临床各种病证。所隔的物品有动物、植物和矿物类中药。药物因病证而异，既有单方，又有复方。由于间隔灸可发挥艾灸和药物的双重作用，故有较好的治疗效果。现将临床常用的几种方法介绍如下。

①隔姜灸：将鲜生姜切成直径2～3cm、厚0.2～0.3cm薄片，中间以针穿刺数孔，上置艾炷放在应灸的部位，然后点燃施灸，当艾炷燃尽后，可易炷再灸，以皮肤红晕而不起泡为度。在施灸过程中，若患者感觉灼热不可忍受时，可将姜片向上提起，或缓慢移动姜片。此法应用很广，多用于因寒而致的呕吐、腹痛、泄泻、风寒湿痹和外感表证等。

②隔蒜灸：将鲜大蒜头切成厚0.2～0.3cm薄片，中间以针穿刺数孔，上置艾炷放在应灸的腧穴部位或患处，然后点燃施灸，待艾炷燃尽，易炷再灸。因大蒜液对皮肤有刺激性，灸后容易起疱，若不欲起疱，可将蒜片向上提起，或缓慢移动蒜片。此法多用于治疗瘰疬、肺结核、腹中积块及未溃疮疡等疾病。此外，尚有一种自大椎穴起至腰俞穴铺敷蒜泥，上置艾炷施灸的铺灸法，因形似长蛇，故名长蛇灸。民间用于治疗虚劳、顽痹等病证。

③隔盐灸：因本法只用于脐部，又称神阙灸。用纯净干燥的食盐填敷于脐部，使其与脐平，上置艾炷施灸，患者稍感灼痛，即更换艾炷。也可于盐上放置姜片后再施灸。此法有回阳、救逆、固脱之功，但需连续施灸，不拘壮数，以待脉起、肢温、证候改善。临床上常用于治疗急性寒性腹痛、吐泻、痢疾、小便不利、中风脱证等。

④隔附子饼灸：以附子片或附子药饼作间隔物。药饼的制法是将附子研成细末，以黄酒调和，制成直径约3cm、厚约0.8cm的附子饼，中间以针穿刺数孔，上置艾炷，放在应灸腧穴或患处，点燃施灸。由于附子辛温大热，有温肾补阳的作用，故多用于治疗命门火衰而致的阳痿、早泄、遗精、宫寒不孕和疮疡久溃不敛的病证。

2. 艾条灸 又称艾卷灸，即用桑皮纸包裹艾绒卷成圆筒形的艾卷，也称艾条，将其一端点燃，对准穴位或患处施灸的一种方法。有关艾卷灸的最早记载，见于明代朱权的《寿域神方》一书，其中有"用纸窦卷艾，以纸隔之点穴，于隔纸上用力实按之，待腹内觉热，汗出即瘥"的记载。后来发展为在艾绒内加进药物，再用纸卷成条状艾卷施灸，名为"雷火针"和"太乙针"。在此基础上又演变为现代的单纯艾条灸和药物艾条灸。按操作方法艾条灸可分为悬起灸、实按灸两种。

（1）悬起灸　按其操作方法不同又可分为温和灸、雀啄灸、回旋灸等。

①温和灸：将艾条的一端点燃，对准应灸的腧穴或患处，在距离皮肤2～3cm处进行熏烤（图5-19）。以患者局部有温热感而无灼痛为宜，一般每穴灸10～15分钟，至皮肤红晕为度。如果遇到局部知觉减退患者或小儿等，医者可将食、中两指置于施灸部位两侧，这样可以通过医者的手指来测知患者局部受热程度，以便随时调节施灸时间和距离，防止烫伤。临床应用广泛，适用于一切艾灸主治病证。

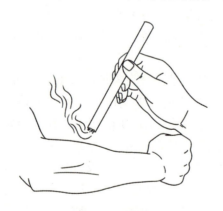

图5-19　温和灸

②雀啄灸：施灸时，艾条点燃的一端与施灸部位皮肤之间的距离并不固定，而是像鸟雀啄食一样，一上一下施灸，以给施灸局部一个变量的刺激（图5-20）。临床多用于晕厥急救、小儿疾患、胎位不正、无乳汁等。此法热感较强，注意防止烧伤皮肤。

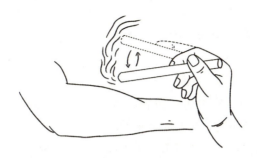

图 5-20 雀啄灸

③回旋灸：施灸时，艾条点燃的一端与施灸部位的皮肤之间虽保持一定的距离，但不固定，而是向左右方向移动或反复旋转地施灸（图5-21）。临床多用于风寒湿痹及瘫痪。

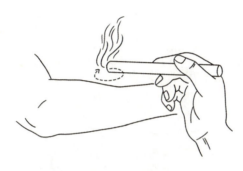

图 5-21 回旋灸

（2）实按灸 施灸时，先在施灸腧穴部位或患处垫上布或纸数层，然后将药物艾条等点燃，趁热按在施术部位上，使热力透达深部，若艾火熄灭，再点再按（图5-22）；或者以6～7层布包裹艾火熨于穴位，若火熄灭，再点再熨。最常用的为太乙针灸和雷火针灸，适用于风寒湿痹、痿证和虚寒证。之所以称为"针"，是因为操作时，将药艾条实按在穴位上，犹如针刺，故名。

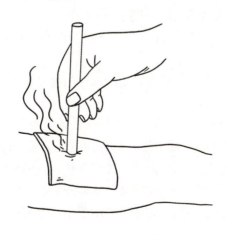

图 5-22 实按灸

①太乙针灸的制作：艾绒100g，硫黄6g，麝香、乳香、没药、松香、桂枝、杜仲、枳壳、皂角、细辛、川芎、独活、雄黄、白芷、全蝎各1g，上药研成细末，和匀。先取文绒24g，均匀铺在30cm×30cm桑皮纸上，次取药末6g，均匀掺在艾绒里，然后卷紧如爆竹状，外用鸡蛋清涂抹，再糊上桑皮纸1层，两头留空3cm，捻紧即成。

②雷火针灸的制作：艾绒100g，沉香、木香、乳香、茵陈、羌活、干姜各9g，麝香少许，共为细末。其制作方法与太乙针灸相同。

3. 温针灸 是针刺与艾灸相结合的一种方法，适用于既需要针刺留针，又需施灸的疾病。在针刺得气后，将针留在适当的深度，在针柄上穿置一段长约2cm的艾条施灸，或在针尾上搓捏少许艾绒点燃施灸，直待燃尽，除去灰烬，每穴每次可施灸1～3壮，施灸完毕再将针取出（图5-23）。此法是一种简便易行的针灸并用的方法，其艾绒燃烧的热力可通过针身传入体内，使其发挥针和灸的作用，达到治疗目的。应用此法应注意防止艾火脱落烧伤皮肤。

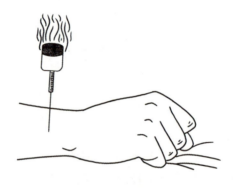

图 5-23 温针灸

4. 温灸器灸 温灸器是一种专门用于施灸的器具，用温灸器施灸的方法称温灸器灸。临床常用的温灸器有温灸盒、温灸架和温灸筒等。

（1）温灸盒灸 将适量的艾绒置于灸盒的金属网上，点燃后将灸盒放于施灸部位灸治。适用于腹、腰等面积较大部位的治疗。

（2）温灸筒灸 将适量的艾绒置于温灸筒内，点燃后盖上灸筒盖，执筒柄于患处施灸。

5. 其他灸法 又称非艾灸法，是指以艾绒以外的物品作为施灸材料的灸治方法。常用的有以下几种：

（1）灯火灸 又称灯草灸、灯草焠、打灯火、油捻灸，是民间沿用已久的简便灸法。即取10～15cm长的灯心草或纸绳，蘸麻油或其他植物油，浸渍3～4cm长，燃火前用软棉纸吸去浮油，以防点火后油滴下烫伤皮肤，点燃后将其对准穴位，迅速接触皮肤，随即听到"叭"的声音后，快速将灯心草移开，如无爆焠之声可重复一次。灸后皮肤有一点发黄，偶尔也会起小疱。此法主要用于小儿痄腮、喉蛾、吐泻、麻疹、惊风等病证。

（2）天灸　又称药物灸、发泡灸。它是将一些具有刺激性的药物涂敷于穴位或患处，促使局部皮肤起泡的方法。所用药物多是单味中药，也有用复方者。临床上常用的有白芥子灸、细辛灸、天南星灸、蒜泥灸等。

①白芥子灸：取适量白芥子研成细末，用水调和成糊状，敷贴于腧穴或患处。敷贴1～3小时，以局部皮肤灼热疼痛为度。一般可用于治疗咳喘、关节痹痛、口眼㖞斜等病证。

②细辛灸：取适量细辛研成细末，加醋少许调和成糊状，敷于穴位上。敷贴1～3小时，以局部皮肤灼热疼痛为度。如敷涌泉或神阙穴治疗小儿口腔炎等。

③天南星灸：取适量天南星研成细末，用生姜汁调和成糊状，敷于穴位上，以麝香膏固定。敷贴1～3小时，以局部皮肤灼热疼痛为度。如敷颊车、颧髎穴治疗面神经麻痹等。

④蒜泥灸：将大蒜捣烂如泥，取3～5g贴敷于穴位上。每次敷贴1～3小时，以局部皮肤灼热疼痛为度。如敷涌泉穴治疗咯血、衄血，敷合谷穴治疗扁桃体炎，敷鱼际穴治疗喉痹等。

三、施灸的注意事项

（一）施灸的先后顺序

古人对于施灸的先后顺序有明确的论述，如《备急千金要方·灸例第六》说："凡灸，当先阳后阴……先上后下。"《明堂灸经》也说："先灸上，后灸下；先灸少，后灸多。"这是说应先灸阳经，后灸阴经；先灸上部，再灸下部；就壮数而言，先灸少而后灸多；就大小而言，先灸艾炷小者而后灸大者。但临床上需结合病情，灵活应用，不能拘泥不变。如脱肛的灸治，则应先灸长强以收肛，后灸百会以举陷，便是先灸下而后灸上。此外，施灸应注意在通风的环境中进行。

（二）施灸的禁忌

1. 面部穴位、乳头、大血管等处均不宜使用直接灸，以免烫伤形成瘢痕。关节活动部不适宜用化脓灸，以免化脓溃破，不易愈合，甚至影响功能活动。
2. 一般空腹、过饱、极度疲劳和对灸法恐惧者，应慎施灸。对于体弱患者，灸治时艾不宜过大，刺激量不可过强，以防晕灸。一旦发生晕灸，应立即停止施灸，并及时处理，其方法同晕针。
3. 身体过于虚弱，或有糖尿病、皮肤病的患者不宜使用瘢痕灸。
4. 孕妇的腹部和腰骶部不宜施灸。
5. 施灸过程中要防止燃烧的艾绒脱落烧伤皮肤和衣物。

（三）灸后的处理

施灸过量，时间过长，局部出现水疱，只要不擦破，可任其自然吸收；如水疱较大，可用消毒毫针刺破水泡，放出水液，再涂以龙胆紫；瘢痕灸者，在灸疮化脓期间，疮面切勿用手抓，应保护痂皮，并保持清洁，防止感染。

第四节 拔罐疗法

拔罐法是以罐为工具，利用燃火、抽气、挤压等方法排除罐内空气，造成负压，使罐体吸附于腧穴或应拔部位，产生刺激，使局部皮肤充血、瘀血，以达到防病治病的目的。

拔罐疗法，古称角法。在马王堆汉墓出土的帛书《五十二病方》中已有记载。晋代医家葛洪的《肘后备急方》中有用制成罐状的兽角拔脓血治疗疮疡脓肿的记载。唐代王焘《外台秘要》则进一步阐述了"角法"的操作方法："刺破患处，用竹管吸拔出血。"清代赵学敏《本草纲目拾遗》中对拔罐疗法的出处、操作方法、适应病证等方面做了详细的介绍。此后，拔罐疗法逐步发展，罐具从兽角、竹筒发展为陶罐、玻璃罐，乃至抽气罐、挤压罐；操作方法也从单纯留罐发展为推罐、闪罐等多种形式；适应范围从简单的吸拔脓血发展为治疗风寒痹痛、虚劳喘急等外感内伤的数百种疾患。拔罐疗法具有温经散寒、祛风除湿、舒筋活络、行气活血、清热泻火等功效。

一、罐的种类

罐的种类很多，常用的罐有以下4种。

（一）竹罐

用直径3～5cm坚固无损的青竹，制成6～8cm或8～10cm长的竹管，一端留节做底，另一端去节做罐口，用刀刮去青皮和内膜，用砂纸磨光，制成两端稍小，中间稍大的腰鼓状圆筒。竹罐的优点是取材容易，经济易制，轻巧而不易摔损，适于蒸煮；缺点是容易燥裂、漏气，吸附力不大。

（二）陶罐

用陶土烧制而成，罐口光整，口底稍小，腔大如鼓，状如缸状。优点是吸附力大，易于高温消毒；缺点是质地较重，易于损毁且罐体不透明，不能及时观察被拔部位充血、瘀血情况。

（三）玻璃罐

玻璃罐是在陶罐的基础上，改用耐热、质硬的透明玻璃烧制成的罐具。其形如球状，罐口平滑，腔大底圆，分大、中、小三种型号。优点是质地透明，可以随时观察被拔部位皮肤充血、瘀血程度，且吸附力大，适用于全身各个部位，易于清洗消毒，是目前临床上最常用的罐具之一；缺点是容易摔碎、损坏。

（四）抽气罐

抽气罐是用各种材料制成的，罐体加置活塞抽气装置的一种新型罐具。抽气罐罐体多由透明塑料和环保橡胶所制，规格尺寸多样，可适当选择。新型抽气罐的优点是操作安全，使用简便，不易破碎，易于保存，可用于身体多部位拔罐，且吸附力可以根据需要适当调节。

二、拔罐的方法

拔罐法根据其吸拔方法不同分为火罐法、煮罐法和抽气罐法三种。临床多选用玻璃罐、竹罐或有机材料所制罐。依据所选罐体材质，在使用前要选用浸泡消毒法或高压蒸汽灭菌法对罐体进行消毒。

（一）火罐法

本法是利用火在罐内燃烧耗氧、气体受热膨胀等原理，使罐内形成负压，继而将罐体吸附于施术部位，借助温热效力和局部瘀血灶的刺激发挥治疗作用。火罐法主要适用于玻璃罐和陶罐。

本法吸拔力的强度与所用罐具的尺寸大小、罐内燃火的大小、扣罐时机的选择等因素有关，可根据临床治疗需要灵活掌握。临床上常用的有以下几种方法。

1. 闪火法 用镊子或止血钳等夹住蘸有95%乙醇的棉球，用火将棉球点燃后在罐内壁中段绕1~2圈，或伸入罐内稍作停留后迅速退出并立即将罐扣在施术部位上。此法因罐内无火比较安全，并且不受体位限制，是临床最常用的拔罐方法，但需注意操作时不要将罐口烧热，以免烫伤皮肤（图5-24）。

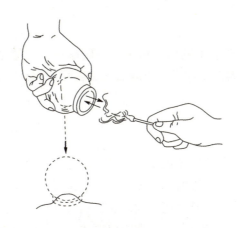

图5-24 闪火法

2. 投火法 将纸片折成宽筒条状，点燃后投入罐内，迅速将罐扣在施术部位上。此法多用于身体侧面横向拔罐，需注意的是在将纸条投入罐内时，未燃的一端应向下。

3. 贴棉法 用直径约为2cm、厚薄适中的棉花片浸少量95%乙醇，然后将蘸有乙醇的棉花片贴在罐体内壁的中段，并以火柴点燃，点燃后迅速将罐扣在施术部位上，即吸住，此法亦多用于身体侧面横向拔罐，操作时需防蘸取乙醇过多，滴流于瓶口而形成皮肤烫伤。

4. 架火法 将类似饮料瓶盖样、不易燃烧且传热的承载体放于施术部位，并在其内部放置适量的乙醇棉球，先将乙醇棉球点燃，然后用罐具罩住火焰上方稍停顿后扣在施术部位上，即可吸住。此法的优点是火源安稳、不易烧灼皮肤；缺点是只适用于身体平卧位的纵向吸拔。操作时需注意切勿让乙醇棉球燃烧过久，致使承载体过热而烫伤皮肤。

（二）煮罐法

一般选用竹罐倒置在锅内加水煮沸，使用时用卵圆钳倒夹竹罐的底端，甩去罐内沸水，并用湿毛巾紧扪罐口片刻后，趁热将罐扣在施术部位上。此法适用于身体任何部位的拔罐，优点是可根据病情需要在锅中放入适量的活血药物以增强疗效；缺点是吸拔力小，操作时需动作快捷。

（三）抽气罐法

本法是利用真空泵将罐体内部空气抽出形成负压使罐体吸附于治疗部位，进而达到相应的治疗目的。具体操作方法是先将特制罐具紧扣在治疗部位上，然后用真空泵将罐内空气抽出，使罐内产生负压，即可吸住（图5-25）；或利用力学方法将特制罐具内的空气排出形成负压。其优点是操作安全、无烫伤之虞，可广泛应用于各种体位。

三、拔罐法的临床应用

拔罐法依其运用形式的不同而有留罐法、闪罐法、走罐法、药罐法、留针拔罐法和刺血（刺络）拔罐法之分，可根据病变部位和疾病情况选择应用。

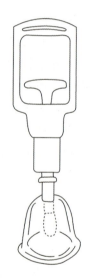

图5-25 抽气罐法

（一）留罐法

留罐法又称坐罐法，是拔罐中最常用的一种方法，拔罐后将罐留置于施术部位一定时间，视吸拔部位状态确定留罐时间的长短，一般留罐3～5分钟。留罐法可分为单罐法和多罐法两种形式，适用于神经痛、软组织损伤及其他气滞血瘀病证。其中病变部位明确、范围局限、痛有定处的病证，可选用单罐法，如胃痛可单选中脘穴拔罐；若病变范围较大，可选用多罐法，如肩背痛则可选择多个背俞穴拔罐。

（二）闪罐法

闪罐法是将罐吸拔于应拔部位后立即取下，如此反复吸拔多次，至皮肤潮红充血或瘀血的一种拔罐方法。适用于肌肉比较松弛、吸拔不紧或留罐有困难的部位及不宜留罐的患者，如小儿、年轻女性的面部，同时局部皮肤麻木或功能减退的虚证患者亦适用此法。闪罐法操作时一般采用闪火法，所选用的罐体尺寸不宜过大。

（三）走罐法

走罐法又称推罐法、飞罐法，需选用罐口平滑的大号玻璃罐，先在罐口或在欲走罐的部位均匀涂抹液体石蜡或正红花油等中药酊剂，采用闪火法将罐吸拔于应拔部位，然后以手握住罐底，向前进方向倾斜着力，同时将罐口前边略提起、慢慢推动，使罐在吸附状态下沿着经脉或肌肉纹理做往复运动数次，以皮肤潮红为度。此法一般适用于面积较大、肌肉丰厚的部位，如脊背、腰臀、大腿等部位。

（四）药罐法

药罐法有两种应用形式。

1. 煮药罐法 先将竹罐放在恒温加热锅内加水（内置布袋包装的中药复方汤剂）蒸煮10余分钟备用，再按照煮罐法的操作方法将罐吸拔于施术部位，留罐时间为5～15分钟。此法多用于治疗风湿痹痛、肌肤麻木不仁等病证。临床上常用的中药复方汤剂处方是：麻黄、艾叶、羌活、独活、防风、秦艽、木瓜、川椒、生乌头、曼陀罗花、刘寄奴、乳香、没药各15g。

2. 贮药罐法 先在罐内存储适量的中药复方汤剂，再按照抽气罐法的操作方法将罐吸拔于施术部位，留罐时间为5～15分钟。此法临床上多用于治疗风湿痹痛、咳喘、感冒、慢性胃肠炎、消化不良、牛皮癣等病证。常用的中药复方汤剂有辣椒水、两面针酊、生姜汁等，亦可根据病情配制药液。

（五）留针拔罐法

留针拔罐法又称针罐法，是将针刺和拔罐相结合应用的一种方法。操作时先于相关腧穴上针刺得气后留针，再以针为中心，将罐拔上，留置10～15分钟，然后起罐、起针（图5-26）。

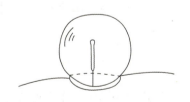

图 5-26 留针拔罐法

（六）刺血（刺络）拔罐法

先用三棱针或粗毫针、小针刀、皮肤针、滚刺筒等，按病变部位的大小、出血量多少和刺血法的要求，刺破小血管，然后拔火罐，以拔出少量血液为度。此法可增强刺血法的疗效，临床应用广泛，尤其适用于治疗各种急慢性组织损伤、神经性皮炎、痤疮、皮肤瘙痒症、丹毒、哮喘、坐骨神经痛等病证。

四、拔罐法的作用和适应范围

临床实践表明，本法具有温经散寒、祛风除湿、行气止痛、益气温阳、清热降火、舒筋活血、消肿散结、祛腐拔脓、扶正固本等作用。实验研究表明，本法主要有机械刺激和温热刺激两种作用形式，对神经、血管、内分泌、呼吸、循环、肌肉等机体系统可发挥综合调节效应，可用于治疗风湿痹痛、肩背腰腿痛、感冒、发热、咳嗽、哮喘、胃痛、腹痛、腹泻、痛经、闭经、中风偏瘫、肥胖症等症状。

五、拔罐的注意事项

（一）施罐前注意事项

1. 拔罐时室内应保持温暖，避开风口，以防患者受凉，并防止晕罐。
2. 仔细检查患者，以确定是否符合适应证，有无禁忌。根据病情，确定处方。
3. 检查罐口是否平整光滑，然后一一擦净，以防残留酒精于罐口上，并按次序排置在方便取用的位置。
4. 对患者说明施术过程，解除其恐惧心理，增强其治疗信心。
5. 选好体位，嘱患者体位应舒适，局部宜舒展、松弛，勿移动体位，以防罐具脱落。一般采用的体位包括仰卧位、俯卧位、侧卧位、俯伏坐位及坐位。
6. 选罐根据部位的面积大小、患者体质强弱以及病情而选用大小适宜的火罐及其他罐具等。若留针拔罐，选择罐具宜大，毫针针柄宜短，以免吸拔时罐具碰触针柄而造成损伤。
7. 拔罐部位一般宜选择肌肉丰满、富有弹性、无毛发和无骨突及关节无凹凸的部位进行拔罐，以防掉罐。
8. 拔罐前应充分暴露应拔部位。拔针罐时应注重局部和器具消毒，以防交叉感染。
9. 老年、儿童、体质虚弱及初次接受拔罐者，拔罐数量宜少，留罐时间宜短，同时应采取卧位。

（二）施罐过程中的注意事项

1. 拔罐时的操作动作要迅速而轻巧，要做到稳、准、轻、快。燃火应伸入罐内的位置。用于燃火的乙醇棉球，不可蘸取乙醇过多，以免拔罐时滴落到患者皮肤上而造成烧烫伤。若不慎出现烧烫伤，按外科烧烫伤常规处理。
2. 拔罐数目要适宜，一般都采取单穴拔罐、双穴双罐法，罐多时罐间距离不宜太短，以免牵拉皮肤产生疼痛或相互挤压而脱罐。
3. 注意询问患者的感觉，观察其局部和全身反应。患者感觉部位紧束、酸胀、温暖舒适或有凉气外出，罐内肌肤突起，呈红疹或紫斑样变，为正常反应。患者感觉吸拔部位明显疼痛或烧灼、麻木,多为吸拔力过强,处理方法有减压放气、立即起罐重拔等。

4.拔罐过程中若出现头晕、胸闷、恶心欲呕,肢体发软,冷汗淋漓,甚者瞬间意识丧失等晕罐现象,应立即起罐,使患者呈头低脚高卧位,必要时可饮用温开水或温糖水。密切注意血压、心率变化,严重时按晕厥处理。

(三) 起罐方法

一般罐具起罐时要两手协作,一手拇指或食指轻按罐口附近的皮肤,另一手扶持罐具腰骶部稍倾斜,使罐口与皮肤之间形成空隙,待空气缓缓进入罐内后,罐体自然脱落(图5-27)。切不可用力硬拔或让空气进入太快,以免损伤皮肤,产生疼痛;抽气罐打开罐顶气阀即可;水(药)罐启罐时,为防止水(药)液漏出,若吸拔部位呈水平面,应先将拔罐部位调整为侧面后再起罐。

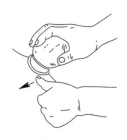

图 5-27 起罐法

(四) 效应观察

拔罐可使皮肤局部出现小水疱、小水珠、出血点、瘀块,或兼温热痛感,或局部瘙痒,通称罐印或罐斑,均属正常治疗反应,一般1~2日即可消失。

一般阳证、热证、实证多呈现鲜红色瘀斑反应;阴证、寒证、血瘀证多呈现紫红色、暗红色瘀斑反应;寒证、湿证多呈现水疱、水珠;虚证多呈现潮红或淡红色。如局部没有瘀血现象或虽有轻度的潮红现象,但起罐后立即消失,恢复皮肤原来的颜色,一般提示病邪尚轻,病情不重,病已接近痊愈或取穴不够准确。前一次拔罐部位的瘀斑未消退之前,一般不宜再在原处拔罐。

(五) 起罐后异常情况处理

起罐后应用消毒棉球轻轻拭去拔罐部位紫红色罐斑上的小水珠,若罐斑处微觉痛痒,不可搔抓,数日内自可消退。起罐后如果出现水疱,只要不擦破,可任其自然吸收。若水疱过大,可用一次性消毒针从疱底刺破,放出水液后,再用消毒敷料覆盖。若出血应用消毒棉球拭净。若皮肤破损,应常规消毒,并用无菌敷料覆盖其上。若用拔罐治疗疮痈,起罐后应拭净脓血,并常规处理疮口。

(六) 拔罐的禁忌

眼球、喉部、腋窝、会阴等部不宜拔罐。皮肤有过敏、溃疡、水肿及大血管分布部位,不宜拔罐。高热抽搐者和孕妇的腹部、腰骶部位,亦不宜拔罐。

第五节 刮痧疗法

刮痧疗法,也称痧疗法、挤痧疗法,是指在中医基础理论指导下,术者利用手或借助一定的器具（如牛角板、玉石板等），在人体的经络腧穴或特定部位的皮肤上进行反复刮、挤、揪、捏、刺等手法，使皮下出现点状或斑状出血点，以达到预防和治疗疾病目的的一种疗法。因其具有简、便、廉、效的特点，临床应用广泛，适合医疗及家庭保健。还可配合针灸、拔罐、刺络放血等疗法使用，加强活血化瘀、祛邪排毒的效果。

一、刮痧用具及辅助材料

（一）刮痧用具

刮痧用具多种多样，因材质、形状不同，其作用、治疗病种、治疗部位亦不同。材质包括角质、玉石质、木质、瓷质、金属质、胶质等，形状包括板状、条状、棍状、五爪状等。目前多采用角质和玉石质的刮痧板，角质刮痧用具多制作成板状，常用的有牛角，质地坚韧，具有发散行气、清热血作用；羊角，质地柔韧，有重镇息风止眩的作用。玉石质刮痧用具具有精致、小巧、光滑、圆润等特点，使用起来较为方便，且不易损伤皮肤可清音哑、止烦渴、定虚喘、安神明目、滋养五脏六腑。

刮痧工具的材质不固定，形式多样，许多日常用具亦可以作为刮痧工具使用，如铜钱、银元、瓷汤匙等，现在还有了树脂、硅胶等现代材料所制成的刮痧工具。

（二）辅助材料

刮痧使用的辅助材料有很多种，传统上常用香油、水、酒等作为润滑剂，目前则多选用活血通络酊、活血润肤脂、刮痧活血剂、正红花油、扶他林（双氯芬酸二乙胺乳膏）及其他特制的刮痧乳剂和刮痧油剂等，都是采用有油性的调配剂，配上一些天然的具有某些治疗作用的药物，经过科学的工艺方法精制而成。一方面可起到光滑滋润作用，使刮拭起来不至于伤损皮肤，另一方面这些介质包含了许多药物成分，可起到相应的治疗作用。

二、操作方法

（一）准备工作

1. 选择适当的工具 刮痧板的边缘应当光滑，边角圆钝，厚薄适中，并以术者持握时感觉适合为宜。若刮痧板反复使用，治疗前应检查刮痧板是否残留有污垢、破损等。

2. 刮痧介质的选择 常用刮痧介质的种类很多，实际操作时，可针对具体的病证辨证选择或根据部位的需求选择。如受术者气滞血瘀之象明显时，可配合具有活血化瘀，行气通络功效的介质，以增疗效；如刮拭面部，可选择能杀菌消炎、性质柔和、渗透性好、易于清洗的介质作为润滑剂为宜。

3. 施术宣教工作 在治疗开始前，可嘱受术者休息数分钟，以缓解紧张情绪或疲劳，充分放松身体，以利于操作。对于初诊者，还应介绍刮痧疗法的一般常识，包括可能出现的不良反应，术后皮肤护理和饮食禁忌等。

4. 消毒工作 消毒工作包括四方面的内容：治疗室内环境消毒，刮痧板消毒，术者手部消毒，施术部位消毒。

（二）操作过程

为患者摆放适合的体位后，在需要进行刮拭的部位涂抹适合的介质，再使用消毒刮痧板，在施术部位以45°角的倾斜角度，平面朝下或朝外，沿着由上至下、由内及外的次序进行刮拭；在某些骨性突起、关节等部位，可采用棱角刮摩方式，用力应适中、均匀、柔和。

刮拭至施术部位皮肤发红充血，或出现痧斑、痧点时，可更换另一部位进行刮拭，刮拭面部时应根据患者意愿，决定是否刮拭至出痧。在刮拭的过程中，应不时询问患者有无疼痛、烦躁、恶心欲呕、汗出头晕等不适感觉，根据患者的反应调整刮拭的轻、重、快、慢程度。

刮痧治疗结束后，应将刮拭部位的介质清洁干净，将刮痧工具清洗消毒后放置妥当，让患者适当休息片刻，或适当饮用温开水等，并嘱咐患者刮痧疗法结束后的注意事项，如结束后1～3小时内不宜用冷水清洗施术部位；饮食不宜进食生冷、油腻、酸辣或难以消化等食物。

每次刮痧治疗应控制治疗时间，以不引起受术者疲劳为度，一般以15～40分钟为宜；两次治疗的间隔时间宜为5～7日，或应等痧斑、痧点消退后再进行；若病情仍未缓解，可适当减少间隔时间，或更换其他部位进行刮拭治疗。新病、急性病2～3次为1个疗程，久病、慢性病4～5次为1个疗程。

（三）操作方法

刮痧操作一般分为持具操作和徒手操作。

1. 持具操作 如刮痧法、挑痧法、放痧法和焠痧法等，其中以刮痧法为最常用方法，又可分为直接刮痧法和间接刮痧法。直接刮痧法是指在患者体表均匀涂上刮痧介质后，术者用刮痧工具直接接触患者皮肤，在体表的特定部位反复进行刮拭，直到皮肤发红发紫或出现青紫红色的痧斑痧点，本法多用于患者体质比较强壮而且病证又属于实盛者。间接刮痧法是指在患者要刮拭的部位上放一层薄布或棉纱物，然后再用刮痧工具在其上面进行刮拭，使其皮肤发红发紫或出现青紫红色的痧斑痧点，本法在具有刮痧功效的同时，还具有保护皮肤的作用。主要用于儿童、脑卒中年老体弱者及某些皮肤病患者。

（1）握持刮痧板的方法 单手握刮痧板，将板放置掌心，一侧由拇指固定，另一侧由食指与中指固定，也可由拇指以外的四指固定，利用腕力进行刮拭，刮痧板移动方向与皮肤之间的夹角以45°为宜，不宜角度过大或使用削铲之法。

（2）刮痧的基本手法

①轻刮法：是指刮痧时刮痧板接触皮肤面积大，移动速度慢或下压刮拭力量小的一

种方法。受术者多无疼痛或其他不适感觉，适用于儿童、妇女、年老体弱者或面部的保健刮拭。

②重刮法：是指刮痧时刮痧板接触皮肤面积小，移动速度快或下压刮拭力量大的一种方法，以受术者能承受为度。这是针对骨关节软组织疼痛病证的一种方法，多适用于年轻人或体质较强壮者，或适用于脊柱背部两侧、下肢及骨关节软组织较丰满处。

③快刮法：是指刮拭的次数在每分钟30次以上。力量较重者，多用于体质较强壮者，主要刮拭背部、下肢或疼痛较剧部位；力量较轻者，多用于体质较虚弱者，主要刮拭背腰部、胸腹部或下肢等部位。手法操作以受术者感觉舒适为度。

④慢刮法：是指刮拭的次数在每分钟30次以内。力量较重者，主要刮拭腹部、骨关节或疼痛较明显部位；力量较轻者，主要刮拭背腰部正中、胸腹部或下肢内侧等部位。手法操作以受术者感觉舒适为度。

⑤直线刮法：亦称直板刮法，是指利用刮痧板的上下缘在体表进行直线刮拭，为刮痧疗法中常用的手法之一。施术者单手握板，用板薄的一面1/3或1/2与皮肤接触，使板与体表成45°，利用腕力下压并向同一方向直线刮拭，并刮拭一定的长度。该手法适用于体表比较平坦部位的经脉及穴位，如背部、胸腹部、四肢和头部。

⑥弧线刮法：是指刮拭方向呈弧线，刮拭后体表出现弧形的痧痕，操作时刮痧板应循肌肉走向或骨骼结构特点而定。如胸部肋间隙、肩关节或膝关节周围多用此法。

⑦逆刮法：是指刮拭的方向与常规的由上自下、由内到外的方向相反，即由下向上、由外及内进行刮拭的方法。多用于下肢静脉曲张、水肿或常规刮拭方法疗效不显的部位。逆刮法操作时应轻柔和缓，由近心端部位开始，逐渐延向远心端部位，达到促进静脉回流、减轻水肿或疼痛的效果。

⑧摩擦法：是指用刮痧板的角、边或面与皮肤相贴或隔衣、布进行直线往返移动或有规律的旋转移动的刮拭方法，通过摩擦使皮肤产生热感并向深部渗透为宜。多适用于伴有如麻木感、凉感等感觉异常或隐痛的部位，如腹部、肩胛内间或腰部；亦可用于其他手法操作之前，作为辅助手法。

⑨梳刮法：是指使用刮痧板或刮痧梳子由前额发际处及双侧太阳穴处向后发际做有规律的单方向刮拭手法。操作时，应使刮痧板或刮痧梳子与头皮成45°，轻柔和缓刮拭，如梳头状，故名。梳刮时力量适中，可逐渐加力，在穴位或痛点处可适当施以重刮、点压或按揉，具有醒神开窍、消除疲劳、安神助眠的作用。

⑩点压法：是指用刮痧板厚的边角与皮肤成90°垂直，力度应逐渐加重，以耐受为度，保持数秒后迅速抬起，重复操作5~10次。操作时要求动作灵活，力道应柔和，切忌使用暴力。此法适用于肌肉丰厚，力量不能深达或不宜直接刮拭的部位或骨关节的凹陷处，如环跳、委中、内外膝眼、阳陵泉等穴位或脊柱的棘突间凹陷处。

⑪按揉法：是指用刮痧板在施术部位点压后做往复来回或顺逆旋转的手法，操作时刮痧板应紧贴不移，频率宜慢，控制在50~100次/分为宜。常用于经络腧穴处，如足三里、内关、涌泉等。

⑫角刮法：是指使用特制的角形刮痧板或刮痧板的棱角接触皮肤进行刮拭的手法。

操作时动作灵活，不宜生硬，避免过分用力致使皮肤损伤。

⑬边刮法：是指将刮痧板的两条长边棱与皮肤成45°进行刮拭，是常用的刮拭手法之一，适用于大面积部位如腹部、背部或下肢等。

2. 徒手操作 又称为撮痧法、揪痧法、扯痧法、挤痧法、拍痧法或抓痧法。是指在患者的受术部位和术者的手涂上介质，然后术者五指屈曲，将中指和食指的第二指节对准施术部位，夹起皮肤和肌肉，然后松开，如此一揪一放，反复进行，并可发出"巴巴"的声响，在同一部位可连续操作5～7遍，直到皮肤发红发紫或出现青紫红色的瘀斑痧点。本法具有通经活络、活血止痛、引血下行的作用。适用于皮肤张力较小的头面部及腹、颈、肩、背部等处。

三、适应证与禁忌证

（一）适应证

刮痧疗法的适用范围十分广泛，经过长期的发展，其不仅适用于"痧症"，还可以广泛应用于内科、外科、妇科、儿科等临床各科常见疾病的治疗。

1. 内科常见病

（1）心血管疾病 高血压、低血压、心悸、心绞痛等。

（2）神经系统疾病 头痛、失眠、眩晕、面神经麻痹、中风后遗症等。

（3）消化系统疾病 呃逆、胃炎、胆囊炎、胃痉挛、腹泻、腹胀、便秘等。

（4）呼吸系统疾病 咳嗽、哮喘、感冒等。

（5）内分泌代谢系统疾病 高脂血症、糖尿病等。

2. 骨、外科常见病 如落枕、颈椎病、肩周炎、腰痛、膝关节痛、腓肠肌痉挛、足跟痛、荨麻疹、痔疮等。

3. 妇科常见病 如月经不调、痛经、闭经、盆腔炎、带下病、乳腺增生、更年期综合征等。

4. 五官科常见病 如牙痛、鼻窦炎、咽喉肿痛、目赤肿痛、视力减退等。

5. 儿科常见病 如小儿腹泻、小儿厌食症、小儿遗尿症等。

6. 其他 如美容养颜、减肥保健等。

（二）禁忌证

1. 孕妇的腹部、腰骶部，妇女的乳头禁刮；孕妇、妇女经期的三阴交、合谷、肩井等腧穴应慎刮。

2. 活动性出血疾病，白血病，血小板减少，血友病患者禁止刮痧。

3. 危重病证，如急性传染病或有心力衰竭、肝肾衰竭、肝硬化腹水、全身重度浮肿者禁止刮痧。

4. 破伤风、狂犬病患者不宜刮痧。

5. 大病初愈、重病、气虚血亏及饱食、饥饿状态下也不宜刮痧。

6. 恶性肿瘤中晚期患者或身体极度消耗者不宜刮痧。

7. 精神失常及精神病发作期患者不宜刮痧。

8. 凡刮治部位的皮肤有溃烂、损伤、炎症，体表有溃疡、疮痈，或不明包块处，均不宜应用刮痧。

9. 急性软组织损伤部位、骨折处或有开放性伤口处不宜刮痧。

四、刮痧疗法的注意事项

1. 选择合适的场所，光线充足，空气流通清新，室温适合；刮痧过程中让患者采取舒适、自然的体位，并注意避风及保暖。

2. 除了特殊的刮痧操作手法之外，刮痧的顺序一般为：颈项部→脊柱两侧部→胸部→四肢部位，遵循由上至下、由内到外的方向。

3. 刮痧前应向患者作一定的解释，消除其恐惧心理，取得患者的配合；刮拭时用力轻重要适中，不宜过重，以免患者感到疼痛或刮伤皮肤而发生意外。刮拭的过程中，应不时询问患者感受，如患者出现烦躁不安，或面色发白、出冷汗等异常表现，应马上停止刮拭，并让患者平卧休息，饮用温开水或糖开水。

4. 前后两次刮痧时间需间隔 3～6 天，以皮肤上瘀斑消退为标准。

5. 不可片面追求出痧，以免因过分刮拭，致使疼痛、皮肤破损或引起病情加重。

6. 心尖部、体表大血管处不宜重力刮拭；过饥、过饱、过度疲劳或醉酒者不宜重力大面积刮拭。

7. 对于某些复杂危重患者，除用刮痧治疗，更应配合其他治疗，以免延误病情。

第六节　头针法

头针法，又称头皮针法，是指采用毫针或其他针具刺激头部特定部位，以防治疾病的方法。其理论依据有二：一是中医脏腑经络理论，二是大脑皮质功能定位。

头针法是在传统针灸理论基础上发展而来的。《素问·脉要精微论》指出："头者，精明之府。"头为诸阳之会，手足六阳经皆上循于头面，所有阴经经别和阳经相合后亦上达于头面。头针治疗疾病的记载始于《内经》，后世《针灸甲乙经》《针灸大成》等文献记载头部腧穴治疗全身疾病的内容则更加丰富。随着医学理论的发展和临床实践的积累，头针的穴线定位、适用范围和刺激方法渐成体系，头针已成为世界范围针灸临床常用的治疗方法之一。

为促进头针应用的发展与研究，1984 年世界卫生组织西太区会议通过了中国针灸学会依照"分区定经，经上选穴，结合传统穴位透刺方法"的原则拟定的《头皮针穴名标准化国际方案》，2008 年国家市场监督管理总局和中国国家标准化管理委员会再次颁布和实施了国家标准《针灸技术操作规范 第 2 部分：头针》。

一、标准头穴线的定位和主治

标准头穴线均位于头皮部位,按颅骨的解剖名称分为额区、顶区、颞区和枕区4个区,以及14条标准线(左侧、右侧、中央共25条)。各区定位及主治如下。

(一)额区(图 5-28)

1. 额中线
【部位】在头前部,从督脉经神庭穴向前引一直线,长1寸。
【主治】癫痫、精神失常、鼻病等。

2. 额旁 1 线
【部位】在头前部,从膀胱经眉冲穴向前引一直线,长1寸。
【主治】冠心病、支气管哮喘、支气管炎、失眠及鼻病等。

3. 额旁 2 线
【部位】在头前部,从胆经头临泣穴向前引一直线,长1寸。
【主治】急、慢性胃炎,胃及十二指肠溃疡,肝胆疾病等。

4. 额旁 3 线
【部位】在头前部,从胃经头维穴内侧 0.75 寸处起向下引一直线,长1寸。
【主治】功能性子宫出血、阳痿、遗精、子宫脱垂、尿频、尿急等。

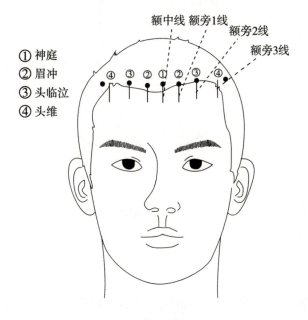

图 5-28 额区

(二）顶区（图 5-29）

1. 顶中线

【部位】在头顶部，督脉百会穴至前顶穴之间的连线。

【主治】腰腿足病，如瘫痪、麻木、疼痛，以及皮层性多尿、脱肛、小儿夜尿、高血压、头顶痛等。

2. 顶旁 1 线

【部位】在头顶部，督脉旁开 1.5 寸，从膀胱经承光穴向后引一直线，长 1.5 寸。

【主治】腰腿足病证，如瘫痪、麻木、疼痛等。

3. 顶旁 2 线

【部位】在头顶部，督脉旁开 2.25 寸，从胆经正营穴向后引一直线到承灵穴，长 1.5 寸。

【主治】肩、臂、手等病证，如瘫痪、麻木、疼痛等。

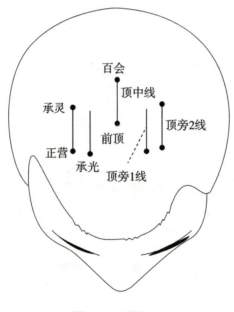

图 5-29　顶区

（三）颞区（包括顶颞区）（图 5-30）

1. 顶颞前斜线

【部位】在头顶部、头侧部，从督脉前顶至颞部胆经悬厘穴之间的连线。

【主治】全线分为 5 等分，上 1/5 治疗对侧下肢和躯干中枢性瘫痪，中 2/5 治疗对侧上肢中枢性瘫痪，下 2/5 治疗对侧中枢性面瘫、运动性失语、流涎、脑动脉粥样硬化等。

2. 顶颞后斜线

【部位】在头顶部、头侧部，顶颞前斜线之后 1 寸，与其平行的线，即督脉百会穴与颞部胆经曲鬓穴之间的连线。

【主治】全线分为 5 等分，上 1/5 治疗对侧下肢和躯干感觉异常，中 2/5 治疗对侧上肢感觉异常，下 2/5 治疗头面部感觉异常。

3. 颞前线

【部位】在头的颞部，胆经颔厌穴与悬厘穴之间的连线。

【主治】偏头痛、运动性失语、周围性面神经麻痹和口腔疾病。

4. 颞后线

【部位】在头的颞部，胆经率谷穴与曲鬓穴之间的连线。

【主治】偏头痛、耳鸣、耳聋、眩晕等。

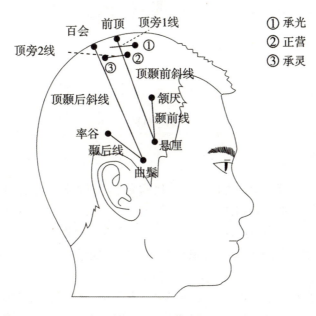

图 5-30　顶区与颞区

（四）枕区（图 5-31）

1. 枕上正中线

【部位】在后头部，即督脉强间穴至脑户穴之间的连线，长 1.5 寸。

【主治】眼病、足癣等。

2. 枕上旁线

【部位】在后头部，由督脉脑户穴旁开 0.5 寸起，向上引一条长 1.5 寸的平行于枕上正中线的直线。

【主治】皮层性视力障碍、白内障、近视等。

3. 枕下旁线

【部位】在后头部，从膀胱经玉枕穴向下引一条长 2 寸的直线。

【主治】小脑疾病引起的平衡障碍、后头痛等。

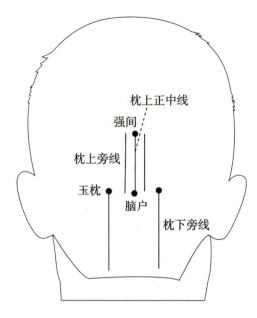

图 5-31 枕区

二、适用范围

头针法临床适应证较广泛，尤以脑源性疾病为主（以神经、精神科疾病为主）。

1. 中枢神经系统疾患 如脑血管病引起的偏瘫、失语、假性球麻痹，小儿神经发育不全和脑性瘫痪，颅脑外伤后遗症，脑炎后遗症，癫痫，舞蹈病，帕金森病等。

2. 精神疾病 如精神分裂症、紧张综合征、更年期精神紊乱、抑郁症、癔症、失眠等。

3. 疼痛和感觉异常 如头痛、三叉神经痛、肩周炎、腰腿痛等各种急、慢性疼痛病证，亦可用于多发性神经炎引起的肢体远端麻木，以及皮肤瘙痒症、荨麻疹、皮炎等。

4. 皮质内脏功能失调 如高血压、冠心病、溃疡病、男子性功能障碍、妇女功能性月经不调，以及神经性呕吐、功能性腹泻、脱发、眩晕、耳鸣等。

三、操作方法

1. 穴位选择 单侧肢体疾病，选用对侧头穴线；双侧肢体疾病，选用双侧头穴线；内脏、全身疾病，一般双侧取穴；脑源性疾病，一般取对侧头穴线。如中风后遗症左侧下肢瘫痪，可取右侧顶颞前斜线的上 1/5。

2. 体位 根据患者病情、治疗要求和施术部位，可取站位、坐位或卧位。

3. 进针方法 局部常规消毒后，一般选用 28～30 号、长 1～1.5 寸的毫针，针与头皮是 30°夹角，快速将针刺入头皮下，当针尖达到帽状腱膜下层时，指下感到阻力减小，然后使针与头皮平行，继续捻转进针，根据不同穴区可刺入相应深度。

4. 针刺手法 头针手法以捻转为主。一般以拇指掌面和食指桡侧面夹持针柄，以食指的掌指关节快速连续屈伸，使针身左右旋转，捻转速度为每分钟 200 次左右。进针后持续捻转 2～3 分钟，留针 20～30 分钟，留针期间反复操作 2～3 次即可起针。按病情需要可适当延长留针时间，偏瘫患者留针期间嘱其活动肢体（重症患者可做被动活动），有助于提高疗效。一般经 3～5 分钟刺激后，部分患者在病变部位会出现热、麻、胀、抽动等感应。

进针后亦可用电针仪刺激，电针输出频率一般为 200～300 次／分，波形选择可参考"电针法"部分，刺激强度根据患者的反应而定。

5. 起针　刺手夹持针柄轻轻捻转松动针身，押手固定穴区周围头皮，如针下无紧涩感，可快速抽拔出针，也可缓慢出针。出针后需用消毒干棉签按压针孔片刻，以防出血。

6. 疗程　每日或隔日针 1 次，10 次为 1 个疗程，休息 5～7 天后再做下一疗程的治疗。

四、注意事项

1. 因为头部有毛发，故必须严格消毒，以防感染。
2. 由于头针的刺激较强，刺激时间较长，医者必须注意观察患者表情，以防晕针。
3. 婴儿由于颅骨缝骨化不完全，不宜采用头针治疗。
4. 中风患者，急性期如因脑出血出现昏迷、血压过高时，暂不宜采用头针治疗，须待血压和病情稳定后方可做头针治疗。如因脑血栓形成引起偏瘫者，宜及早采用头针治疗。凡有高热、急性炎症和心力衰竭时，一般慎用头针治疗。
5. 头颅手术部位及头皮严重感染、溃疡和创伤处不宜针刺。
6. 由于头皮血管丰富，进针过程中遇到阻力或患者感到疼痛时，应稍退针，略改变方向再进针。起针后必须用消毒干棉签按压针孔片刻，以防出血。

第七节　耳针法

耳针法是指采用针刺或其他方法刺激耳穴，以诊断防治疾病的一类方法。耳针法以耳穴为刺激部位。耳穴是指分布在耳郭上的一些特定区域。耳针法治疗范围较广，操作方便，对疾病诊断也有一定的参考价值。

运用耳穴治疗疾病的历史悠久，《灵枢·五邪》记载："邪在肝，则两胁中痛……取耳间青脉以去其掣。"《灵枢·厥病》称："耳聋无闻，取耳中。"唐代《备急千金要方》中有取耳穴治疗黄疸、寒暑疫毒等病的记载。后世文献常见用针、灸、熨、按摩、耳道塞药等方法刺激耳郭以防治疾病的记载，亦有以望、触耳郭的方法以诊断疾病的论述。

为了便于交流和研究，我国制定了中华人民共和国国家标准 GB/T 13734-2008《耳穴名称与定位》。

一、耳与经络脏腑的关系

1. 耳与经络的联系 耳与经络联系密切。《阴阳十一脉灸经》记述了"耳脉",《内经》对耳与经络的关系做了较详细的阐述,如《灵枢·口问》所言:"耳者,宗脉之所聚也。"手太阳、手足少阳、手阳明等经脉、络脉都入耳中,足阳明、足太阳的经脉则分别上耳前、至耳上角。六阴经虽不直接入耳,但都通过经别与阳经相合,而与耳相联系。因此,十二经脉都直接或间接上达于耳。奇经八脉中阴跷、阳跷脉并入耳后,阳维脉循头入耳。

2. 耳与脏腑的联系 耳与脏腑的生理功能、病理变化也密切相关。《内经》《难经》记载了耳与五脏之间生理功能上的联系。如《灵枢·脉度》言:"肾气通于耳,肾和则耳能闻五音矣。"《难经·四十难》说:"肺主声,故令耳闻声。"后世医家更为详细地论述了耳与脏腑的关系,如《证治准绳》说:"肾为耳窍之主,心为耳窍之客。"《厘正按摩要术》将耳郭分属五脏:"耳珠属肾,耳轮属脾,耳上轮属心,耳皮肉属肺,耳背玉楼属肝。"人体脏腑或躯体有病变时,往往在耳郭的相应部位出现压痛敏感、变形、变色和皮肤电阻特异性改变等反应,临床中可参考这些现象来诊断疾病,并通过刺激这些部位防治疾病。

二、耳郭表面解剖

耳郭可分为耳郭正面、耳郭背面和耳根3部分,与耳穴相关的耳郭表面解剖见图5-32。

(一) 耳郭正面

耳垂:耳郭下部无软骨的部分。

耳轮:耳郭外侧边缘的卷曲部分。

耳轮脚:耳轮深入耳甲的部分。

耳轮脚棘:耳轮脚和耳轮之间的隆起。

耳轮脚切迹:耳轮脚棘前方的凹陷处。

耳轮结节:耳轮外上方的膨大部分。

轮垂切迹:耳轮和耳垂后缘之间的凹陷处。

对耳轮:与耳轮相对呈"Y"字形的隆起部,由对耳轮体、对耳轮上脚和对耳轮下脚3部分组成。

对耳轮体:对耳轮下部呈上下走向的主体部分。

对耳轮上脚:对耳轮向上分支的部分。

对耳轮下脚:对耳轮向前分支的部分。

轮屏切迹:对耳轮与对耳屏之间的凹陷处。

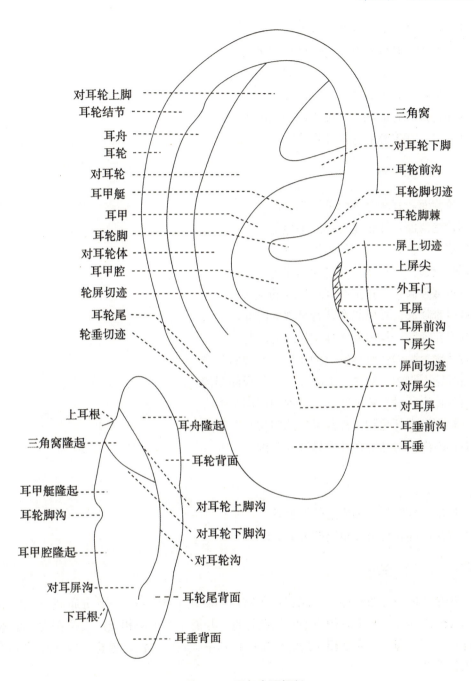

图 5-32 耳郭表面解剖

耳舟：耳轮与对耳轮之间的凹沟。

三角窝：对耳轮上、下脚与相应耳轮之间的三角形凹窝。

耳甲：部分耳轮和对耳轮、对耳屏、耳屏及外耳门之间的凹窝，由耳甲艇、耳甲腔两部分组成。

耳甲艇：耳轮脚以上的耳甲部。

耳甲腔：耳轮脚以下的耳甲部。

耳屏：耳郭前方呈瓣状的隆起。
屏上切迹：耳屏与耳轮之间的凹陷处。
对耳屏：耳垂上方、与耳屏相对的瓣状隆起。
对屏尖：对耳屏游离缘隆起的顶端。
屏间切迹：耳屏和对耳屏之间的凹陷处。
外耳门：耳甲腔前方的孔窍。

（二）耳郭背面

耳轮背面：耳轮背部的平坦部分。
耳轮尾背面：耳轮尾背部的平坦部分。
耳垂背面：耳垂背部的平坦部分。
耳舟隆起：耳舟在耳背呈现的隆起。
三角窝隆起：三角窝在耳背呈现的隆起。
耳甲艇隆起：耳甲艇在耳背呈现的隆起。
耳甲腔隆起：耳甲腔在耳背呈现的隆起。
对耳轮上脚沟：对耳轮上脚在耳背呈现的凹沟。
对耳轮下脚沟：对耳轮下脚在耳背呈现的凹沟。
对耳轮沟：对耳轮体在耳背呈现的凹沟。
耳轮脚沟：耳轮脚在耳背呈现的凹沟。
对耳屏沟：对耳屏在耳背呈现的凹沟。

（三）耳根

上耳根：耳郭与头部相连的最上处。
下耳根：耳郭与头部相连的最下处。

三、耳穴的分布

耳穴在耳郭的分布犹如一个倒置在子宫内的胎儿（图5-33），其分布规律：与面颊相应的穴位在耳垂，与上肢相应的穴位在耳舟，与躯干和下肢相应的穴位在对耳轮体部和对耳轮上、下脚，与内脏相应的穴位集中在耳甲，其中与消化道相应的耳穴弧形排列在耳轮脚周围。

四、耳穴的部位和主治

耳穴共93个，耳郭分区及耳穴定位见图5-34、图5-35。

（一）耳轮穴位

耳轮分为12个区。耳轮脚为耳轮1区；耳轮脚切迹到对耳轮下脚上缘之间的耳轮分为3等分，自下而上依次为耳轮2区、3区、4区；对耳轮下脚上缘到对耳轮上脚前缘之间的耳轮为耳轮5区；对耳轮上脚前缘到耳尖之间的耳轮为耳轮6区；耳尖到耳轮结节上缘为耳轮7区；耳轮结节上缘到耳轮结节下缘为耳轮8区；耳轮结节下缘到轮垂切迹之间的耳轮分为4等分，自上而下依次为耳轮9区、10区、11区、12区。

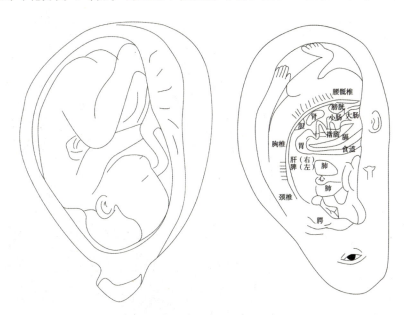

图 5-33　耳穴分布规律图

耳轮的穴位名称、部位及主治见表5-3。

表 5-3　耳轮的穴位名称、部位及主治

穴位名称	部位	主治
耳中	在耳轮脚处，即耳轮1区	呃逆、荨麻疹、皮肤瘙痒症、小儿遗尿、咯血、出血性疾病
直肠	在耳轮脚棘前上方的耳轮处，即耳轮2区	便秘、腹泻、脱肛、痔疮
尿道	在直肠上方的耳轮处，即耳轮3区	尿频、尿急、尿痛、尿潴留
外生殖器	在对耳轮下脚前方的耳轮处，即耳轮4区	睾丸炎、附睾炎、外阴瘙痒症
肛门	在三角窝前方的耳轮处，即耳轮5区	痔疮、肛裂
耳尖前	在耳郭向前对折上部尖端的前部，即耳轮6区	发热、感冒、头痛、痔疮、肛裂、急性结膜炎、睑腺炎
耳尖	在耳郭向前对折的上部尖端处，即耳轮6区、7区交界处	发热、高血压、急性结膜炎、睑腺炎、牙痛、失眠、睑腺炎
耳尖后	在耳郭向前对折上部尖端的后部，即耳轮7区	发热、扁桃体炎、高血压、急性结膜炎、上呼吸道感染
结节	在耳轮结节处，即耳轮8区	头晕、头痛、高血压
轮1	在耳轮结节下方的耳轮处，即耳轮9区	发热、扁桃体炎、上呼吸道感染
轮2	在轮1下方的耳轮处，即耳轮10区	发热、扁桃体炎、上呼吸道感染
轮3	在轮2下方的耳轮处，即耳轮11区	发热、扁桃体炎、上呼吸道感染
轮4	在轮3下方的耳轮处，即耳轮12区	发热、扁桃体炎、上呼吸道感染

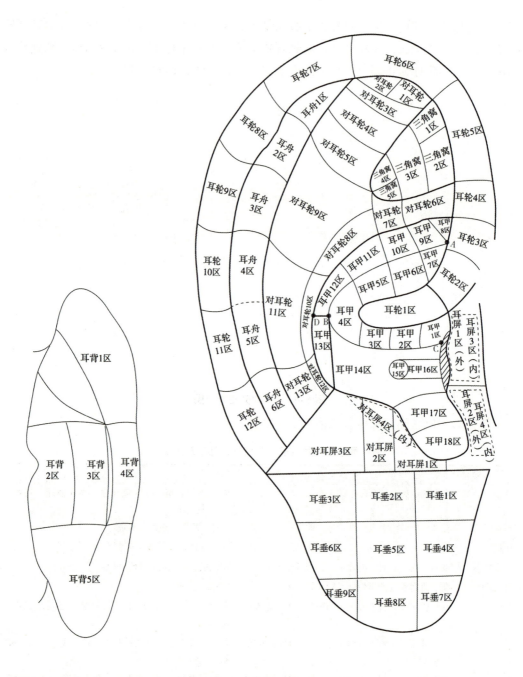

图 5-34　耳郭分区示意图

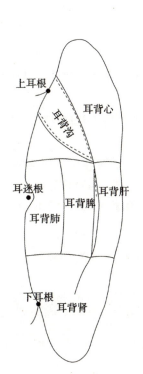
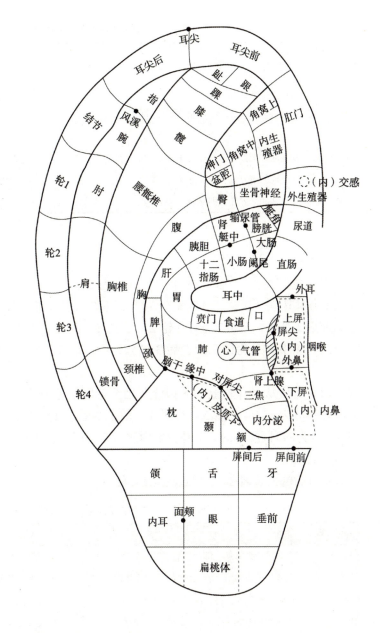

图 5-35 耳穴定位示意图

（二）耳舟穴位

耳舟分为 6 个区。将耳舟分为 6 等分，自上而下依次为耳舟 1 区、2 区、3 区、4 区、5 区、6 区。耳舟的穴位名称、部位及主治见表 5-4。

表 5-4　耳舟穴位名称、部位及主治

穴位名称	部位	主治
指	在耳舟上方处，即耳舟 1 区	甲沟炎、手指麻木和疼痛
腕	在指区的下方处，即耳舟 2 区	腕部疼痛
风溪	在耳轮结节前方，指区与腕区之间，即耳舟 1、2 区交界处	荨麻疹、皮肤瘙痒症、过敏性鼻炎、哮喘
肘	在腕区的下方处，即耳舟 3 区	肱骨外上髁炎、肘部疼痛
肩	在肘区的下方处，即耳舟 4、5 区	肩关节周围炎、肩部疼痛
锁骨	在肩区的下方处，即耳舟 6 区	肩关节周围炎

（三）对耳轮穴位

对耳轮分为 13 个区。对耳轮上脚分为上、中、下 3 等分，下 1/3 为对耳轮 5 区，中 1/3 为对耳轮 4 区；上 1/3 又分为上、下 2 等分，下 1/2 为对耳轮 3 区；再将上 1/2 分为前后 2 等分，后 1/2 为对耳轮 2 区，前 1/2 为对耳轮 1 区。

对耳轮下脚分为前、中、后 3 等分，中、前 2/3 为对耳轮 6 区，后 1/3 为对耳轮 7 区。

对耳轮体从对耳轮上、下脚分叉处至轮屏切迹分为 5 等分，再沿对耳轮耳甲缘将对耳轮体分为前 1/4 和后 3/4 两部分，前上 2/5 为对耳轮 8 区，后上 2/5 为对耳轮 9 区，前中 2/5 为对耳轮 10 区，后中 2/5 为对耳轮 11 区，前下 1/5 为对耳轮 12 区，后下 1/5 为对耳轮 13 区。

对耳轮的穴位名称、部位及主治见表 5-5。

表 5-5　对耳轮的穴位名称、部位及主治

穴位名称	部位	主治
跟	在对耳轮上脚前上部，即对耳轮 1 区	足跟痛
趾	在耳尖下方的对耳轮上脚后上部，即对耳轮 2 区	甲沟炎、趾部疼痛
踝	在趾、跟区下方处，即对耳轮 3 区	踝关节扭伤
膝	在对耳轮上脚中 1/3 处，即对耳轮 4 区	膝关节疼痛、坐骨神经痛
髋	在对耳轮上脚的下 1/3 处，即对耳轮 5 区	髋关节疼痛、坐骨神经痛、腰骶部疼痛
坐骨神经	在对耳轮下脚的前 2/3 处，即对耳轮 6 区	坐骨神经痛、下肢瘫痪
交感	在对耳轮下脚前端与耳轮内缘交界处，即对耳轮 6 区前端	胃肠痉挛、心绞痛、胆绞痛、输尿管结石、自主神经功能紊乱
臀	在对耳轮下脚的后 1/3 处，即对耳轮 7 区	坐骨神经痛、臀筋膜炎
腹	在对耳轮体前部上 2/5 处，即对耳轮 8 区	腹痛、腹胀、腹泻、急性腰扭伤、痛经、产后宫缩痛
腰骶椎	在腹区后方，即对耳轮 9 区	腰骶部疼痛
胸	在对耳轮体前部中 2/5 处，即对耳轮 10 区	胸胁疼痛、肋间神经痛、胸闷、乳腺炎

续表

穴位名称	部位	主治
胸椎	在胸区后方,即对耳轮11区	胸痛、经前乳房胀痛、乳腺炎、产后泌乳不足
颈	在对耳轮体前部下 1/5 处,即对耳轮 12 区	落枕、颈椎疼痛
颈椎	在颈区后方,即对耳轮13区	落枕、颈椎综合征

(四) 三角窝穴位

三角窝分为 5 个区。将三角窝由耳轮内缘至对耳轮上、下脚分叉处分为前、中、后 3 等分,中 1/3 为三角窝 3 区;再将前 1/3 分为上、中、下 3 等分,上 1/3 为三角窝 1 区,中、下 2/3 为三角窝 2 区;再将后 1/3 分为上、下 2 等分,上 1/2 为三角窝 4 区,下 1/2 为三角窝 5 区。

三角窝的穴位名称、部位及主治见表 5-6。

表 5-6 三角窝的穴位名称、部位及主治

穴位名称	部位	主治
角窝上	在三角窝前 1/3 的上部,即三角窝 1 区	高血压
内生殖器	在三角窝前 1/3 的下部,即三角窝 2 区	痛经、月经不调、白带过多、功能性子宫出血、阳痿、遗精、早泄
角窝中	在三角窝中 1/3 处,即三角窝 3 区	哮喘
神门	在三角窝后 1/3 的上部,即三角窝 4 区	失眠、多梦、戒断综合征、癫痫、高血压、神经衰弱
盆腔	在三角窝后 1/3 的下部,即三角窝 5 区	盆腔炎、附件炎

(五) 耳屏穴位

耳屏分为 4 个区。耳屏外侧面分为上、下 2 等分,上部为耳屏 1 区,下部为耳屏 2 区;耳屏内侧面分为上、下 2 等分,上部为耳屏 3 区,下部为耳屏 4 区。

耳屏的穴位名称、部位及主治见表 5-7。

表 5-7 耳屏的穴位名称、部位及主治

穴位名称	部位	主治
上屏	在耳屏外侧面上 1/2 处,即耳屏 1 区	咽炎、鼻炎
下屏	在耳屏外侧面下 1/2 处,即耳屏 2 区	鼻炎、鼻塞
外耳	在屏上切迹前方近耳轮部,即耳屏 1 区上缘处	外耳道炎、中耳炎、耳鸣
屏尖	在耳屏游离缘上部尖端,即耳屏 1 区后缘处	发热、牙痛、斜视
外鼻	在耳屏外侧面中部,即耳屏 1、2 区之间	鼻前庭炎、鼻炎
肾上腺	在耳屏游离缘下部尖端,即耳屏 2 区后缘处	低血压、风湿性关节炎、腮腺炎、链霉素中毒、眩晕、哮喘、休克
咽喉	在耳屏内侧面上 1/2 处,即耳屏 3 区	声音嘶哑、咽炎、扁桃体炎、失语、哮喘

续表

穴位名称	部位	主治
内鼻	在耳屏内侧面下 1/2 处，即耳屏 4 区	鼻炎、上颌窦炎、鼻衄
屏间前	在屏间切迹前方耳屏最下部，即耳屏 2 区下缘处	咽炎、口腔炎

（六）对耳屏穴位

对耳屏分为 4 个区。由对屏尖及对屏尖至轮屏切迹连线之中点，分别向耳垂上线做两条垂线，将对耳屏外侧面及其后部分成前、中、后 3 区，前为对耳屏 1 区，中为对耳屏 2 区，后为对耳屏 3 区。对耳屏内侧面为对耳屏 4 区。

对耳屏的穴位名称、部位及主治见表 5-8。

表 5-8　对耳屏的穴位名称、部位及主治

穴位名称	部位	主治
额	在对耳屏外侧面的前部，即对耳屏 1 区	前额痛、偏头痛、头晕、失眠、多梦
屏间后	在屏间切迹后方对耳屏前下部，即对耳屏 1 区下缘处	额窦炎
颞	在对耳屏外侧面的中部，即对耳屏 2 区	偏头痛、头晕
枕	在对耳屏外侧面的后部，即对耳屏 3 区	头晕、头痛、癫痫、哮喘、神经衰弱
皮质下	在对耳屏内侧面，即对耳屏 4 区	痛证、间日疟、神经衰弱、假性近视、失眠
对屏尖	在对耳屏游离缘的尖端，即对耳屏 1、2、4 区交点处	哮喘、腮腺炎、睾丸炎、附睾炎、神经性皮炎
缘中	在对耳屏游离缘上，对屏尖与轮屏切迹之中点处，即对耳屏 2、3、4 区交点处	遗尿、内耳性眩晕、尿崩症、功能性子宫出血
脑干	在轮屏切迹处，即对耳屏 3、4 区之间	眩晕、后头痛、假性近视

（七）耳甲穴位

将耳甲用标志点、线分为 18 个区。在耳轮的内缘上，设耳轮脚切迹至对耳轮下脚间中、上 1/3 交界处为 A 点；在耳甲内，由耳轮脚消失处向后做一水平线与对耳轮耳甲缘相交，设交点为 D 点；设耳轮脚消失处至 D 点连线的中、后 1/3 交界处为 B 点；设外耳道口后缘上 1/4 与下 3/4 交界处为 C 点。从 A 点向 B 点做一条与对耳轮耳甲艇缘弧度大体相仿的曲线；从 B 点向 C 点做一条与耳轮脚下缘弧度大体相仿的曲线。

将 BC 线前段与耳轮脚下缘间分成 3 等分，前 1/3 为耳甲 1 区，中 1/3 为耳甲 2 区，后 1/3 为耳甲 3 区。ABC 线前方，耳轮脚消失处为耳甲 4 区。将 AB 线前段与耳轮脚上缘及部分耳轮内缘间分成 3 等分，后 1/3 为 5 区，中 1/3 为 6 区，前 1/3 为 7 区。将对耳轮下脚下缘前、中 1/3 交界处与 A 点连线，该线前方的耳甲艇部为耳甲 8 区。将 AB 线前段与对耳轮下脚下缘间耳甲 8 区以后的部分，分为前、后 2 等分，前 1/2 为耳甲 9 区，后 1/2 为耳甲 10 区。在 AB 线后段上方的耳甲艇部，将耳甲 10 区后缘与 BD 线之

间分成上、下2等分，上1/2为耳甲11区，下1/2为耳甲12区。由轮屏切迹至B点做连线，该线后方、BD线下方的耳甲腔部为耳甲13区。以耳甲腔中央为圆心，圆心与BC线间距离的1/2为半径作圆，该圆形区域为耳甲15区。过15区最高点及最低点分别向外耳门后壁做两条切线，切线间为耳甲16区。15、16区周围为耳甲14区。将外耳门的最低点与对耳屏耳甲缘中点相连，再将该线以下的耳甲腔部分为上、下2等分，上1/2为耳甲17区，下1/2为耳甲18区。

耳甲的穴位名称、部位及主治见表5-9。

表5-9 耳甲的穴位名称、部位及主治

穴位名称	部位	主治
口	在耳轮脚下方前1/3处，即耳甲1区	面瘫、口腔炎、胆囊炎、胆石症、戒断综合征、牙周炎、舌炎
食道	在耳轮脚下方中1/3处，即耳甲2区	食管炎、食管痉挛
贲门	在耳轮脚下方后1/3处，即耳甲3区	贲门痉挛、神经性呕吐
胃	在耳轮脚消失处，即耳甲4区	胃痉挛、胃炎、胃溃疡、消化不良、恶心呕吐、前额痛、牙痛、失眠
十二指肠	在耳轮脚及部分耳轮与AB线之间的后1/3处，即耳甲5区	十二指肠溃疡、胆囊炎、胆石症、幽门痉挛、腹胀、腹泻、腹痛
小肠	在耳轮脚及部分耳轮与AB线之间的中1/3处，即耳甲6区	消化不良、腹痛、腹胀、心动过速
大肠	在耳轮脚及部分耳轮与AB线之间的前1/3处，即耳甲7区	腹泻、便秘、咳嗽、牙痛、痤疮
阑尾	在小肠区与大肠区之间，即耳甲6、7区交界处	单纯性阑尾炎、腹泻
艇角	在对耳轮下脚下方前部，即耳甲8区	前列腺炎、尿道炎
膀胱	在对耳轮下脚下方中部，即耳甲9区	膀胱炎、遗尿、尿潴留、腰痛、坐骨神经痛、后头痛
肾	在对耳轮下脚下方后部，即耳甲10区	腰痛、耳鸣、神经衰弱、肾盂肾炎、遗尿、遗精、阳痿、早泄、哮喘、月经不调
输尿管	在肾区与膀胱区之间，即耳甲9、10区交界处	输尿管结石绞痛
胰胆	在耳甲艇的后上部，即耳甲11区	胆囊炎、胆石症、胆道蛔虫病、偏头痛、带状疱疹、中耳炎、耳鸣、急性胰腺炎
肝	在耳甲艇的后下部，即耳甲12区	胁痛、眩晕、经前期紧张症、月经不调、更年期综合征、高血压、近视、单纯性青光眼
艇中	在小肠区与肾区之间，即耳甲6、10区交界处	腹痛、腹胀、胆道蛔虫症
脾	在BD线下方，耳甲腔的后上部，即耳甲13区	腹胀、腹泻、便秘、食欲不振、功能性子宫出血、白带过多、内耳性眩晕
心	在耳甲腔正中凹陷处，即耳甲15区	心动过速、心律不齐、心绞痛、无脉症、神经衰弱、癔症、口舌生疮
气管	在心区与外耳门之间，即耳甲16区	哮喘、支气管炎

续表

穴位名称	部位	主治
肺	在心、气管区周围处，即耳甲14区	咳嗽、胸闷、声音嘶哑、皮肤瘙痒症、荨麻疹、便秘、戒断综合征
三焦	在外耳门后下，肺与内分泌区之间，即耳甲17区	便秘、腹胀、上肢外侧疼痛、水肿、耳鸣、耳聋、糖尿病
内分泌	在屏间切迹内，耳甲腔的底部，即耳甲18区	痛经、月经不调、更年期综合征、痤疮、间日疟、甲状腺功能减退或亢进症

（八）耳垂穴位

耳垂分为9个区。在耳垂上线（经屏间切迹与轮垂切迹所做的直线）至耳垂下缘最低点之间做两条等距离平行线，于上平行线上引两条垂直等分线，将耳垂分为9个区。上部由前到后依次为耳垂1区、2区、3区；中部由前到后依次为耳垂4区、5区、6区；下部由前到后依次为耳垂7区、8区、9区。

耳垂的穴位名称、部位及主治见表5-10。

表5-10　耳垂的穴位名称、部位及主治

穴位名称	部位	主治
牙	在耳垂正面前上部，即耳垂1区	牙痛、牙周炎、低血压
舌	在耳垂正面中上部，即耳垂2区	舌炎、口腔炎
颌	在耳垂正面后上部，即耳垂3区	牙痛、颞颌关节功能紊乱症
垂前	在耳垂正面前中部，即耳垂4区	神经衰弱、牙痛
眼	在耳垂正面中央部，即耳垂5区	急性结膜炎、电光性眼炎、麦粒肿、假性近视、睑腺炎
内耳	在耳垂正面后中部，即耳垂6区	内耳性眩晕症、耳鸣、听力减退、中耳炎
面颊	在耳垂正面眼区与内耳区之间，即耳垂5、6区交界处	周围性面瘫、三叉神经痛、痤疮、扁平疣、面肌痉挛、腮腺炎
扁桃体	在耳垂正面下部，即耳垂7、8、9区	扁桃体炎、咽炎

（九）耳背穴位

耳背分为5区，分别过对耳轮上、下脚分叉处耳背对应点和轮屏切迹耳背对应点做两条水平线，将耳背分为上、中、下3部，上部为耳背1区，下部为耳背5区，再将中部以内、中、外3等分，内1/3为耳背2区，中1/3为耳背3区，外1/3为耳背4区。

耳背的穴位名称、部位及主治见表5-11。

表5-11　耳背的穴位名称、部位及主治

穴位名称	部位	主治
耳背心	在耳背上部，即耳背1区	心悸、失眠、多梦

续表

穴位名称	部位	主治
耳背肺	在耳背中内部，即耳背2区	哮喘、皮肤瘙痒症
耳背脾	在耳背中央部，即耳背3区	胃痛、消化不良、食欲不振
耳背肝	在耳背中外部，即耳背4区	胆囊炎、胆石症、胁痛
耳背肾	在耳背下部，即耳背5区	头痛、头晕、神经衰弱
耳背沟	在对耳轮沟和对耳轮上、下脚沟处	高血压、皮肤瘙痒症

（十）耳根穴位

耳根的穴位名称、部位及主治见表5-12。

表5-12 耳根的穴位名称、部位及主治

穴位名称	部位	主治
上耳根	在耳郭与头部相连的最上处	鼻衄
耳迷根	在耳轮脚沟的耳根处	胆囊炎、胆石症、胆道蛔虫病、腹痛、腹泻、鼻塞、心动过速
下耳根	在耳郭与头部相连的最下处	低血压、下肢瘫痪、小儿麻痹后遗症

五、耳针的临床应用

（一）耳穴的诊查

疾病发生时往往会在耳郭的相应区域出现不同的病理反应（阳性反应），如皮肤色泽、形态改变，局部压痛明显，耳穴电阻下降等。对这些病理反应点进行诊察，既可以结合临床症状辅助诊断，又可以为拟定耳穴处方提供依据。常用的耳穴诊查方法有以下3种。

1. 望诊法 在自然光线下，用肉眼或放大镜直接观察耳郭有无变形或变色等征象，如脱屑、丘疹、硬结、水疱、充血、色素沉着，以及血管的形状、颜色变异等。

2. 压痛法 用弹簧探棒、毫针针柄或火柴棒等，以均匀的压力，在与疾病相应的耳郭部位，从周围逐渐向中心探压；或自上而下、自外而内对整个耳郭进行普查。当探查至痛点时，患者会出现皱眉、眨眼、呼痛或躲闪等反应。

3. 皮肤电阻测定法 用耳穴探测仪测定耳郭皮肤电阻、电位等变化。如电阻值降低，形成良导点者，一般即为病理反应点。

（一）适用范围

1. 疼痛性疾病 如各种扭挫伤等外伤性疼痛，头痛、肋间神经痛等神经性疼痛，手术后伤口痛及胃痛、胆绞痛等内脏痛。

2. 炎性疾病及传染病 如急慢性结肠炎、牙周炎、咽喉炎、扁桃体炎、胆囊炎、流感、百日咳、菌痢、腮腺炎等。

3. 功能紊乱性疾病 如胃肠神经官能症、心脏神经官能症、心律不齐、高血压、眩晕症、多汗症、月经不调、遗尿、神经衰弱、癔症等。

4. 过敏及变态反应性疾病 如荨麻疹、哮喘、过敏性鼻炎、过敏性结肠炎、过敏性紫癜等。

5. 内分泌代谢紊乱性疾病 如甲状腺功能亢进或减退症、糖尿病、肥胖症、围绝经期综合征等。

6. 其他 耳针可用于催乳、催产，预防和治疗输血、输液反应，还可用于美容、戒烟、戒毒、延缓衰老、防病保健等。

（三）选穴原则

1. 按相应部位选穴 即选用与病变部位相对应的耳穴。如胃病取胃穴，痤疮取面颊穴等。

2. 按脏腑辨证选穴 根据脏腑理论，按各脏腑的生理功能和病理反应辨证取穴。如脱发取肾穴，皮肤病取肺、大肠穴等。

3. 按经络辨证选穴 根据十二经脉循行和其病候取穴。如坐骨神经痛，取膀胱或胰胆穴，牙痛取大肠穴等。

4. 按西医理论选穴 耳穴中一些穴名是根据西医理论命名的，如交感、肾上腺、内分泌等。这些穴位的功能基本与西医理论一致，选穴时应予以考虑。如炎性疾病取肾上腺穴。

5. 按临床经验选穴 临床实践发现有些耳穴具有治疗本部位以外疾病的作用，如外生殖器穴可以治疗腰腿痛。

（四）操作方法

耳针所使用的刺激方法较多，目前临床常用的方法主要有以下 6 种。

1. 毫针法

（1）选穴和消毒 根据病情选择拟针刺耳穴（包括用探棒或耳穴探测仪所测得的敏感点）。针刺前必须以 0.5%～1% 碘伏严格消毒耳穴。

（2）进针和行针 患者一般采用坐位，如年老体弱、病重或精神紧张者宜采用卧位。针具选用 26～30 号、0.3～0.5 寸的不锈钢毫针，进针时，医者押手固定耳郭，刺手拇、食二指持针，用快速插入的速刺法或慢慢捻入的慢刺法进针。针刺深度以 0.1～0.3cm 为宜，可刺入皮下或软骨浅层。进针后，如局部感应强烈，患者症状往往有即刻减轻感；如局部无针感，应调整针刺的方向、深度和角度，或以捻转法行针，刺激强度和手法依患者病情、体质、证型、耐受度等综合考虑。

（3）留针和出针 得气后留针一段时间，慢性病、疼痛性疾病留针时间适当延长。留针期间，可间隔 10～15 分钟行针一次。出针时，医者一手固定耳郭，另一手将针拔出，再用无菌干棉球或棉签按压针孔，以免出血。

2. 电针法 毫针针刺获得针感后，连接电针仪进行治疗，具体操作参照电针法。通电时间一般以 10～20 分钟为宜。电针法适用于神经系统疾患、内脏痉挛、哮喘等。

3. 埋针法 是将揿钉型皮内针埋入耳穴以防治疾病的方法，主要用于慢性疾病和疼痛性疾病，其刺激持续时间长，有巩固疗效和防止复发的作用。操作时，耳穴常规消毒后，医者押手固定耳郭，刺手用镊子或止血钳夹住揿钉型皮内针针柄，轻轻将其刺入所选耳穴，再用医用胶布固定并适度按压。一般选用患侧耳郭，必要时双耳同时埋针。每次留针 1～3 日，留针期间嘱患者每日自行按压 3 次。起针时应再次消毒埋针部位。

4. 压丸法 是使用丸状物贴压耳穴以防治疾病的方法。此法能持续刺激穴位，疼痛轻微，无副作用，是目前最常用的方法。操作时，耳郭常规消毒，医者一手固定耳郭，另一手用镊子夹取耳穴压丸贴片，贴压耳穴并适度按揉。宜留置 3～5 天，根据病情嘱患者定时按揉。

压丸材料多为王不留行籽、油菜籽、小米、莱菔子等表面光滑、大小和硬度适宜、易于获取的丸状物。目前，临床上广泛使用的是王不留行籽和磁珠。应用时，将压丸贴附在 0.6cm×0.6cm 大小医用胶布中央，用镊子夹住胶布，贴敷在选用的耳穴上。刺激强度视患者情况而定，一般儿童、孕妇、年老体弱、神经衰弱者用轻刺激，急性疼痛性病证宜用强刺激。

5. 刺血法 是用针具点刺耳穴出血以防治疾病的方法，常用于头面部炎性疾病和疼痛性疾病，有清热解毒、行气活血的作用。

刺血前应按摩耳郭使针刺部位充血，常规消毒。操作时医者押手固定耳郭，刺手持针点刺耳穴，挤压使之适量出血。施术后用无菌干棉球或棉签压迫止血，止血后再次消毒刺血处。

6. 穴位注射法 是将微量药物注入耳穴的治疗方法。一般使用 1mL 注射器和 26 号注射针头，依病情选用相应的药物和耳穴。操作时，押手固定耳郭，刺手持注射器刺入已消毒的耳穴皮内或皮下，缓缓推入 0.1～0.3mL 药物，耳郭可有痛、胀、红、热等反应。注射完毕后，用无菌干棉球轻轻按压针孔。

（五）注意事项

除遵循针灸施术的注意事项外，运用耳针法还应注意以下几点。

1. 针刺后如果针孔发红、肿胀，应及时涂碘伏消毒，防止化脓性软骨膜炎的发生。
2. 湿热天气，耳穴压丸、埋针留置时间不宜过长，耳穴压丸宜 3～5 日，耳穴埋针宜 1～3 日。对普通胶布过敏者宜改用脱敏胶布。
3. 耳穴刺血施术时，医者应避免接触患者血液。
4. 对扭伤和运动障碍的患者，进针后嘱其适当活动患部，有助于提高疗效。

第八节 其他针刺疗法

一、三棱针法

三棱针法是用三棱针刺破血络或腧穴，放出适量血液，或挤出少量液体，或挑断皮下纤维组织，以治疗疾病的方法。三棱针古称"锋针"，为九针之一，是一种"泻热出血"的常用工具。《灵枢·小针解》明确提出了"宛陈则除之者，去血脉也"的原则。《灵枢·官针》称之为"络刺""赞刺""豹纹刺"等，现代又称之为"刺血疗法"。

三棱针多由不锈钢材料制成，针长约6cm，针柄稍粗呈圆柱体，针身呈三棱状，尖端三面有刃，针尖锋利（图5-36）。针具多采用高压蒸汽灭菌法消毒备用，或选用一次性针具。

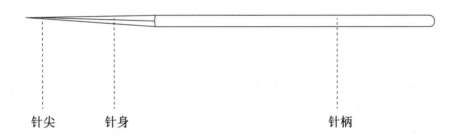

图 5-36 三棱针

（一）操作方法

1. 持针方法 一般医者以右手持针，用拇、食二指捏住针柄，中指指腹紧抱针身下端，针尖露出 3～5mm（图 5-37）。

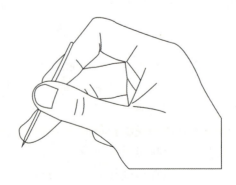

图 5-37 三棱针持针方法

2. 刺法 三棱针的针刺方法一般分为点刺法、散刺法、刺络法、挑刺法 4 种。

（1）点刺法　点刺腧穴放出少量血液或挤出少量液体以治疗疾病的方法。此法多用于四肢末端及肌肉浅薄的部位，如十宣、十二井穴和耳尖区，头面部的太阳、印堂、委中等穴。操作时，医者先在点刺穴位的上下用手指向点刺处推挤、揉按，使血液积聚于点刺部位，继而常规消毒，再用左手固定点刺部位，右手持针对准已消毒的部位迅速刺入1～2mm，轻轻挤压针孔周围，使出血少许，然后用消毒干棉球按压针孔止血。

（2）散刺法　又称豹纹刺，是在病变局部及其周围进行连续点刺放出适量血液以治疗疾病的方法。此法多用于治疗局部劳损、麻木不仁、局部瘀血、血肿或水肿、顽癣等病证。操作时，根据病变部位大小的不同，可以刺10～20针，由病变外缘呈环形向中心点刺，点刺后可配合挤压或拔罐等方法，以促使瘀血或水肿的消除，达到祛瘀生新、通经活络的目的。

（3）刺络法　即刺入浅表血络或静脉放出适量血液以治疗疾病的方法。此法多用于曲泽、委中等肘膝关节附近有较明显浅表血络或静脉的部位。常用于治疗急性吐泻、中暑、发热等病证。操作时，先用胶皮止血带在针刺部位上端（近心端）结扎，常规消毒放血部位，再以左手拇指按压在针刺部位下端，右手持三棱针对准针刺部位的静脉，斜向上刺入脉中2～3mm后迅速出针，放出一定量的血液，待出血停止后，用消毒干棉球按压针孔止血。出血时，也可轻轻按压静脉上端，以助瘀血排出、毒邪得泄。

（4）挑刺法　即用三棱针挑断穴位皮下纤维样组织以治疗疾病的方法。此法常用于身体比较平坦的利于挑提牵拉的部位，如背俞穴。此法多用于治疗肩周炎、胃病、颈椎病、失眠、支气管哮喘、血管神经性头痛等顽固性、反复发作性疾病。操作时，医者先消毒好针刺部位，再用左手按压施术部位两侧，或捏起皮肤，使皮肤固定，右手持针迅速刺入皮肤1～2mm，随即将针身倾斜挑破表皮，再刺入5mm左右，将针身倾斜并使针尖轻轻挑起，挑断皮下白色纤维样组织，尽量将施术部位的纤维组织挑尽，然后出针，覆盖消毒敷料。由于挑提牵拉伴有一定的疼痛感，可预先进行局部表浅麻醉。

3. 出血量及疗程　每日或隔日治疗1次，1～3次为1个疗程，出血量多者，每星期1～2次。一般每次出血量以数滴至3～5mL为宜。

（二）适用范围

三棱针放血疗法具有通经活络、开窍泄热、调和气血、消肿止痛等作用。临床上应用范围广泛，多用于治疗实证、热证、瘀血、疼痛等，如高热、中暑、中风闭证、咽喉肿痛、目赤肿痛、顽癣、痈疖初起、扭挫伤、疳证、痔疮、顽痹、头痛、丹毒、指（趾）麻木等（表5-13）。

表5-13　三棱针针刺泻血穴位及其主治表

穴位	刺法	主治
十宣	点刺	发热、昏厥、肢端麻木等
十二井穴（手）	点刺	发热、昏厥、咽喉肿痛等
四缝	点刺	疳积、消化不良、百日咳
鱼际	点刺	发热、咽喉肿痛、喉蛾等
尺泽	点刺	中暑、急性吐泻

续表

穴位	刺法	主治
曲泽	点刺	中暑、胸闷、心烦
委中	点刺	中暑、急性腰扭伤、腓肠肌痉挛
肩部阿是穴	挑刺	肩周炎
八髎	挑刺	前列腺炎、痔疮等
印堂、上星	点刺	头痛、眩晕、目赤痛、鼻炎
太阳、耳尖	点刺、散刺	头痛、目赤痛
百会、太阳	点刺	头痛、眩晕、昏迷、高血压
耳尖	点刺	发热、喉蛾、目赤痛、高血压
金津、玉液	点刺	舌强语謇

（三）注意事项

1. 严格消毒，防止感染。

2. 点刺时手法宜轻、稳、准、快，不可用力过猛，防止刺入过深，创伤过大，损害其他组织。

3. 一般出血量不宜过多，针对血络的放血方法应避免伤及动脉。

4. 三棱针刺激较强，治疗过程中需注意患者体位要舒适，以免发生晕针。

5. 体质虚弱者、孕妇、产后及有自发性出血倾向者，不宜使用本法。

二、皮肤针法

皮肤针法是运用皮肤针叩刺体表一定部位（或腧穴），使叩刺部位皮肤充血红晕或渗出微量血液，以防治疾病的一种方法。皮肤针法由《灵枢·官针》之"半刺""浮刺""毛刺"等刺法发展而来，其作用机理源于《素问·皮部论》之"凡十二经络脉者，皮之部也，是故百病之始生也，必先于皮毛"等论述。

皮肤针一般由针头和针柄两部分组成。针头端形似莲蓬状，缀有数枚不锈钢短针，针柄分为硬柄和软柄两种，一般用树脂材料制成，长15～19cm。根据针头所嵌短针的数目不同，又分别称为梅花针（5支短针）、七星针（7支短针）、罗汉针（18支短针）等。

（一）操作方法

1. 叩刺部位

（1）循经叩刺　是指沿着与疾病有关的经脉循行路线进行叩刺的方法。常用于项、背、腰、骶等部位，以督脉、足太阳膀胱经为主；其次是四肢肘、膝以下部位，以足三阴、足三阳经特定穴所在的循行部位为主。

（2）穴位叩刺　是指选取与所治病证相关的穴位进行叩刺的方法。常用于特定穴、华佗夹脊穴、阿是穴和阳性反应点。

（3）局部叩刺　是指针对病变局部进行叩刺的方法。常用于治疗头面五官疾病、关节扭伤、局部肿胀、肌肤麻木不仁等。

2. 持针方法　可分为硬柄持针法和软柄持针法两种。硬柄持针法是以右手拇指、中指夹持针柄，食指伸直按压在针柄中段上面，无名指和小指团住针柄，将其固定于小鱼际处握牢；软柄持针法则是采用拇指在上、食指在下的方法夹住针柄，其余手指呈握拳状将其固定于掌心（图5-38）。

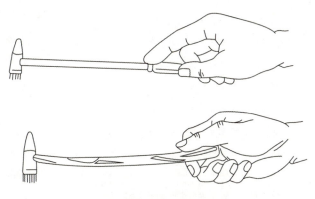

图5-38　皮肤针持针方法

3. 叩刺方法　施术部位常规消毒后，医者按上述方法持针，将针头平对叩刺部位，借用腕力叩打皮肤，并迅即弹起，反复进行，以皮肤充血红晕为度。操作要点是用力均匀、速度均匀；借用腕力，即叩即起；针尖起落方向垂直于叩刺部位。

4. 刺激强度　分为以下3种，应根据患者体质、病情、年龄、叩打部位的不同灵活选用。

（1）弱刺激　叩刺力度小，针尖接触皮肤时间较短，施术部位皮肤微潮红，无明显出血点或渗出，患者无痛感。适用于老年人、久病体弱者、孕妇、儿童，以及头、面、五官等肌肉浅薄部位。

（2）强刺激　叩刺力度大，针尖接触皮肤时间略长，施术部位有较明显的出血点或渗出，患者有较强的痛感。适用于年壮体强者，以及肩、背、腰、臀、四肢等肌肉丰厚部位。

（3）中刺激　叩刺的力度介于弱、强刺激之间，施术部位皮肤潮红，有少量出血点或渗出，患者稍感疼痛。适用于大多数患者和身体一般部位。

5. 疗程　每日或隔日1次，10次为1个疗程，每个疗程之间间隔3～5日。

（二）适用范围

皮肤针疗法具有通经活络、消肿止痛、祛风除湿、开窍泄热、调和气血等作用，广泛应用于临床各科，用以治疗功能失调性疾病疗效更佳，对器质性病变也有一定疗效，如近视、视神经萎缩、感冒、咳喘、喉蛾、慢性肠胃病、便秘、头痛、眩晕、失眠、腰痛、肌肤麻木不仁、痹证、痛经、神经皮炎、斑秃、小儿智障等（表5-14）。

表 5-14 皮肤针刺法常见病证表

常见病证	叩刺部位	刺激强度
头痛、偏头痛	头项部、侧头部、有关循行经脉	弱至中
失眠、多梦	头项部、夹脊、印堂、太阳、百会	弱至中
口眼㖞斜	患侧颜面部、手阳明大肠经	中
目疾	眼周	弱
鼻疾	鼻周	弱
眩晕	头项部、夹脊、印堂、太阳	中
胃痛、呕吐	上腹部、背俞穴、足阳明胃经	中
呃逆	上腹部、背俞穴、足阳明胃经	中
腹痛	腹部、背俞穴、足阳明胃经	中
阳痿、遗精、遗尿	下腹部、腰骶部、足三阴经脉	中
痛经	下腹部、腰骶部、足三阴经脉	中
肩周炎	肩部（先叩刺再拔罐）	中至强
痿证、痹证	局部、有关经脉	中至强
急性腰扭伤	脊柱两侧、阿是穴（先叩刺再拔罐）	强
肌肤麻木	局部（叩刺加悬灸）	中至强
牛皮癣	局部（叩刺加悬灸）	中至强
斑秃	局部、背俞穴	中
小儿智障	头部、颈部、项部、华佗夹脊穴	弱至中

（三）注意事项

1. 针具要经常检查，注意针尖有无毛钩，针面是否整齐。

2. 叩刺后皮肤如有出血点或渗出，需用消毒干棉球擦拭干净，并嘱患者保持针刺部位清洁，以防感染。

3. 叩刺时要保持针尖的平正，避免针尖斜向刺入和向后拖拉起针，以减轻疼痛。

4. 局部皮肤有创伤、溃疡、瘢痕、不明肿物等，不宜使用本法。

5. 急重病证、传染性疾病等，不宜使用本法。

三、皮内针法

皮内针法是将特制的小型针具刺入并固定于腧穴部位的皮内或皮下做较长时间的留针，通过其柔和且较长时间的持续刺激，达到调整经络脏腑功能、防治疾病目的的方法，又称埋针法。本法具有操作简便、作用持久等特点。

皮内针包括颗粒型和揿钉型两种（图 5-39）。其中颗粒型（麦粒型）的针身长约 1cm，针柄形似麦粒或呈环形，针身与针柄成一直线；揿钉型（图钉型）的针身长

0.2～0.3cm，针柄呈环形，针身与针柄呈垂直状。也有将揿钉型皮内针的针柄制成L形，然后用防水透气胶布单个灭菌包装使用的，称清铃揿针，其针身长0.3～2mm。

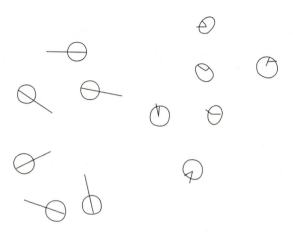

图 5-39 皮内针

（一）操作方法

本法选穴多以易于固定且不妨碍患者正常活动的腧穴为主，一般用于胸背部、四肢部和耳部穴位，根据欲刺入深度选择不同类型针具进行操作。操作时，医者先将皮内针、镊子和施术部位进行严格的消毒，不同皮内针的刺法如下。

1. 颗粒型皮内针法 所选腧穴常规消毒，医者以左手拇、食指在穴位两侧撑压皮肤，右手用小镊子夹住针柄，将针斜向刺入真皮内0.5～0.8cm，然后在皮肤与未刺入的部分针身、针柄之间，贴一块0.5cm×0.5cm的方形胶布，最后再用一块较大的透气胶带覆盖在针具之上，将其固定即可。针刺方向一般与经脉循行方向呈十字形交叉状。此法常用于胸背、四肢等部位。例如肺俞所在经脉的循行是自上而下，针则自左向右或自右向左地横刺，使针与经脉呈十字形交叉状。

2. 揿钉型皮内针法 所选穴位常规消毒，医者以左手拇、食指在穴位两侧撑压皮肤，右手以小镊子或持针钳夹住针柄，将针尖对准选定的穴位，轻轻刺入，然后以0.5cm×0.5cm的小方块胶布粘贴固定即可；或将针柄粘在预先剪好的0.5cm×0.5cm的小方块胶布上，医者手执胶布将针按压于选定穴位上即可。此法常用于面部、耳部腧穴。

清铃揿针的操作则相对简单，所选穴位常规消毒后，将备好的皮内针撕开，拆下密封纸将塑料容器向后折，用拇指和食指夹紧其中一半剥离纸和胶布，将它们一并从另一半剥离纸分开，并从塑料容器中取出，将针直接对准已消毒好的所选穴位皮肤上，除去剥离纸，将胶布压好以确保黏附稳妥即可。

3. 疗程 皮内针的埋藏时间一般为3～5天，最长可达1周，视不同季节、温度条件适当调整。若天气炎热，留针时间不宜过长，以1～2天为宜，以防感染。留针期间，可嘱咐患者每日自行按压埋针处2～3次，每次1～2分钟，以加强刺激强度，提高治疗效果。

（二）适用范围

本法常用于治疗慢性顽固性疾病，以及反复发作的疼痛性疾病，如高血压、神经衰弱、三叉神经痛、偏头痛、面肌痉挛、眼睑瞤动、哮喘、胃脘痛、胆绞痛、关节痛、扭挫伤、月经不调、痛经、遗尿等病证。

（三）注意事项

1. 关节附近不可埋针，因活动时疼痛。胸腹部因呼吸时会活动，亦不宜埋针。
2. 埋针后，如患者感觉疼痛或妨碍肢体活动，应将针取出，改选其他穴位重新操作。
3. 埋针期间，避免埋针处出汗、浸水等。
4. 固定胶布以微孔透气纸胶带为佳。

四、电针法

电针法是指将毫针刺入腧穴得气后，再通以接近人体生物电的脉冲电流，利用针刺和电的双重刺激，激发调整经络之气，以防治疾病的方法。电针法于20世纪50年代开始在我国广泛应用，具有省时省力、可客观控制刺激量、提高疗效等优点。

目前采用的电刺激仪器均属脉冲发生器类型，其基本结构是由电源电路、方波发生器电路、控制电路、脉冲主振电路和输出电路5个部分所组成。其作用原理是将脉冲电流借助针体导入体内，对机体产生低频电的生理刺激，以发挥不同的治疗作用。

（一）操作方法

电针仪的种类繁多，虽然每种电针仪具有不同的特点，但操作程序基本相同。

1. 选穴 电针法的处方配穴与毫针法相同，一般选用同侧肢体的1～3对穴位为宜。所选腧穴对之连线，以贯通病变部位为佳。在循经选穴基础上，配合神经分布、肌肉起止点进行选穴，疗效更佳。

2. 操作程序

（1）先按毫针操作程序，将针刺入穴位，并使之得气。

（2）将电针仪各档位调"0"。以身体前后正中线为轴，纵向同侧2个穴位为1组，将输出电线的一对电极分别连接在每一组穴位的毫针针柄上。在胸背部穴上使用电针时，不可将2个电极跨接在身体两侧，以免电流回路经过心脏。如遇只需单穴电针时，可将一个电极连于该穴的针柄上，另一个电极接在用水浸湿的纱布上，作无关电极。

（3）打开电源，选好波形，逐渐加大电流强度，以免给患者造成突然的刺激。

（4）通电时间一般为20分钟左右。留针期间如感觉刺激减弱，出现"电针耐受"现象可通过增加刺激强度、间歇通电、每对导线的连接对调等方法加以调整。

（5）结束电针治疗时，应先将电针仪输出电位器退至"0"，再关闭电源，取下导线，最后按一般毫针取针方法将针取出。

3. 电流的刺激强度 通常以患者能够承受为宜，应使患者局部肌肉呈节律性收缩，或伴有酸、胀、麻、热等感觉。

4. 疗程 一般7～10次为1个疗程，每个疗程之间间隔3～5天。每日或隔日治疗1次，急重症患者可每天治疗2次。

(二) 适用范围

电针的适用范围和毫针刺法基本相同，可广泛应用于内、外、妇、儿、五官、骨伤等临床各科，主要用于治疗各种痛证、痹证、痿证、脏腑功能失调，以及癫狂和神经、肌肉、韧带、关节的损伤性疾病，亦可用于针刺麻醉、预防保健等。

(三) 刺激参数

电针刺激参数主要有波形、波幅、频率、节律及持续时间等。其中以波形和波幅在治疗中的作用最为显著，临床应用时应根据具体病情灵活选择适当的波形和波幅，以提高临床疗效。

1. 波形的选择 单个脉冲电流可以采用不同的方式组合成为连续波、疏密波、断续波、锯齿波等不同波形，进而发挥不同的治疗作用。

(1) 连续波 是单位时间内频率保持恒定的一种电流刺激波形，可有连续密波和连续疏波之分。

密波，又称为高频电流，频率多为50～100次/秒，以抑制作用为主，具有止痛、镇静、缓解肌肉和血管痉挛等作用，常用于治疗头痛、关节扭伤等病证，也可用于针刺麻醉等。疏波，又称为低频电流，频率为2～5次/秒，以兴奋作用为主，能加强肌肉收缩，提高肌肉韧带的张力，常用于治疗痿证和各种肌肉、关节、韧带、肌腱损伤等病证。

(2) 疏密波 是单位时间内疏波、密波交替出现的一种电流刺激波形。疏波、密波交替持续的时间约为1.5秒，以兴奋作用为主，可增强新陈代谢，促进血液循环，改善组织营养，消除炎性水肿，常用于治疗关节扭挫伤、关节周围炎、肌肤麻木不仁、坐骨神经痛、面瘫、肌无力、局部冻伤等病证。

(3) 断续波 是单位时间内节律性地间断出现的一种电流刺激波形。断、续交替时间约为1.5秒，以兴奋作用为主，能提高肌肉组织的兴奋性，尤其对横纹肌有良好的刺激收缩作用，常用于治疗痿证、瘫痪等病证。

(4) 锯齿波 是单位时间内脉冲波幅按锯齿形自动改变的一种电流刺激波形，频率多为16～20次/分，接近人体的呼吸频率，临床上可用于刺激膈神经、配合抢救呼吸衰竭等。

2. 波幅的选择 刺激强度主要取决于波幅的高低，多以峰值电压表示，一般不超过20V，以电流表示，则不超过2mA。一般而言，当波幅调整到一定强度时，患者会产生刺痛感，此时的电流强度称为"感觉阈"。如电流强度再稍增加，患者会突然产生刺痛感,此时的电流强度称为"痛阈"。适宜的电针刺激强度在此二者之间,并以患者可以耐受为度。

(四) 注意事项

1. 电针仪在使用前必须检查其性能是否良好,输出值是否正常。

2. 调节电针电流时,应逐渐从小到大,不可突然增强,以防止引起肌肉强烈收缩,造成弯针、折针或晕针等,年老体弱、精神紧张者尤应注意。

3. 电针仪器最大输出电压在40V以上者,最大输出电流应限制在1mA以内,以防止发生触电事故。

4. 经过温针灸之后的毫针不宜用作电针,因其表面氧化、质地变脆、导电性下降,容易引发事故。

5. 应避免电针电流回路经过心脏。安装心脏起搏器者,应禁用电针。

6. 孕妇慎用电针。

第六章 推拿康复疗法总论

第一节 推拿基础知识

一、推拿康复疗法的定义和特点

推拿康复疗法是以"手法"作为主要康复治疗手段的一门中医临床学科，具有以下3个特点。

1. 手法治疗和功法训练相结合 推拿康复疗法不仅要求推拿操作者先练功法再学手法，还要求在疾病治疗过程中，除了对受术者进行手法治疗以外，还要推荐、指导受术者进行恰当的功法锻炼。

2. 中医学和现代科学理论相结合 中医推拿康复疗法在发展过程中已经与当时先进的科学理论密切结合，比如滚法结合了动力学、生物力学原理。现代推拿手法学的研究，也需要运动学、人体工程学的理论支持。所以，进一步发扬光大推拿康复疗法就必须继续兼容并包，吸收现代科学理论。

3. 推拿具有广泛的适应证和严格的禁忌证 推拿的适应证非常广泛，几乎覆盖各个临床科室的疾病，主要康复的病种集中在骨伤、内科、妇科、儿科、五官科等。但是，如果想进行推拿康复，还需要排除该受术者是否属于推拿禁忌证。有关推拿的禁忌证，详细内容在后面章节介绍。

二、推拿手法的分类

推拿手法的分类方法很多，本书介绍8种常见的分类方法。

1. 根据手法的动作形态分类 根据推拿手法的动作形态，将手法分成六大类即摆动类、摩擦类、振动类、挤压类、叩击类和运动关节类手法。这一分类方法有利于从现代运动生物力学着手，来学习与研究手法的术式结构及其科学原理，是目前多数推拿教材所采用的分类方法。

2. 根据手法术式结构的繁简分类 根据手法术式结构的简繁，可将推拿手法分成单式手法和复式手法两类。①单式手法又称基本手法，是指手法的术式结构为单一成分的一类手法，如推法、拿法、按法、摩法、捏法、揉法、点法、拍法等。②复式手法，是指由两种或两种以上单式手法相结合而形成的一类手法，如按揉法、拿揉法、推摩法、牵抖法等。

3. 根据手法的作用力方式分类　推拿古称"按跷"。根据唐代王冰的注释，按为"抑按皮肉"，跷为"捷举手足"。前者通过直接作用力作用于软组织，即手法力通过手的接触直接传递到受术部位，引起局部组织变形和内压波动；后者通过间接作用力作用于骨关节，即手法力通过骨骼杠杆及软组织的张力作用于远隔的关节韧带，引起关节运动状态的改变。因此，可以将所有推拿手法归纳为两大类：①软组织类手法，又称作用于软组织手法、"抑按皮肉"类手法，本书中摆动类、摩擦类、振动类、按压类、叩击类手法主要是软组织类手法。②骨关节类手法，又称作用于骨关节手法、"捷举手足"类手法或被动导引手法，包括摇动、扳动、拔伸、屈伸、背等脊柱或关节手法。

这两大类手法的作用会有所交叉，比如按压法如果用于胸椎、腰椎复位，即属于骨关节类手法；摇法也可作用于关节周围的肌肉、韧带等软组织；扳法如果缓慢操作不用"寸劲"发力，也可用于拉长肌肉，放松软组织。

4. 根据手法的作用分类　分为刺激类手法、放松类手法、整复类手法、镇静类手法、兴奋类手法等，这种分类法参考了国外对手法医学的归纳。

5. 根据手法的应用对象分类　分为成人推拿手法、小儿推拿手法等。

6. 根据推拿流派分类　分为一指禅推拿手法、内功推拿手法、正骨推拿手法等。

7. 根据手法的阴阳属性分类　分为阴柔型手法、阳刚型手法。

8. 根据手法的操作程序分类　分为准备手法、治疗手法、结束手法。

三、推拿手法的基本要求

对于推拿手法的要求从古至今，也是不断发展深化的。早在《黄帝内经·灵枢》就提出了"审、切、循、扪、按，视其寒温盛衰而调之，是谓因适而为之真也"。即手法要适合病情，恰到好处。《圣济总录》指出"曰按曰摩，适所用也"。即手法要适合病情，依据患者的感觉和耐受程度，而不纯粹依据力学原理来规范、要求手法。《石室秘录》也提出了手法的基本要求"中和"。

现代对手法的要求也是逐步细化、全面、精确的。1960年上海推拿学校编写的《推拿学》提出了手法要"柔软、深透、持久、有力"。1961年上海中医学院编写的《中医推拿学讲义》将手法要求改为"柔和、深透、持久、有力"。1975年上海中医学院编写的全国中医院校协编教材《推拿学》确定为"持久、有力、均匀、柔和，从而达到深透"，并被1985年出版的《推拿学》教材所沿用，得到了学术界的认可。目前，学术界结合手法的分类，根据不同类型手法的作用原理、运动轨迹和机体对各类手法的应答方式和速率，分别归纳和总结出了作用于软组织和作用于骨关节手法的基本要求。

作用于软组织的手法要求：持久、有力、均匀、柔和，从而达到深透。"持久"是指手法在操作过程中，能够严格按照规定的技术要求和操作规范持续地运用。在足够的时间内保持动作和力量的连贯性，不间断、不变形、不乏力，以保证手法对人体的刺激能够积累到临界点，以起到调整脏腑功能、改变病理状态的作用。"有力"即有力量，且这种力量不是蛮力和暴力，而是一种含有技巧的适度的力。无论何种手法总是以力为基础的。"均匀"是指手法操作的力量、频率和幅度都必须保持均衡力量，不可忽强忽弱，频率不宜时快时慢，幅度不要时大时小，应使手法操作既平稳而又有节奏。机体对某种手法刺激做出应答需要一定的时间，如果一种手法本身不均匀，变化太快，则机体的应答也不断变化，就达不到手法期望获得的效应。"柔和"即从容和缓的意思，是相对于刚动而言的。手法的柔和是指手法操作时，动作平稳缓和，手法变换时自然、协调，轻而不浮，重而不滞。柔和并不是软弱无力，而是柔中有刚，不可生硬粗暴，增加受术者的痛苦。正如《医宗金鉴·正骨心法要旨》所说："法之所施，使患者不知其苦，方称为手法也。""深透"是指手法具备了持久、有力、均匀、柔和项要求后，形成了一种渗透力。这种渗透力，可透皮入内，直接达到手法刺激部位的深层组织或内脏器官，或间接地通过各种途径使手法的生物效应到达内脏器官，起到调整胜虚实的作用。深透除了是指力的深透以外，也包括了热的深透。深透有如下特点：①深透一般是由浅入深的。即深透最先发生于皮下接触部位，然后逐渐向体内传递。②不同手法的深透具有差异性。有些手法如一指禅推法、指摩法等深透较慢，有些手法如搓法、擦法、击法等则较易深透。③深透有一定的征象。如皮温升高、肌肉放松、症状消失，以及心率加快、呼吸增强、血压变化、肠鸣、易饥等。掌握这些征象对于临床判断手法的度很有帮助。

在上述手法基本要求中，持久与有力体现了阳刚之性，均匀与柔和体现了阴柔之性，二者共同体现了刚柔相济、阴阳协调，最终达到的效果就是深透。深透是衡量手法的标准，也是取得疗效的重要保证。

作用于骨关节手法的基本要求：稳、准、巧、快。骨关节手法即运动关节类手法，在操作上有其特殊性，故其手法要求单列。其中"稳"即稳重。要求操作时平稳自然、因势利导，要在规定与允许的范围内动作，避免生硬粗暴。"稳"还体现了手法的安全性原则，不做无把握的运动关节类手法，不滥用手法，不盲目施术。"准"包括手法术式的准确和作用部位的精准。即选择手法要有针对性，定位要有准确性。任何关节都有两个面，要使关节运动，必须固定关节的一个面，让另一个面运动。尤其是脊柱的某一节段，往往涉及多个关节，每一关节的解剖结构和运动程度是不相同的。这就要求我们在设计与实施手法时，能够精确地作用到我们希望作用的目标关节。"巧"就是轻巧、灵巧的意思。施术者控制关节被动运动操作的力量宜轻不宜重，适可而止，以巧制胜，不可使用蛮力。运用"巧力"才能"四两拨千斤"，省力并自护。用好"巧"是运动关节类手法的基本功，只有经过刻苦学习、坚持不懈，才能真正达到前人要求的"机触于外，巧生于内"的境界。"快"就是推扳动作用力时，要突发、有控制地加力，疾发疾收，即用所谓的"寸劲"。发力路线不可过长，发力时间应控制在 1/10 到 1/5 秒之间，推扳动作完成后，立即将该关节放松，恢复到无痛的位置。

四、推拿的适应证与禁忌证

（一）推拿的适应证

推拿手法临床适应范围广泛。凡是筋脉损伤、关节错位、气血不通、经络闭塞、脏腑失调等因素引起的骨伤科、儿科、内科、妇科、外科、五官科等病证均可治疗。研究表明2002年至2020年推拿专业硕博论文总体呈增长态势，而医家运用推拿手法治疗骨伤科疾病居多。骨伤科推拿论文及肌肉系统推拿文献均呈逐年递增趋势，说明推拿在肌肉骨骼系统疾病治疗方面具有较好的优势。

具体举例如下：①骨伤科疾病包括颈椎病、颈椎间盘突出症、落枕、寰枢关节半脱位、项背肌筋膜炎、急性腰扭伤、腰肌劳损、腰椎间盘突出症、脊柱小关节紊乱、骶髂关节紊乱症、梨状肌综合征、臀上皮神经损伤、肩关节周围炎、肱二头肌肌腱炎、冈上肌肌腱炎、肩峰下滑囊炎、肱骨外上髁炎、神经卡压综合征、腕管综合征、踝扭伤、退行性膝关节炎、外伤性截瘫、中风后遗症等。②儿科疾病包括小儿肌性斜颈、感冒、咳嗽、哮喘、腹泻、腹痛、呕吐、便秘、疳积、厌食、遗尿、流涎、脱肛、桡骨小头半脱位、脑瘫、多动症、惊风、夜啼、鹅口疮、足内翻、足外翻、小儿麻痹后遗症、产后臂丛神经损伤等。③内科疾病包括头痛、失眠、高血压、眩晕、感冒、冠心病、胃痛、胃下垂、腹泻、便秘、慢性胆囊炎、肥胖、中风后遗症、面瘫、面肌痉挛等。④妇科疾病包括痛经、月经不调、闭经、乳痈、耻骨联合分离症、慢性盆腔炎、乳腺增生等。⑤外科疾病包括肠粘连、不完全性肠梗阻、尿潴留等。⑥五官科疾病包括近视、弱视、斜视、乳蛾、慢性咽炎、鼻炎、声门闭合不全、耳聋、耳鸣等。⑦其他适应证包括劳倦内伤、抑郁症、慢性疲劳综合征、更年期综合征等。

（二）推拿的禁忌证

慎用推拿的情况：①剧烈运动后、极度疲劳及体质极度虚弱者。②过饥或过饱饭后1小时内。③妊娠妇女的腹部、腰骶部慎用手法；某些腧穴如合谷、肩井、三阴交，据文献记载可能引起流产，也不宜使用；其他部位不宜使用重刺激手法。④醉酒者。

禁用推拿的范围：①诊断不明的急性脊柱损伤或伴有脊髓损伤症状者，如脊髓肿瘤、脊柱结核、脊髓或椎管内血肿、脊柱失稳体征、脊髓空洞症、马尾综合征。②各种急性传染病，如急性传染性肝炎、活动性肺结核等。③恶性肿瘤部位及其骨转移部位。④严重的心、脑、肺、肾等器质性疾病，胃或十二指肠溃疡急性穿孔者。⑤结核病、化脓性疾病所致的运动器官病证。⑥出血性脑血管意外的急性期。⑦血液病、严重血管病变（如下肢静脉栓塞、血管瘤等），或有出血倾向者。⑧皮肤破损、感染，皮肤病的病损局部。⑨骨折局部、脱位、急性感染（如骨髓炎）等。⑩精神病情绪不稳定者和酒后神志不清者。⑪脊柱手法的禁忌证可参考世界卫生组织于2005年公布的《世界卫生组织脊骨神经医学基础培训和安全性指南》（2008年中文版）。

五、推拿手法的操作体位

体位的选择原则：受术者肢体自然、放松，并能持久，受术部位充分暴露，并且应该感觉到舒适、安全。术者操作自如，发力方便，左右手交替无障碍，并且能持久操作，不易疲劳。

（一）受术者的体位

受术者体位主要有以下 8 种。

1. 仰卧位 受术者两下肢伸直或腘窝下垫枕微屈。推拿面部、胸腹部、四肢前面时，常取此体位。

2. 俯卧位 受术者头可置于床头的透气洞中，脚踝下方可垫枕，两上肢放在体侧，或屈曲放在床头两侧的手托上。操作项肩部、腰背部、臀部和下肢后部时，可取此体位。

3. 侧卧位 在推拿治疗肩、臀和四肢外侧部位时可用此体位；做腰椎斜扳法时也用到该体位；对于饱餐后或身体肥胖不能俯卧者，也可取此体位操作。

4. 站立位 内功推拿流派主张，受术者在接受推拿手法治疗前要先站住练功。在特殊的站立练功体位下，接受擦法、棒击法等推拿手法治疗。

5. 端坐位 受术者正坐于凳子上。在做头面部、颈项部操作，以及肩部摇法、坐位腰部拔伸法等操作时，可取此体位。

6. 伏坐位 受术者前倾伏坐于一种特殊的伏坐式推拿椅上，头面部、胸部、两前臂、两臀、两小腿前部等多点受力支撑身体，全身处于一种非常放松的状态。可在此体位下做掌推背部、横擦背部、拍背部、振肩胛区、叩击项肩部等操作。

7. 悬吊位或倒悬位 悬吊位置双手抓住吊杆使身体悬垂。倒悬位是足高头低悬吊。这两种体位，有助于腰椎等脊柱关节间的拉开。在牵引拔伸状态下推拿，适用于腰椎间盘突出症等疾病的治疗。

8. 特殊体位 如肺部排痰可采取引流体位，在此体位下做拍法、振法等操作。

（二）术者的体位

根据不同的受术部位，术者可选择站立位或端坐位操作。

1. 站立位 推拿颈项部、肩部、腰背部多取站立位操作。

2. 端坐位 推拿头面部、胸腹部多取端坐位。

六、推拿意外的处理及预防

推拿是一种安全、有效且一般无副作用的医疗方法。但如果手法运用不当，也可能出现一些异常情况，可能对受术者产生不良影响。学术界将这种推拿操作中出现的异常情况称为"推拿意外"。发生异常情况时，推拿医务人员必须做出正确判断，并及时而恰当的处理。

（一）晕厥

晕指头晕，厥指手足逆冷或突然昏倒。晕与厥多同时发生。如在推拿过程中突然发生，俗称"晕推"。其临床表现、发生机制和处置办法与针灸的"晕针"相似。

1. 临床表现 受术者突感头晕目眩，如坐舟车，天旋地转，胸闷，恶心呕吐，面色苍白，四肢发凉，甚至昏不知人等。

2. 原因 ①患者因素。如饥饿、紧张、疲劳等。②疾病情况。血压、血糖、脑血管病等。③颈椎解剖。与椎动脉的解剖特点有关。曾有使用颈椎旋转手法造成椎基底动脉缺血性损伤,引发急性脑血管病的报道。④手法因素。力度太重,时间太长,旋转过度,体位不适。⑤环境因素。诊室闷热,或空调环境下空气不流通。

3. 处理 ①立即停止推拿操作,扶受术者躺于床上,头稍低位,监测血压与脉搏,饮少许糖水或温开水。②针刺或指按急救穴。③严重者,送医院观察或抢救。④颈型眩晕者,常予口服钙通道阻滞剂尼莫地平 20mg,每日 3 次,或氟桂利嗪 10mg,每晚 1 次;并口服倍他司汀 4～8mg,每日 3 次;口服安定,睡前 2 片。亦可于卧位,做颈部放松与纵向手法理筋和拔伸治疗。详情可参考颈椎病椎动脉型的推拿治疗。

4. 预防 ①存在"晕推"的因素时,慎用推拿。②掌握好手法的力度和时间。③改受术者颈椎坐位操作为卧位操作,并控制旋转的角度。④保持诊室的空气流通。

(二) 瘀斑

瘀斑是推拿治疗中和治疗后皮下出血的现象。

1. 临床表现 受术者在接受推拿治疗中和治疗后,受术部位皮下出血,局部皮肤肿起,并出现青紫、紫癜及瘀斑现象。

2. 原因 ①初次治疗时手法刺激过重,时间过长。②受术者有血小板减少症。③老年性毛细血管脆性增加。④受术者长期或过量服用过阿司匹林、华法林等抗凝血药物。

3. 处理 ①局部小块瘀斑,一般无须处理。②局部青紫严重,可先制动、冷敷;待出血停止后,再在局部及其周围使用轻柔的按揉、摩、擦等手法治疗,同时,加用热敷以消肿、止痛,促进局部瘀血消散、吸收。

4. 预防 ①若非必要,不宜选用过强的刺激手法。②对老年人使用手法须轻柔,特别是在骨骼突起的部位,手法更不宜太重。③急性软组织损伤受术者,不要急于在局部进行手法治疗和使用湿热敷。④了解受术者的病史。

(三) 疼痛

疼痛是指受术者经推拿治疗后受术部位的疼痛现象。

1. 临床表现 受术者经推拿手法治疗后,特别是初次接受推拿手法治疗的受术者,局部皮肤出现疼痛、肿胀等不适的感觉,夜间尤甚,用手按压时疼痛加重。

2. 原因 ①术者手法操作技术生硬。②局部施术时间过长,手法刺激过重。

3. 处理 ①一般不需要特别处理,1～2 天内可自行消失。②若疼痛较为剧烈,可在局部施行轻柔的按法、揉法、摩法、擦法等。

4. 预防 对初次接受推拿手法治疗的受术者,手法要轻柔,局部施术时间亦不宜过长。

(四) 破皮

破皮是指手法操作时出现受术部位皮肤破损的现象。

1. 临床表现 受术者在手法治疗时出现局部皮肤发红、疼痛、起疱等皮肤表面擦伤、出血、破损的现象。

2. 原因 手法使用不当。如按法操作时，用力过重，幅度过大，捻动皮肤所致；拍法、擦法操作时，没有紧贴皮肤，向下用力太强而产生冲击力所致；一指禅推法、滚法操作时没有吸定，产生异常的摩擦运动等所致。

3. 处理 ①损伤处立即停止手法治疗。②做好局部皮肤的清创（局部涂上红药水、紫药水等），防止感染。

4. 预防 ①加强手法训练，熟练掌握各种手法的动作要领、要求。②在使用擦法、推法时，可配合使用介质，防止破皮。

（五）骨折

骨折是指在推拿治疗过程中，因手法不当等原因引起骨折的现象。

1. 临床表现 受术者在接受推拿手法治疗时，特别是在做被动运动或较强刺激的按压手法时，突然听到"咔嗒"之声，继之出现局部疼痛、运动障碍（如肋骨骨折、腰椎压缩性骨折、股骨颈骨折）等症状。

2. 原因 ①受术者年老骨质疏松，或受术者有骨质病变及骨折假性愈合。②受术者接受手法治疗的体位选择不当。③施术时手法使用不当，压力过重、刺激过强、运动幅度过大，以及手法生硬粗暴。

3. 处理 ①立即停止手法操作。②制动、包扎、固定，做X线检查以明确诊断。③做必要的对症处理，及时予以整复和固定。

4. 预防 ①手法治疗前，特别是进行被动运动类手法操作前要仔细检查，如有疑问宜先行必要的X线检查，排除骨折及骨结核等骨质病变。②被动运动类手法操作必须在正常生理许可范围内进行，幅度由小到大，逐渐增加，不可粗暴。③老年受术者或骨质疏松受术者，手法用力不宜过重。④选择的体位必须舒适、正确，有利于手法操作。

（六）内科意外

因推拿而致的纠纷和官司涉及的内科病证，主要包括在推拿的过程中所发生的脑血管意外（特别是再次中风）、急性心肌梗死、一过性血压升高、癫痫发作和因气道堵塞而致的窒息等，可统称为内科意外。

1. 临床表现 ①脑血管意外。突发眩晕、恶心，一侧肢体感觉丧失或运动不遂，昏迷、意识障碍等。②一过性血压升高。出现头部暴痛、头晕、恶心等症状，问诊可发现有高血压病史。③心肌梗死。突发心前区疼痛、窒塞感，或喘促，或昏不知人，大汗淋漓，四肢厥冷，脉微欲绝。④癫痫发作。突然神志异常，昏仆，口中发出猪羊般叫声，口吐涎沫。⑤气道堵塞。突然呛咳，喉间梗阻，呼吸骤停，面色青紫，四肢乱蹬。

2. 原因 ①受术者本身存在相关的原发性疾病，如脑血栓或脑梗死、高血压、心肌缺血、糖尿病、癫痫、小儿哮喘等，或存在某些危险因素，如高血脂、肥胖等。②推拿时机或环境选择不当，如受术者过饥、过度疲劳、过度烦躁等；或环境干扰声、突发事件等。③手法与体位不当。点法、按法、叩击法等手法力度较重、刺激量大，或扳法掌握不好，或摇法频率过快和幅度过大，都是诱发内科意外的原因。如果体位不适合，特别是俯卧位过久，以及体位改变太快时，也容易引发内科意外。

3. 处理 ①如患者反映身体不适时，应立即停止操作，仔细观察脉象和呼吸。同时扶受术者坐起或仰卧，可给予少许糖水饮用。如属癫痫发作，可掐水沟、翳风、合谷、十宣等急救穴。一过性血压升高，可令患者静卧并给予降压药口服或肌注。属脑血管意外和心肌梗死，应立即吸氧。心前区憋闷和疼痛可予硝酸甘油舌下含化。②若受术者已经昏迷，迅速拨打急救电话，尽快通知家属并送医院抢救。

4. 预防 ①推拿前充分了解既往史，明确诊断，考虑到内科意外的可能。②对于存在内科意外原发性疾病和危险状态的受术者，须将发生内科意外的可能性告知患者或其家属，并记录在病历中。③选择舒适的体位，尤其不要俯卧太久。④控制好手法的力度、频率和时间。⑤科室应准备常规急救设备和药品。

七、推拿临床常用的介质

推拿介质，是指在推拿手法操作时涂于受术体表起润滑作用或兼有治疗作用的制剂。直接接触为推拿的基本特征，而直接接触必然会在接触面上产生摩擦。一旦摩擦太过，就会导致皮肤损伤。因此，保护皮肤是推拿过程中不能回避的问题，也是介质的基本作用。早在《五十二病方》中就已经有了介质制作和运用的记载。如将多种中药按一定比例，"并和之以车故脂"制成药膏，用来"靡（摩）其骚（瘙）"。后来，随着动物脂肪的发现和运用，润滑保护皮肤已经不难；又随着酿酒业的发展，酒比水更能溶解与保存药物，也更能透过皮肤，于是介质开始朝着增效的方向发展。如《灵枢·经筋》记载的"马膏"和"白酒和桂"。《金匮要略》首次提出"膏摩"一词。以后经不断发展，出现了名目繁多的膏摩方，被广泛地用于预防和治疗疾病，并沿用至今。

（一）介质的种类

介质的种类繁多，不同性质的介质具有不同的特性。目前主要包括膏类、油类、酒类、水类、汁类、精油、乳剂、霜剂、蛋清等。

1. 膏类 膏为质厚的油脂，传统多用动物油脂，如猪脂、羊脂、马膏等，其主要成分是脂肪酸，现代多用作医用凡士林。膏类有很好的润滑作用，能长期保存，还因其固体特征而便于携带。推拿临床多根据需要将一定的中药提取物加入其中，制成特殊的膏药，如野葛膏、华佗虎骨膏、赤膏、冬青膏等。

2. 油类 与膏相比，油的质地清稀，传统多用芝麻油、橄榄油、松节油、菜油等。其主要成分是三酸甘油酯等。油类润滑作用很强，也能长期保存。推拿临床常将中药提取物加入其中制成药油。常用的药油有红花油、活络油、松节油及各种商品按摩油等。

3. 酒类 又称酊类，为乙醇制剂。酒类具有特殊气味，刺激性强，防腐力强，能溶解多种物质，临床运用较广。酒类介质润滑作用差，易挥发，一般不作为润滑剂使用，主要用于增强临床疗效。单纯的白酒和酒精多用于高热惊风，有刺激和扩张血管、物理降温的作用。其他酒类介质则是将某些药物浸泡于酒中而成，如桂枝酒、红花酒、首乌酒、黄精酒、川芎酒、当归酒等。

4. 水类 以纯净水为介质。润滑作用差，主要用于热证推拿。

5. 汁类 多用鲜品，多为榨取植物根、茎、果实等取其汁液而成。如葱汁、姜汁、荷叶汁、藕汁、柠檬汁、薄荷汁等，具有馨香之性，长于开窍、醒神。临床有"秋冬葱姜夏薄荷"之说。

6. 粉类 为固体的极细粉末。如滑石粉、爽身粉及其他药物经高速粉碎机粉碎而成的粉末，长于收敛、祛湿、止汗。小儿推拿最为常用。

7. 植物精华（精油） 精油是从植物的花、叶、茎、根或果实中，通过水蒸气蒸馏法、挤压法、冷浸法或溶剂提取法等提炼萃取的高浓度、高挥发性的芳香物质。精油浓度很高，故未经稀释不能直接使用。又因挥发性强，必须密封储存。精油的主要成分并非三酸甘油酯和脂肪酸，而多为萜烯类、醛类、酯类、醇类等。故精油非油，与膏类和油类有本质区别。精油是现代科技的产品，有"西方的中药"之称，其成分可通过皮肤渗透进入血液循环，能有效地调理身体，起到舒缓、净化等作用。

8. 其他 如乳剂、霜剂、鸡蛋清等。

（二）介质的选择

1. 辨证选择 寒证宜用有温热散寒作用的介质，如葱姜水、冬青膏等。热证宜用具有清凉退热作用的介质，如凉水、酒精等。虚证宜用具有滋补作用的介质，如药酒等。实证宜用具有清、泻作用的介质，如蛋清、红花油、传导油等。其他证型可用中性介质，如滑石粉、爽身粉等，取其润滑皮肤的作用。

2. 辨病选择 小儿肌性斜颈宜选用润滑性能较强的滑石粉、爽身粉等。软组织损伤，如关节扭伤、腱鞘炎等宜选用活血化瘀、消肿止痛、透热性强的介质，如红花油、传导油、冬青膏等。发热宜选用清热性能较好的凉开水、酒精等。

3. 根据年龄选择 小儿常用的介质主要有滑石粉、爽身粉、凉水、酒精、薄荷水、葱姜汁、蛋清等。对于成年人，不论水剂、油剂、粉剂均可应用。老年人常用的介质有油剂和酒剂。

第二节 推拿常用检查方法

推拿临床常用的检查方法包括经络按诊、推拿临床专科检查。其中专科检查主要包括关节运动功能检查、神经功能检查、肌力检查、肌张力检查和特殊功能检查。本节着重介绍经络按诊和特殊功能检查。

一、推拿经络按诊法

经络按诊法是检查者以经络腧穴理论为指导，用手在受术者体表，按经络循行路线和腧穴部位进行按压、触摸，探寻异常感觉或表征，诊查疾病的方法。

经络按诊常用的手法包括触法、摸法和按法。接触部位包括手掌及拇指、食指、中指的指腹。检查时用力要均匀，并注意左右对比。

（一）触法

触法，是以手指或手掌轻轻地接触患部，来了解经脉循行部位的寒热、温凉、润燥等情况。凡热者阳气盛，寒者阳气衰，燥者津枯，甲错者伤阴或内有干血。

（二）摸法

摸法，是比触法稍重的手法接触患部，来了解经脉循行部位有无阳性反应物，其方法有四种。

1. 滑动法 用指腹沿经络循行路线，边旋转边移动。由于用力较轻，临床上便于发现经穴中存在的浅表阳性反应物。

2. 按揉法 与滑动法相似，但用力较滑动法稍重。临床便于发现经穴或皮下较深组织中存在的阳性反应物。

3. 移动法 用力较大，力量集中在指腹，左右沿经络滑动皮肤。临床上便于触按经穴皮下组织深层条索状的阳性反应物。

4. 推动法 用拇、食、中三指指腹沿经络循行路线用力推察，适用于脊柱部位的诊查。脊柱正中及两侧督脉、夹脊穴、足太阳膀胱经等。运用推动法既可以发现脊柱的异常变化，如棘突位置的变化，周围软组织的紧张或松弛；又可以通过触觉感知经络及穴位上的异常征象，从而推断是哪一方面的疾患。

摸法的目的在于寻找阳性结节，阳性结节可以依靠指腹的触觉来触摸，是在经络循行部位的皮肤上或皮下摸到一种实有的物质。它的形态、大小、软硬不一，有圆形结节、扇形结节、菱形结节、椭圆形结节，以及条索状结节等。另外，还可以发现肌肤隆起、凹陷，以及触之坚实紧张或柔弱的现象。

（三）按法

按法是用手指或手掌以较大之力按压经络循行部位，了解其感觉和活动的情况。应用按法时，被检查者出现压痛，多属于经气闭塞不通、气滞血瘀；轻按而痛，多病在浅表络脉；重按而痛，病变多在深部经脉；按之痛减，多属虚证；按之痛不减或加剧，多属实证。

按法有轻、中、重三种情况。轻压即疼痛难忍者为"+++"，中压即疼痛但可忍受者为"++"，重压而轻微疼痛者为"+"。临床检查时应根据被检查者体质的不同，采用不同轻重的手法。另外，在同一被检查者经脉循行部位按压时，应手法轻重一致。

二、特殊功能检查

1. 椎间孔挤压试验 被检查者取坐位，检查者位于其后方，双手手指互相嵌夹相扣，以手掌面下置于被检查者头顶，两前臂掌侧夹于被检查者头两侧保护，向各个不同的方向挤压，颈部或上肢出现疼痛或麻木加重即为阳性，多见于颈椎病、颈椎间盘突出等病变。

2. 椎间孔分离试验 被检查者取坐位，检查者双手分别托住被检查者下颌并以胸或腹部抵住被检查者枕部，逐渐向上牵引颈椎，以扩大椎间孔。如上肢麻木疼痛等症状减轻或颈部有松快感，则为阳性，多见于颈椎病，以神经根型颈椎病为多见，对颈型亦有诊断意义。

3. 叩顶试验 被检查者取坐位，检查者站立于其后方，以一手掌面置于被检查者头顶，另一手握拳轻叩垫手掌背，被检查者颈部或上肢部出现疼痛或麻木即为阳性，多见于颈椎病、颈椎间盘突出症、颈椎结核等病变。

4. 臂丛神经牵拉试验 被检查者取坐位，头微屈。检查者立于被检查者患侧头部，将头部推向对侧，同时另一手握该侧腕部作相对牵引，使臂丛神经受牵拉，患肢出现放射痛、麻木即为阳性，多见于颈椎病、颈椎间盘突出症等。

5. 旋颈试验 旋颈试验，又称椎动脉扭曲试验。被检查者取坐位，头略后仰，并自动向左、右做旋颈动作。若被检查者出现头昏、头痛、视力模糊症状则为阳性，多见于椎动脉型颈椎病。

6. 深吸气试验 被检查者取坐位，两臂自然下垂，检查者首先触摸桡动脉，然后嘱患侧上肢外展90°、头转向对侧、吸气后屏住呼吸，若桡动脉搏动减弱或消失，即为阳性，此时疼痛往往增加；相反，抬高肩部、面转向前方，则脉搏恢复，疼痛缓解。多用于检查有无颈肌损伤和前斜角肌综合征。

7. 直腿抬高试验 被检查者取仰卧位，两侧下肢伸直靠拢。检查者位于其一侧，嘱被检查者先将一侧下肢伸直抬高到最大限度，然后放回检查床面，再将另一侧下肢伸直抬高到最大限度，两侧作对比。正常时，腿和检查床面之间的角度在60°以上，两侧对等。两侧抬高不等并且角度小于60°，一侧腿抬高过程中出现下肢放射性疼痛即为阳性，多见于腰椎间盘突出症、椎管内肿瘤等病变。

8. 仰卧屈膝屈髋试验 被检查者取仰卧位，两腿靠拢，检查者位于一侧，嘱其尽量屈髋、屈膝。检查者双手按压被检查者双膝，使大腿尽量靠近腹壁，腰骶部出现疼痛即为阳性，多见于腰骶韧带有损伤或腰骶关节有病变。

9. 骨盆挤压试验 被检查者取仰卧位，检查者立于一侧，两手分别于髂骨翼两侧同时向中线挤压骨盆，骨盆发生疼痛即为阳性，多见于骨盆骨折或骶髂关节病变。

10. 骨盆分离试验 被检查者取仰卧位，检查者两手分别置于两侧髂前上棘前面，两手同时向外下方推压时出现疼痛即为阳性，多见于骨盆骨折或骶髂关节病变。

11. "4"字试验 被检查者取仰卧位，检查一侧下肢膝关节屈曲，髋关节屈曲、外展、外旋，将足架在另一侧的膝关节上，双脚呈"4"字形，检查者一手放在屈曲的膝关节内侧，另一手放在另一侧髂前上棘上，然后两手向下压，骶髂关节或髋关节处出现疼痛即为阳性，多见于骶髂关节或髋关节病变。

12. 床边试验 被检查者取仰卧位，检查者将被检查者移至检查床边，一侧臀部放在床外，让该侧的腿在床边下垂，另一侧腿屈曲，固定骨盆，检查者以身体保护被检查者，同时以一手按压下垂之大腿，使髋后伸，骶髂关节发生疼痛即为阳性，多见于骶髂关节病变。

13. 单髋后伸试验 被检查者取仰卧位，两下肢伸直，检查者一手按住被检查者骶骨背面，另一手握住该侧膝盖上方向上提起下肢，使髋关节被动后伸，骶髂关节处疼痛即为阳性，多见于骶髂关节病变。

14. 跟臀试验 被检查者取俯卧位，两下肢伸直，检查者站于一侧，一手握被检查者踝部，使其屈膝，跟部触及臀部，腰骶部出现疼痛，甚至骨盆、腰部随着抬起即为阳性，多见于腰骶关节病变。

15. 股神经紧张试验 被检查者取仰卧位，检查者一手固定被检查者骨盆，另一手握患肢小腿下端，膝关节伸直或屈曲，将大腿强力后伸，如出现大腿前方放射性疼痛即为阳性，表示可能有股神经根受压。

16. 屈颈试验 被检查者取仰卧位，两下肢伸直，检查者位于一侧，被检查者做主动或被动的屈颈1～2分钟，腰部疼痛，下肢放射性疼痛即为阳性，多见于腰神经根受压。

17. 坐位屈颈试验 被检查者取坐位或半坐位，两腿伸直，使坐骨神经处于紧张状态，然后被动或主动向前屈颈，如出现患肢疼痛即为阳性。

18. 肱二头肌抗阻力试验 被检查者取坐位，检查者位于其前方，嘱被检查者屈肘90°，检查者一手扶住被检查者肘部，一手扶住腕部，给予阻力并嘱被检查者用力屈肘，出现肱二头肌肌腱滑出，或肱骨结节间沟处产生疼痛即为阳性，多见于肱二头肌长头肌腱滑脱、肱二头肌肌腱炎等病变。

19. 网球肘试验 被检查者取坐位或站立位，检查者位于其侧方，嘱被检查者前臂稍弯曲，手半握拳，腕关节尽量屈曲，然后将前臂完全旋前，再将肘伸直，在肘伸直时，肱桡关节的外侧发生疼痛即为阳性，多见于肱骨外上髁炎。

20. 搭肩试验 被检查者屈肘，若手能搭到对侧肩部的同时，肘部能贴近胸壁为正常，若被检查者不能完成上述动作，或仅能完成两动作之一者为阳性，提示有肩关节脱位的可能。

21. 肩关节外展试验 被检查者取立位或坐位，患侧上肢伸直下垂，然后缓慢外展上举，观察有无疼痛与活动受限。若在某一角度出现疼痛或疼痛加剧，即为阳性。①外展起始即有疼痛，见于锁骨骨折、肩关节脱位、肱骨骨折、肩胛骨骨折或肩周炎等。②外展越接近90°位越痛，可能为肩关节粘连。③外展过程中有疼痛，但到上举时疼痛减轻或不痛，可能为肩峰下滑囊炎、三角肌下滑囊炎或三角肌损伤。④外展至上举在60°～120°范围内出现疼痛，称"疼痛弧"，此范围外的活动反而不痛，可能为冈上肌腱炎或冈上肌损伤。⑤肩锁关节病变的疼痛弧在肩关节外展150°～180°范围内。⑥被动外展超过90°以上时，肩峰处有疼痛，可能有肩峰骨折。

22. 腕三角软骨挤压试验 被检查者取坐位，屈肘90°，掌心向下，检查者位于其前方，一手握住被检查者前臂远端，另一手握住手掌部，使手被动向尺侧偏斜，然后伸屈腕关节，使腕关节尺侧发生挤压和研磨，腕关节出现明显疼痛即为阳性，多见于三角软骨损伤。

23. 握拳试验 被检查者取坐位，于屈肘 90°前臂中立位握拳，并将拇指握在掌心中，检查者位于其前方，一手握住前臂远端，另一手握住被检查者手部，使腕关节向尺侧屈腕，桡骨茎突部出现剧烈疼痛即为阳性，多见于桡骨茎突狭窄性腱鞘炎。

24. 屈腕试验 被检查者取坐位，检查者位于其前方，嘱被检查者将腕关节极度屈曲，出现手指部的麻木、疼痛即为阳性，多见于腕管综合征。

25. 足跟叩击试验 被检查者取仰卧位，两下肢伸直。检查者位于一侧，一手将被检查者患肢稍抬起，另一手以拳击其足跟，叩击足跟时髋关节处疼痛即为阳性，多见于髋关节病变。

26. 回旋挤压试验 回旋挤压试验，又称麦氏征。被检查者仰卧，检查者位于一侧，一手握足，一手固定膝关节，使被检查者膝关节极度屈曲，尽力使胫骨长轴内旋。检查者固定膝关节的手放在外侧推挤膝关节使其外翻，小腿外展，慢慢伸直膝关节。按上述原理做相反方向的动作，使膝关节外旋内翻，小腿内收，然后伸直膝关节，膝关节有弹响和疼痛即为阳性，多见于半月板损伤。

27. 研磨提拉试验 被检查者取俯卧位，膝关节屈曲 90°。检查者一手固定足掌部，另一手握住被检查者足跟部，向下压足，使膝关节面靠紧，然后做小腿旋转动作，膝关节有疼痛即为阳性，多见于半月板破裂或关节软骨损伤。被检查者俯卧，使患膝屈曲 90°。检查者一手按住大腿下端，另一手握住患肢踝部提起小腿，使膝离开床面，做外旋和内旋活动。若出现膝外侧或膝内侧疼痛，多见于内侧或外侧韧带损伤。

28. 膝侧副韧带损伤试验 检查时被检查者取仰卧位，膝关节伸直，检查者一手扶膝侧面，另一手握住踝部，然后使小腿做被动的内收或外展动作。如检查内侧副韧带，则一手置被检查者膝外侧推膝部向内，另一手拉小腿外展。若检查外侧副韧带，则一手置膝内侧推膝部向外，另一手拉小腿内收。

29. 抽屉试验 检查时被检查者取仰卧位，被检查的下肢膝屈曲 90°。检查者坐在床边，用大腿压住被检查者的足背，双手握住小腿近端用力前后推拉。如果小腿近端向前移动即为阳性，多见于前交叉韧带断裂；如有向后过多的移动亦为阳性，多见于后交叉韧带断裂。

注意：在检查移动时必须以正常解剖位置为起点，否则容易发生判断错误。如后交叉韧带断裂时，小腿上端自然向后移位，检查时可以拉其向前移动，这是恢复解剖位置的移动，不要误认为是胫骨向前移动，再向后推出的移动才是异常活动。

30. 浮髌试验 检查时被检查者腿伸直，检查者一手压在髌上囊部，向下挤压使积液局限于关节腔。然后用另一手拇指、中指固定髌骨内、外缘，食指按压髌骨，可感觉髌骨有漂浮感，重压时下沉，松指时浮起即为阳性，多见于膝关节腔内积液。

31. 挺髌试验 患膝伸直，用拇、食两指将髌骨向远端推压，嘱被检查者用力收缩股四头肌。若引发髌骨部疼痛者为阳性，提示髌骨软化症。

32. 足内、外翻试验 被检查者取坐位或仰卧位，检查者一手固定小腿，另一手握足，将踝关节极度内翻或外翻。出现踝关节同侧疼痛即为阳性，多见于内踝或外踝的骨折；若出现对侧踝关节疼痛即为阳性，多见于内侧或外侧副韧带损伤。

第七章 推拿基本手法

第一节 摆动类手法

以前臂有节律地连续摆动为基本运动形态的手法,称为摆动类手法。主要包括一指禅推法、一指禅偏锋推法、㨰法等。

一、一指禅推法

用拇指指端或螺纹面着力,通过前臂的主动摆动、带动拇指运动,使产生的功力不断地作用于受术部位,称为一指禅推法(彩图7-1)。一指禅推法是一指禅推拿流派的代表性手法。缠法、跪推法为其衍生手法。

(一)操作

术者手握空拳,拇指自然伸直并盖住拳眼,以拇指指端或螺纹面着力于受术部位(彩图7-2),以肘关节为支点,前臂做主动摆动,带动腕部摆动以及拇指指骨间关节的屈伸运动,使所产生的功力轻重交替、持续不断地作用于人体受术部位。本法也可双手同时操作。

(二)要点

1. 肩部放松下沉,即沉肩。
2. 肘关节自然下垂、内收,坐位操作时肘部位置略低于腕部,即垂肘。
3. 腕关节自然垂屈。在保持腕关节较松弛的状态下,使腕关节屈曲接近90°。同时注意腕部的尺侧要略低于桡侧,即悬腕。
4. 除拇指着力外,其余手指与手掌部都要放松,自然弯曲,手掌空松,即掌虚。
5. 拇指的指端或指腹着力,吸定于受术部位,即指实。
6. 拇指摆动的频率较快,但拇指沿经络或治疗路线的移动要沉稳缓慢,即紧推慢移。
7. 频率要求在每分钟120～160次之间。
8. 一指禅推法有平、浅、深、陷4种劲,分别作用于不同层次;平劲在皮肤,浅劲在肌肉,深劲在筋骨之间,陷劲达到骨面或内脏。

(三) 应用

一指禅推法接触面小，功力集中，渗透性强，故可应用于全身各个部位。临床常用于头面部、颈项部、胸部和四肢关节等部位，尤以取经络腧穴为佳，即所谓"循经络、推穴道"。

(四) 提示

根据拇指着力部位的不同，一指禅推法可分为指端着力和螺纹面着力两种操作形式。拇指较挺直者一般采用指端着力的一指禅推法，而拇指指骨间关节弯曲（背伸）幅度较大者可选用螺纹面着力或指端着力推法。指端着力者接触面积较小，局部压强较大；螺纹面着力者接触面积较大，因而较为柔和。

一指禅指推法操作时，拇指指骨间关节有屈伸和不屈伸两种术式。拇指屈伸式一指禅推法操作时，拇指指骨间关节需跟随腕部的摆动而做协调的小幅度屈伸活动。拇指不屈伸式一指禅推法操作时，拇指自然伸直，拇指指骨间关节不做屈伸活动。如拇指指骨间关节弯曲（背伸）幅度较大者欲做指端着力的一指禅推法，只能采取屈伸术式，防止指腹接触；而拇指指骨间关节较挺直者，则可酌情决定屈伸与否。

一指禅推法节律性摆动操作时，虎口应随之开合，食指、拇指不宜相抵。但个别人拇指掌指关节背伸幅度过大，为避免掌指关节受伤，允许以食指抵住拇指指腹操作。

本法如双手协同操作，称为一指禅推法的"蝴蝶双飞"式（彩图7-3）。操作时双手可交替摆动，也可对称摆动。

附一：缠法

此法出自《一指定禅》。缠，为缠绵不休之意。一指禅推法（包括一指禅偏锋推法）的频率加快到每分钟220次以上即为缠法。其特点是操作频率快，摆动幅度小，快而不乱，柔中带刚，接触面积小，能量扩散小，因此功力集中，易于深透。此法具有活血祛瘀、生肌托毒的功效和较强的消散作用，常用于治疗咽喉炎、扁桃体炎、瘰疬、痈疖初起、乳痈等外科病证和面神经麻痹、感冒、实热眼疾、食积等病证。

附二：跪推法

跪推法的全称为一指禅跪推法。与一指禅推法的操作方法类似，但将着力点由拇指指端或指腹，改为拇指指骨间关节背部桡侧面，其余四指放松下垂（彩图7-4a），也可以用屈曲的食指抵住拇指末节指腹以增加施术压力（彩图7-4b）。跪推法操作时，可将中、环、小指扶持于受术部位旁。跪推法力矩较短，重心较低，易于吸定，刚劲有力，多应用于项部（操作手的同侧）骨缝小关节间、腹部等部位。功效主治同"一指禅推法"。

二、一指禅偏锋推法

用拇指末节桡侧缘着力做一指禅推法的手法，称为一指禅偏锋推法。此法由一指禅推法演化而来。由于是用拇指的侧面操作，类似于书法中用毛笔的偏锋行笔，故名。

（一）操作

术者掌指部自然伸直，拇指内收，以拇指桡侧偏锋着力于受术部位，腕关节自然放松，呈微屈或自然伸直状态。沉肩、垂肘，以肘关节为支点，前臂做主动摆动，带动腕部往返摆动和拇指掌指关节或拇指指骨间关节的屈伸活动，使所产生的功力作用于受术部位（彩图7-5）。

（二）要点

1. 手法操作至中立位时，中指与前臂成一直线，有利于腕关节的左右侧偏运动。
2. 动作要轻快、平稳而有节奏感。
3. 着力点要吸定。
4. 部分拇指指骨间关节背伸幅度较大者，操作时应适当微屈指骨间关节，以避免因接触面积过大而影响移动。
5. 频率为每分钟120～160次。

（三）应用

一指禅偏锋推法动作轻快、柔和、舒适，适用于头面部、胸腹部和胁肋部等，尤以头面部最为常用。此法具有镇静安神、活血通络等功效。临床可用于治疗失眠、头痛、头晕、视物模糊、牙痛、面瘫、劳倦内伤等病证。

（四）提示

双手协同操作一指禅偏锋推法或一指禅推法，称为"蝴蝶双飞"。

附：推摩法

推摩法是由一指禅偏锋推法与四指摩法相结合而成的一种复式手法。

（一）操作

术者将拇指端桡侧缘着力于受术部位上，其余四指并拢，掌指自然伸直，将食指、中指、环指、小指四指的指面着力于受术体表，腕部放松微屈，前臂做主动摆动，带动拇指做一指禅偏锋推法，其余四指指面在受术体表做环形的顺时针摩动。

（二）要点

推摩法操作时拇指着力于主要治疗部位，其余四指放在辅助治疗部位。一手兼顾两个着力部位，动作要协调。腕部的活动包含旋转和摆动两种运动形式。

（三）应用

本法具有一指禅偏锋推法和指摩法的双重作用，用于治疗脘腹胀痛、消化不良、小便不利、痛经、月经不调、性功能减退、肩关节周围炎等病证。

三、㨰法

以手背近尺侧部分在受术部位做节律性往返㨰动的手法，称为㨰法。㨰法由丁季峰先生于20世纪40年代初始创，由一指禅推拿流派原有的滚法发展而来，是㨰法推拿流派的标志手法。

（一）操作

术者五指自然放松，以小指掌指关节背侧为主吸定于受术部位（彩图7-6a），沉肩，以肘部为支点，前臂做主动摆动，带动腕关节屈伸和前臂旋转的复合运动，使手背近尺侧部分在受术部位做节律性来回㨰动（彩图7-6b）。

（二）要点

1. 㨰法由腕关节的屈伸和前臂的旋转两个运动复合而成。两个运动在中、环、小指的指关节背面和手背的尺侧这两条轴线上完成。两条轴线的交点即第五掌指关节背侧，这个位置也是㨰法的吸定点，两条轴线在手背形成的三角形区域为本法前㨰时的接触部位（图7-1）。

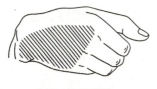 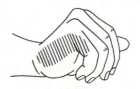

前㨰时的接触面　　　　　回㨰时的接触面

图7-1　㨰法的接触面

2. 肩部自然放松下垂，略前屈、外展，使上肢肘部与胸壁相隔约一虎口的距离。
3. 腕关节的屈伸幅度较大，前㨰时屈腕可达60°～80°，回㨰时伸腕30°～40°。
4. 站立操作时上身前倾约30°，上臂与前臂的夹角120°～150°，前臂与受术体表的夹角30°～60°，可通过调整身体姿势来调整施术压力的大小。
5. 来回㨰动都要用力，向前㨰动和向内回㨰用力大小的比例约为3∶1。

6. 动作协调连贯，有节奏感，压力适中；压力、频率、幅度均匀。
7. 手法频率要求为每分钟 120～160 次。

（三）应用

滚法接触面较大，刺激平和舒适，适用于颈项部、肩背部、腰臀部和四肢等肌肉较丰厚的部位。滚法具有舒筋通络、活血祛瘀、滑利关节的功效，既是防治颈椎病、肩关节周围炎、腰椎间盘突出症、各种运动损伤、运动后疲劳、偏瘫、截瘫等疾病的常用手法，也是保健推拿的重要手法。

附：滚法

滚法又称指骨间关节滚法或握拳滚法。术者手握空拳，拇指盖住拳眼，用食、中、环指和小指近端指骨间关节背面吸定于受术部位，腕关节放松，前臂主动摆动，带动腕关节做屈伸运动，在受术部位做连续均匀的往返滚动，使所产生的功力轻重交替、持续不断地作用于受术部位（彩图 7-7）。频率为每分钟 120～160 次，具有舒筋通络、理气止痛的作用。主要适用于头顶部、项部和腹部，可治疗精神紧张、头痛、失眠、慢性疲劳综合征、落枕、颈椎病、腹泻、便秘等病证。

四、揉法

以指、掌等部位吸定于人体体表做环旋运动，并带动皮下组织一起运动的手法称为揉法。包括指揉法、鱼际揉法、掌揉法等。

（一）操作

1. 指揉法 用指腹着力于受术部位，做轻柔缓和的小幅度环旋揉动，并带动皮下组织一起运动。常用的有拇指揉法和中指揉法，以及用食指、中指着力的二指揉法。

2. 鱼际揉法 术者沉肩，屈肘成 120°左右，腕关节放松，呈微屈或水平状，拇指略内收，其余四指自然放松，用鱼际吸定于受术部位，稍用力下压，以肘关节为支点，以前臂主动做有节律的摆动，通过鱼际带动皮下组织一起揉动。

3. 掌揉法 用手掌或掌根着力于受术部位，以肘关节为支点，前臂做主动运动，带动腕及手掌做小幅度的环旋揉动，并带动皮下组织一起运动。做掌根揉时，要求掌根部稍用力下压，以加大渗透力。如以一手掌叠加于另一手背之上做掌揉法，称为叠掌揉法。

4. 前臂揉法 用前臂尺侧的上 1/3 部位着力于受术部位，以肩关节为支点，连同上臂带动前臂做环旋揉动。要求带动皮下组织一起揉动。此法又名臂揉法或膊揉法。

（二）要点

1. 指揉法、鱼际揉法、掌揉法的频率一般为每分钟 120～160 次。但指揉面部腧穴、鱼际揉胃脘部等操作时可酌情缓慢施术。前臂揉法的频率为每分钟100次左右。

2. 揉法要求吸定于体表，并带动受术部位的皮下组织一起揉动，尽量避免体表摩擦。

3. 鱼际揉法腕关节自然放松，掌揉法的腕关节松紧适度，指揉法的腕关节须保持一定的紧张度。

4. 需要移动时，要做到"紧揉慢移"，动作连贯。

5. 一般要求节律性操作。

（三）应用

揉法具有疏通经络、行气活血、消肿止痛、宁心安神、宽胸理气、健脾和胃等功效。指揉法接触面积小，功力集中，多在经络腧穴或压痛点上操作。也是小儿推拿的常用手法。鱼际揉法柔和舒适，常用于前额部、腹部和四肢关节等部位。掌揉法适用于面积较大的背部、腹部、下肢后部等处。前臂揉法压力较大，多用于肌肉丰厚的肩部、腰背部、臀部等。

揉法可用于治疗头痛、眩晕、耳鸣、失眠、焦虑、面瘫等头面部疾患；胸闷胁痛、脘腹胀痛、便秘、泄泻等胸腹部疾患；颈肩腰背部、四肢关节部位的软组织损伤、肿痛、肌肉酸痛等疾患。也常用于小儿推拿和面部美容。

（四）提示

鱼际揉法，根据其运动形态，可分为摆动式鱼际揉法和环旋式鱼际揉法两种。摆动式的鱼际揉法属于摆动类手法，其他揉法不强调摆动。

在推拿手法训练的初期就练习鱼际揉法，能训练手的柔韧性和灵活性，为以后练习一指禅偏锋推法、摩法等手法打好基础。

第二节　摩擦类手法

摩擦类手法是指以手在人的体表做直线或环旋移动的一类手法。主要包括摩法、推法、擦法和抹法。

一、摩法

用手在体表做环形摩动的手法，称为摩法。主要有指摩法、掌摩法两种。

（一）操作

1. 指摩法　以手指指面作用于受术部位，手指自然伸直、并拢，腕关节放松微屈，沉肩、垂肘，以肘关节为支点，做肘关节的轻度屈伸运动，带动手指在体表做环形摩动。具体操作可以用拇指、食指、中指或多指并拢施术。

2. 掌摩法　以手掌掌面作用于受术部位，腕关节放松，掌指自然伸直，以肩关节为支点，通过肩、肘关节的运动带动手掌做环形摩动。操作时可分别用掌面、鱼际、小鱼际及掌根等部位施术。

（二）要点

1. 摩动的速度不宜过快，力度适中。
2. 指摩时腕关节保持适度紧张，掌摩时腕关节要放松。
3. 指摩法的频率为每分钟 120 次左右，掌摩法的频率为每分钟 100 次左右。

（三）应用

摩法轻柔舒适，适用于全身各部，以面部、胸部、腹部为常用。临床主要用于脘腹胀满、消化不良、泄泻、便秘、咳嗽、气喘、月经不调、痛经、阳痿、遗精、外伤肿痛等病证，以及面部、腹部保健。

二、推法

在受术部位做单方向直线推动的手法，称为推法。根据着力部位的不同可分为指推法、掌推法、肘推法等。

（一）操作

1. 指推法 术者以手指贴附于施术部位，做单方向的向前挤压推动。具体操作时可有以下 3 种形式。

（1）拇指指腹推法　术者虎口张开，四指并拢，拇指向中指方向做对掌运动式直线推动（彩图 7-8）。

（2）拇指侧推法　以拇指桡侧缘着力，向食指指尖方向做对掌运动式直线推动，可单手也可双手交替操作（彩图 7-9）。

（3）指节推法　用拇指指间关节背面骨突着力、做单方向直线推动（彩图 7-10），也可用屈曲的食、中二指指骨间关节背面着力直线推动（彩图 7-11）。

2. 掌推法 术者用手掌面或掌根着力于受术部位，以掌根为重点，以伸肘的力量为主做直线推动（彩图 7-12）。仅以掌根着力推动者，称为掌根推法。拇指与其余四指分开，以手掌近虎口部着力推动者，称为虎口推法。掌推法可双手协同操作。

3. 肘推法 术者肘关节屈曲，用前臂上端近肘尖处着力，以肩关节的运动为主，做直线推动（彩图 7-13）。

（二）要点

1. 推法要直线运动，不可扭曲歪斜。
2. 操作全程着力面贴实皮肤，压力均匀。
3. 掌推法和肘推法宜慢而平稳。

4.肘推法刺激最强，应根据病情需要和受术者的耐受性选择运用，老弱瘦小者慎用。

5.四肢部做掌推法的方向可以是离心性的，也可以是向心性的。

6.直接在体表操作而用力较重时，可在受术部位涂少许油性介质，以利于手法操作和保护皮肤。

（三）应用

推法具有活血化瘀、促进血液循环等作用。四肢离心性的推法能促进动脉血向四肢输送，向心性的推法能促进静脉血液和淋巴液回流。适用于全身各部。主要治疗高血压、头痛、头晕、失眠、腰腿痛、腰背部僵硬、风湿痹痛、感觉迟钝、胸闷胁胀、烦躁易怒、腹胀、便秘、食积、软组织损伤、局部肿痛等病证。

附：刮法

用食指桡侧缘或指骨间关节背面，或借助汤匙、钱币等工具刮拭的方法，称为刮法。

（一）操作

术者以食指桡侧缘着力，或握拳，以食、中、环、小指近侧指骨间关节背面着力，或借助牛角片、汤匙、钱币等工具蘸介质后紧贴于受术部位，做单方向直线推动。

（二）要点

1.刮法宜紧贴皮肤，动作轻巧，用力比推法稍重。
2.借助工具的刮法应蘸液体介质操作，以保护皮肤。
3.一般刮至受术皮肤呈紫红色，或有瘀血（红斑）即可。

（三）应用

刮法在民间应用广泛，适用于颈项部、肩部、背部、脊柱两侧、胸部肋间、足底等处，具有发散解表、温通经络、舒筋活血、解痉止痛的功效，主治头痛、发热、颈项强痛等症。

三、擦法

在受术部位做直线来回摩擦运动的手法，称为擦法。根据着力部位的不同，可分为小鱼际擦法（侧擦法）、鱼际擦法、掌擦法、指擦法等。擦法是内功推拿的代表手法

（一）操作

术者腕关节伸直并保持一定的紧张度，着力部位贴附于体表，稍用力下压，以肩关

节和肘关节的联合屈伸动作，带动手指或手掌在受术体表做均匀的直线往返摩擦运动。用小鱼际着力摩擦的，称为小鱼际擦法，又称为侧擦法；用鱼际着力摩擦的，称为鱼际擦法；用全掌着力摩擦的，称为掌擦法；用食、中二指或食、中、环三指螺纹面着力摩擦的，称为指擦法。

（二）要点

1. 术者自然呼吸。
2. 操作时保持直线运动。往返都要用力，力度要均匀。将往返操作的距离尽可能拉长，以提高单位时间内的运动速度，增加产热量。
3. 要根据受术体表的起伏形状调整手形，指掌贴实体表，保持操作全程压力均匀。用力大小以热量能渗透而皮肤不起皱褶为度。
4. 操作环境应保持温暖，以免着凉。
5. 经擦法操作过的皮肤，一般不能再在该处施用其他手法，以免皮肤损伤。
6. 频率一般为每分钟 80～120 次。

（三）应用

擦法适用于全身各部。其中，小鱼际擦法适用于脊柱两侧、肩胛上部、肩胛间区、肋间部；鱼际擦法适用于四肢部位，尤以上肢部为多；掌擦法接触面积大，适用于肩背部、胁肋部、胸腹部等部位；指擦法适用于四肢小关节及胸骨部、锁骨下窝等处。

四、抹法

用拇指螺纹面或掌面在体表做上下、左右或弧形的抹动，称为抹法。分为指抹法与掌抹法两种。

（一）操作

1. 指抹法　以指腹置于受术体表，以腕关节为支点，手掌主动施力，做自由的直线及曲线抹动，称为指抹法。可用拇指、食指或中指抹动，也可采取二指、三指或四指抹法。可双手同时操作。

2. 掌抹法　以掌面局部着力于施术部位，以肘关节为支点，腕关节放松，以前臂主动运动带动腕关节做自由的抹动。可用全掌、鱼际、小鱼际操作。也可双手同时操作。

（二）要点

1. 抹法的运动路线比较自由，可直线也可弧线、曲线移动，可单向也可往返操作，应根据受术体表的解剖特点灵活运用。
2. 抹法要求平稳缓和，轻而不浮，重而不滞。
3. 可在操作部位涂以润滑介质。

（三）应用

抹法轻柔舒适，多应用于头面部、胸腹部和手部。常用于治疗感冒、头痛、头晕、失眠、近视、面瘫、胸闷、气喘、手部麻木、急慢性腰部软组织损伤等，也是美容、保健推拿的常用手法。

第三节　挤压类手法

用指、掌或肢体其他部位垂直按压或对称挤压受术部位的手法，称为挤压类手法。包括按法、点法、捏法、拿法、搓法、捻法和拨法等。可分为垂直用力和对称性用力两部分。垂直用力时作用力自肌表缓缓透达体内，可深达脏腑，以按法为代表手法；对称性用力时刺激深透而柔和，以拿法为代表手法。

一、按法

按法是指用指腹、手掌或肘尖等部位着力，先轻渐重，由浅而深地反复垂直按压体表的手法。根据其着力部位的不同，可分为指按法、掌按法与肘按法等。

（一）操作

1. 指按法　术者以手指螺纹面或指节着力于受术部位，由轻而重垂直向下用力按压。可单指或多指操作，也可双手操作或双手叠指操作。如拇指按法，拇指螺纹面着力，其余四指握拳或张开以支撑协作，使刺激充分达到肌肉组织的深层、待受术者产生酸、麻、重、胀等感觉时持续数秒，然后逐渐减压放松，如此反复操作。叠指按时，以手拇指螺纹面置于治疗点上，另一手拇指叠按其指甲部助力（彩图7-14）。

2. 掌按法

（1）单掌按法　术者上身略前倾，腕关节背伸，用掌根部或全掌着力于受术部位，以上臂发力，由浅入深，由轻而重，垂直向下按压至局部产生得气感，稍作停留，即"按而留之"，再逐渐减压，回复起始位置。

（2）叠掌按法　一手掌在下，作为主力手置于受术部位，另一手掌叠放在其手背上助力，上身前倾，依靠躯干发力，使力沿上肢纵轴传导到手掌，垂直向下按压，再逐渐减压，回复起始位置（彩图7-15）。另外，当叠掌按法用于整复胸椎、腰椎后关节紊乱时，可在上半身前倾、重心落到相应的棘突之后，再用"寸劲"做一快速发力按压，旋即抬手，可反复2～3次。

3. 肘按法　术者上身前倾，一手肘关节屈曲，以前臂上端近肘关节部着力于受术体表，依靠身体重力发力，由浅入深，由轻而重，向下垂直按压，再逐渐减压，回复起始位置。

（二）要点

1. 按压的方向应垂直于受术部位。
2. 除了用于整复脊柱以外，用力要由轻到重平稳加压，再由重而轻逐渐减压。
3. 临证时需根据受术部位及受术者个人体质的强弱与耐痛的程度，辨证选用各种按法。
4. 可用叠指、叠掌、伸肘、上身前倾等姿势来增加按压的力量。
5. 指按或掌按背部时，要节律性操作，下按时嘱受术者呼气，减压时嘱受术者顺势吸气，一个动作周期4～6秒左右。
6. 掌按腹部时，手掌应随着受术者的呼吸而起伏用力。

（三）应用

按法具有开通闭塞、解痉止痛、舒筋活血、除痹通络、理筋整复的作用。指按法施术面积小，可"以指代针"，用于全身各部的经穴及压痛点，对软组织损伤、各种退行性病变及内科、妇科、五官科等疾病均适用。

附：指压法

用手指节律性地按压受术部位的手法，称为指压法。"压"与"按"同义。"压"，我国古代多称"按"或"摩"，均为向下抑按之意。近代日本有以指压手法为主的指压按摩流派，其指压手法的特点是双手沿着特定线路节律性地按压并移动，着力部位一般为指腹。

二、点法

以指端、指骨间关节突起部或肘尖垂直按压的手法，称为点法。点法由按法演化而来。包括指点法和肘点法。

（一）操作

1. 指点法 有指端点法和指节点法两种方法。

（1）指端点法 主要有拇指指端点法、中指指端点法。拇指点时腕关节伸直或略屈曲，手握空拳，拇指伸直并紧贴食指中节桡侧，用拇指端着力于受术部位，逐渐垂直用力向下按压。中指点时以中指指端着力于体表，或以拇、食、环三指用力夹持中指末节，以中指指端着力于体表，垂直向下用力按压。

（2）指节点法 又称屈指点法。手握空拳，前臂略旋前，以屈曲的食指或拇指的指骨间关节背侧突起部着力、垂直用力平稳下压。

2. 肘点法 术者一手屈肘握拳，拳心向胸，以肘尖部着力于受术部位，另一手屈肘，以掌按住下面的拳面，上身前倾，以肩及躯干发力，垂直用力平稳下压（彩图7-16）。

（二）要点

1. 点法的用力方向要垂直于受术部位。
2. 用力由轻至重，由浅入深，再由深而浅，平稳持续。
3. 指点法操作时腕关节保持紧张，既有利于力的传导，又能避免腕关节损伤。
4. 拇指指端点按时，食指桡侧缘须抵住拇指螺纹面，以避免拇指受伤。
5. 中指冲击式点法刺激较强，会引起疼痛，在操作前须告知受术者。
6. 肘点法压力大、刺激强，要根据受术部位、病情、受术者体质等情况酌情使用，点法后常施以揉法。

（三）应用

点法着力面小，压力集中，作用层次深，刺激较强，适用于全身各部腧穴或压痛点。此法具有开通闭塞、通络止痛、调节脏腑的功效，用于治疗脘腹挛痛、风湿痹痛、经筋或骨缝深处的慢性疼痛、痿证、瘫痪等，也可根据腧穴的主治特点治疗相应的病证。冲击式的指点法多用于中风偏瘫、截瘫等感觉迟钝、麻木不仁的受术者。肘点法一般用于环跳等肌肉丰厚处，主治顽固性腰腿痛。

（四）提示

根据治疗需要，也可借助点穴棒等工具施以点法。

附：掐法

用拇指指甲垂直按压腧穴或点状部位的手法，称为掐法。

（一）操作

术者手握空拳，食指抵住拇指指腹，以拇指指甲端着力于治疗点，平稳地垂直按压。

（二）要点

1. 取穴准确。
2. 施术时为避免掐破皮肤，可在受术部位上垫一薄布。
3. 掐按方向与受术部位垂直，用力平稳，急救时方可重力掐按。
4. 操作次数一般为每个治疗点4～5次，或中病即止，不宜长期反复施术。
5. 后继可用揉法，以缓和刺激，减轻局部不适感。

（三）应用

掐法为点状重刺激手法，能以甲掐代针，适用于全身各部腧穴。重掐法有开窍醒神、回阳救逆、镇惊止痛、解除痉挛之功，主要用于急救，如掐水沟、老龙、十王等穴，可治疗昏厥、抽搐等病证；轻掐法有发汗解表、和中消积等作用，如掐四横纹、板门等，可用于治疗小儿疳积。

三、捏法

用拇指与其他手指相对用力挤捏肌肤的手法，称为捏法。有二指捏法、三指捏法、五指捏法等。

（一）操作

术者用拇指与其他手指指腹相对用力挤捏肌肤。二指捏法为拇指与食指或中指末节指腹或屈曲的食指中节桡侧相对用力；三指捏法为拇指与食、中二指相对用力；五指捏法为拇指与其余四指相对用力。可反复多次。

（二）要点

1. 术者指骨间关节应尽量伸直，用指面着力挤捏，不宜用指端抠掐。
2. 连续操作时要有节律性。
3. 可边挤捏边沿肢体纵轴方向移动，如用于促进静脉血和淋巴液回流，一般是向心性移动。

（三）应用

捏法适用于肩背、四肢、颈项部和头面部，具有舒筋通络、行气活血、解肌发表、解除疲劳的作用。常用的捏法操作，有捏风池、捏内外关、捏合谷、捏脊、捏胸锁乳突肌、捏跟腱等。常用于治疗颈项和四肢的肌肉痉挛、酸痛、小儿肌性斜颈等病证。二指捏法在面部操作还可治疗面瘫、面肌痉挛后期肌肉萎缩、麻痹等，也可用于美容保健。

（四）提示

1. 以全部手指面和掌心相对挤捏四肢的方法，又称为握法，多用于上肢。
2. 以双手虎口部相对挤压四肢的方法，又称为合法。
3. 双手捏住背部脊柱两侧皮肤，结合上提动作，并沿着背部膀胱经向上移动，属于拿法，但传统称为捏脊。
4. 将手掌平放于受术部位，随即全掌捏住该部肌肉，稍停，放手，前移，再重复上述动作，并不断移动的方法，民间称为挪法。可双手协同操作。适用于背部、腹部、四肢。主治局部软组织损伤、腹胀痞满、饮食积滞、月经不调，也可用于腹部减肥。

四、拿法

捏而提起谓之拿。有三指拿法、五指拿法等。

（一）操作

术者腕关节略屈曲，用拇指与其余手指的螺纹面相对用力，捏住肌肉并将其垂直提起，再缓慢放松，如此反复操作。拇指与食、中二指协同用力者称为三指拿法，拇指与其余四指协同用力者称为五指拿法（彩图7-17）。拿法可单手操作也可双手操作（彩图7-18）。

（二）要点

1. 腕关节要自然放松，动作协调、灵活、轻巧。
2. 指骨间关节宜伸直，以加大接触面积，不宜用指端、指甲抠掐。
3. 捏提动作形成节奏性操作，一般重复多次。
4. 提起后需配合回送动作，以使动作连贯而柔和。
5. 捏起和回送的操作要由轻到重，再由重到轻，平稳过渡。
6. 双手拿时，两手可同步或交替地做捏提与放松动作。
7. 可沿肌筋走行方向边拿边移动，也可在局部反复操作。
8. 应避开骨突部位，防止引起疼痛。

（三）应用

拿法刺激深沉而柔和，临床主要用于颈项、肩背、侧腹部和四肢部，具有发汗解表、行气活血、通经活络、软坚散结、解痉止痛的功效。与其他手法配合治疗颈椎病、软组织损伤、落枕、肩关节周围炎、外感头痛、腹痛、半身不遂、高血压、运动性疲劳等病证。常用的拿法操作有拿项部、拿胸锁乳突肌、拿肩井、拿四肢、拿三角肌、拿前臂伸肌群、拿小腿后部等。

附一：拿揉法

将拿法和揉法相结合而成的复式手法，称为拿揉法。

（一）操作

在拿法的术式基础上，拇指与其他手指在做捏、提时，增加了适度的旋转揉动，所产生的拿揉之力连绵不断地作用于施术部位。

（二）要点

1. 在拿法的基础上配合了适度的旋转揉动，以拿为主，以揉为辅。
2. 操作时要自然流畅。
3. 拿揉肢体可边拿揉边移动，动作连贯。

（三）应用

拿揉法较拿法的用力更趋缓和舒适，更易令人接受。拿揉法具备拿法与揉法的双重作用，主要用于四肢部及颈项部，如拿揉项部、拿揉肩部、拿揉前臂伸肌群、拿揉股后部等。多用于颈项强痛、颈椎病、肩关节周围炎、四肢疲劳酸痛等病证。

附二：抓法

以五指端相对用力抓捏的手法，称为抓法。

（一）操作

五指张开，指间关节屈曲，以五指指端接触受术部位，各指骨间关节用力屈曲，相对用力抓抠。

（二）要点

1. 抓法主要以五指指骨间关节屈曲发力。
2. 着力面为五指指端，不要用到指甲。

（三）应用

多用于头顶部，称为抓五经（彩图 7-19a、彩图 7-19b），具有祛风散寒、平肝潜阳、开窍醒神、健脑益髓之功效，配合其他手法可治疗感冒、高血压、神经衰弱、失眠及头昏、头胀、头痛等病证。用于其他肌肉丰厚处，具有调和气血、疏经通络的功效。也可用于推拿保健。

五、搓法

双手掌夹持住肢体来回搓动的手法，称为搓法。

（一）操作

术者用双手掌面相对用力夹持住肢体，做方向相反来回搓动（彩图 7-20）。

（二）要点

1. 操作频率为每分钟 200 次左右。
2. 两手掌面对称用力，夹持力度宜轻不宜重，动作轻巧灵活。
3. 在双手交替搓动的同时，可沿躯干或四肢纵轴上下移动。
4. 搓动的频率宜快，但上下移动的速度则宜稍慢，即"紧搓慢移"。

（三）应用

搓法是推拿常用的辅助手法之一，多用于人体四肢，也可用于腰及胁肋部，具有行气活血、舒筋通络的功效。用于治疗肢体酸痛、关节活动不利及胸胁损伤等病证。常与抖法结合使用，作为结束手法。

附一：搓揉法

（一）操作

掌搓揉法是用手掌大鱼际或掌根部，附着于治疗部位，做双手对称性地环旋揉动。

（二）要点

1. 两手要对称性用力。
2. 揉法动作要灵活连贯，搓动与揉动要配合默契，用力均匀适度。

（三）应用

搓揉法具有通经活络、祛风散寒、调和气血、行滞化瘀的作用，多用于慢性病、劳损性疼痛的治疗。

附二：捻法

用拇指与食指夹持住受术者的手指或脚趾做往返搓动的手法，称为捻法。

（一）操作

术者用拇、食二指螺纹面，或拇指螺纹面与屈曲的食指中节桡侧缘着力，夹持住受术者手指或脚趾，做相反方向的来回搓动。

（二）要点

1. 频率为每分钟 200 次左右。
2. 捻法动作要灵活连贯，各指的搓捻动作要配合默契，用力均匀适度。
3. 捻手指时，可沿手指纵轴做离心方向的缓慢移动。

（三）应用

捻法适用于手指、脚趾，具有理筋通络、滑利关节、消肿止痛等功效。捻手指时，夹持住手指侧面时主要作用于神经、经络。夹持住手指上下面时主要作用于肌腱。夹持住指骨间关节时主要作用于关节韧带。多用于治疗指（趾）骨间关节扭伤、肿痛、屈伸不利，也可作为类风湿关节炎的辅助治疗。

六、拨法

用手指等部位按压并做横向拨动肌筋的手法,称为拨法,又名弹拨法。

(一)操作

1. 指拨法 术者用拇指或食指、中指任一指端着力于肌腹或肌腱部位,下压至有酸胀感时,做与肌纤维(或韧带)垂直的横向拨动,状若弹拨琴弦。如用食、中、环三指指端着力,称为三指拨法。

2. 肘拨法 术者用前臂上段靠近肘尖部位着力于受术部位的肌筋,用力下压至一定深度,待有酸胀感时,以肩部发力,做与肌纤维(或韧带)垂直的横向拨动。

(二)要点

1. 拨法的方向、角度应与局部肌肉的肌纤维走行方向垂直。
2. 拨动时指下应有在肌腹或肌腱滑过的弹拨感,不宜在表皮摩擦。
3. 拨法可以单向拨动,也可来回双向拨动。
4. 可定点拨动,也可沿着经筋等局部组织的长轴方向边弹拨边移动。
5. 拨法用力要轻重得当,以受术者能够忍受为度。
6. 有节奏技巧的拨法,有助于缓解操作带来的疼痛。
7. 需要增加施术压力时,可叠指操作。

(三)应用

拨法的刺激力度较强,常在压痛点或指下触及"筋结"感的部位应用。此法具有解痉止痛、剥离粘连、消散结聚、疏理肌筋的功效。主要适用于颈、肩、背、腰、臀、四肢等部位的肌肉、肌腱、韧带、痛性筋索等生理、病理性条索状组织。多用于治疗颈椎病、落枕、肩关节周围炎、腰椎间盘突出症等软组织损伤引起的肌肉痉挛、疼痛等症。常用的拨法操作如拨项部、拨竖脊肌、拨委中、拨肩胛提肌肩胛骨附着点、拨前臂伸肌群、拨阳陵泉、拨跟腱等。

拨法也常用作诊断手法。通过不同力度、角度拨动受术部位肌肉或肌腱,体会指下的感觉,以判断正常组织与疲劳、变性组织的不同,如有捻发感、剥离感或触及条索状物或结节状物则可判断为病态,同时结合受术者的酸胀、疼痛感觉和身体状况做出综合判断。

第四节 叩击类手法

以手或工具有节奏地击打体表的手法,称为叩击类手法。主要包括拍法、击法、弹法等。

一、拍法

用手掌或手指拍打受术体表的手法，称为拍法。

（一）操作

1. 掌拍法 术者五指并拢，掌指关节微屈，掌心微凹成虚掌，关节放松，以肘关节的屈伸发力，使手掌平稳地拍打受术部位。

2. 指拍法 术者手指伸直并拢，借用前臂力量，以中间3根手指的指腹轻巧而有节奏地拍打受术部位。

（二）要点

1. 拍法要求动作轻巧平稳而有节律。
2. 腕关节应放松，以前臂带动手掌。
3. 掌拍法的指面和手掌要同时接触受术部位。
4. 腕关节动作幅度不可过大，手指不可动，以避免受术者皮肤疼痛。
5. 可双手交替操作。
6. 掌拍背部用于肺部排痰时，要自下而上、由外到内地操作。

（三）应用

拍法具有促进气血运行、消除肌肉疲劳、解痉止痛、宣肺排痰等功效。手法接触面积大，适用于肩背部、腰骶部和下肢部。常与擦法、拿法等配合运用，治疗急性扭伤、肌肉痉挛、慢性劳损、风湿痹痛、局部感觉迟钝、麻木不仁等病证。掌拍背部和三指拍胸骨部，有促进痰液排出的作用。拍法还是保健推拿的常用手法，常作为某一部位的结束手法。

二、击法

用拳、掌、指和棒状工具叩击体表的手法，称为击法，可分为拳击法、掌击法、指击法、棒击法4种。

（一）操作

1. 拳击法 术者手握空拳，拇指置于掌心，腕关节放松，以前臂主动用力，用下拳眼（小鱼际及屈曲的小指尺侧部）或拳心（鱼际、小鱼际、四指指背）捶打受术部位，分别称为拳眼击法和拳心击法。还有一种以握拳的拳背击打的拳背击法，叩击时腕关节要挺直。

2. 掌击法 术者运用肘关节屈伸的力量，以手掌尺侧部、掌根或掌心着力。击打受术部位，分别称为掌侧击法、掌根击法和掌心击法。也可两掌相合，以前臂的旋后运动发力做侧击法，称为合掌击法（彩图 7-21）。

3. 指击法 术者手指略弯曲，五指分开成爪形，以腕关节的屈伸发力，五指指端同时叩击受术部位。另有一种两掌相合，两手拇指、环指和小指相扣，以前臂的旋后运动发力，以食、中二指侧面叩击受术部位的手法，称为二指侧击法（彩图 7-22）。

4. 棒击法 术者手握特制的桑枝棒的一端，用棒体平稳而有节律地击打受术部位。每个部位连续击打 3～5 次。

（二）要点

1. 叩击时用力要平稳。
2. 拳击法和掌击法可单手操作，也可双手操作。
3. 指端叩击时，指甲修短。
4. 拳击法和棒击法操作时应提前告知受术者，并注意轻重节奏，不可施加冷拳或冷棒。
5. 棒击法操作时，棒体一般应与肢体或肌肉纤维方向平行（腰骶部除外）。
6. 骨骼关节突起处慎用掌击和指击，禁用棒击；后脑、肾区部位和小儿禁止拳击、棒击。

（三）应用

击法多适用于肩背和四肢部，具有通经活络、行气止痛、活血散瘀的功效，用于治疗软组织疼痛、肌肉紧张痉挛、风湿痹痛、头痛、头晕等病证。常用的操作法有拳击肩胛上部、腰背部和四肢，拳背击大椎，掌根击肩胛间区，合掌击项部、肩胛上部，掌心击头顶，五指击头顶，二指侧击前额，棒击下肢等。

附：啄法

五指指端聚拢成梅花状叩击受术部位的手法称为啄法。以其状如小鸡啄米，故名。

（一）操作

术者五指呈屈曲状，拇指与其余四指聚拢成梅花状，做腕关节屈伸运动，以五指指端垂直叩击受术部位。

（二）要点

1. 腕部放松，动作轻巧、灵活。
2. 头部操作宜幅度小、频率快；背部操作宜幅度大、频率慢。
3. 用力轻而快，着力均匀。
4. 指甲宜修短。

（三）应用

啄法多用于头部及胸背部，具有活血止痛、通经活络、开胸顺气、安神醒脑的功效，多用于局部软组织疼痛、咳嗽痰多、头目昏沉、嗜睡乏力等病证。

三、弹法

用手指弹击受术部位的手法，称为弹法。分指甲弹法和指腹弹法两种。

（一）操作

1. 指甲弹法　术者以拇指指腹扣住屈曲的食指或中指指甲，然后将食指或中指快速伸直弹击受术部位，反复操作。如以拇指扣住食、中、环指三指指甲，然后三指同时或轮流快速伸直弹击，称为多指弹法。

2. 指腹弹法　先用食指指腹压住中指指甲，食指和中指相对用力，在中指伸直向上的同时食指突然向下滑落，以其指腹快速弹击受术部位。

（二）要点

1. 连续弹击的频率每分钟约 160 次。
2. 弹击的力度要均匀而连续。
3. 弹击的强度以不引起疼痛为度。
4. 动作要轻巧、灵活。

（三）应用

弹法适用于枕部、头顶、项部、前额及印堂、风池等穴，具有醒脑聪耳、行气通络的功效，常用于头痛、失眠、耳鸣等病证的辅助治疗。也是保健推拿手法之一。

第五节　振动类手法

以较高频率的节律性刺激，持续作用于人体的手法，称为振动类手法。主要包括抖法和振法。本节只介绍抖法。

握住受术者的四肢做连续、小幅度径向抖动的手法，称为抖法。有抖上肢、抖腕部和抖下肢法。

（一）操作

1. 抖上肢　受术者取坐位或仰卧位，术者用双手握住受术者的腕部，将其上肢缓缓向前外侧抬起 60°左右，然后做小幅度连续的、频率较高的上下抖动，将抖动波向上传送到肩部（彩图 7-23）。也可单手握住受术者掌部做左右横向抖动，要求将抖动波向上传送到肱三头肌（彩图 7-24）。

2. 抖腕部 受术者取坐位，腕关节放松。术者站在其侧前方，双手拇指相对，横置于腕背横纹处，两食指相对，横置于受术者腕关节掌侧横纹处，双手拇指和食指相对用力捏住受术者腕关节上下横纹处，并做上下往返的快速搓动，带动腕关节做频率较快的、连续的、小幅度屈伸运动（彩图 7-25a）。或者术者面朝受术者手指，双手拇指在上、四指在下，握住前臂下段，做上下快速抖动，使腕关节产生小幅度连续的、频率较快的屈伸运动（彩图 7-25b）。

3. 抖下肢 受术者取仰卧位，下肢自然放松伸直。术者站于其足后方，用双手握住受术者的踝部，向上提起并抬离床面，然后做连续的、小幅度的上下抖动，使抖动波向上传送到股四头肌及髋部。

（二）要点

1. 抖上肢的频率为每分钟 200～250 次，抖下肢的频率为每分钟 100 次左右。
2. 抖动频率要由慢到快。
3. 受术肢体要伸直，自然放松。
4. 操作时动作要连续不断。
5. 抖上肢的幅度较小，应控制在 2～3cm，抖下肢则幅度稍大。
6. 术者操作时要保持呼吸自然，不可屏气。
7. 在抖上、下肢前，可先施以拔伸法和搓法。
8. 有习惯性肩关节脱位者慎用上肢抖法。

（三）应用

抖法主要用于四肢，以上肢最为多用，经常作为一个部位的结束手法。抖法有舒筋活血、通络解痉、滑利关节、松解粘连、消除疲劳的功效。对三角肌、肱三头肌、股四头肌等上、下肢肌肉的放松效果较好；对肩关节周围炎、肩部伤筋、肘部伤筋、腕部伤筋、髋部伤筋、膝部伤筋及四肢运动性疲劳酸痛等病证起到辅助性治疗作用。

第六节 运动关节类手法

对关节做被动性活动，使之产生滑动、分离、旋转、屈伸、收展等运动的一类手法，称为运动关节类手法。主要包括摇法、拔伸法、屈伸法、背法和扳法。

一、摇法

将关节沿运动轴的方向做被动的环旋运动，称为摇法。

（一）操作

1. 颈椎摇法 受术者取坐位，颈项部放松，头略前倾。术者站其侧后方，以一手扶持其顶枕部，另一手托住其下颏部，两手协同用力、将受术者头部做顺时针或逆时针方向的环旋运动，从而带动颈椎摇转（彩图7-26a）。或术者一手扶持其后枕部，另一手托住下颏部，在保持一定向上牵引力的状态下做颈椎环旋摇动（彩图7-26b）。

2. 肩关节摇法

（1）托肘摇肩法　受术者取坐位或仰卧位，上肢放松。术者站于其身侧，一手扶住近侧肩上部，另一手虎口轻扣其肘弯并托住其肘部，使其前臂搭在术者前臂上。然后做肩关节顺时针和逆时针方向的环旋摇动（彩图7-27）。

（2）握肘摇肩法　受术者取坐位，上肢放松，肘关节自然屈曲。术者站于其侧后方，一手扶住近侧肩上部，另一手轻轻握住肘部，由低到高做肩关节的环旋运动（彩图7-28）。

（3）握手摇肩法　受术者取坐位或仰卧位，上肢放松。术者站立其侧前方，一手扶住近侧肩上部，另一手握住其同侧手掌，稍用力将其手臂牵引伸直，然后做肩关节顺时针和逆时针方向的环旋摇动（彩图7-29）。

（4）大幅度摇肩法　又称运肩法。受术者取坐位，上肢自然放松下垂，肩关节略外展。起始姿势：术者两足呈"丁"字步立于其外侧，双手夹持住受术者前臂下端近腕部（彩图7-30a）。术者以一手的手背和一手的手掌夹住受术者手腕，将其上肢缓缓向前上方抬起至水平位（彩图7-30b）。继续前上举，位于下方之手应逐渐旋前翻掌，当前上举至最高点时，翻掌之手以虎口握住其腕部（彩图7-30c）。随即握腕之手引导上肢从最高点向后下方下降至水平位，同时另一手以虎口顺势从腕部沿前臂、上臂抹至肩上部（彩图7-30d）。从水平位下降的过程中，抹至肩部之手掌旋转180°并继续以虎口沿其上臂、前臂下抹至腕部，回复到两手夹持腕部的起始姿势。如此周而复始。转若干圈以后，术者可旋转腰部并调整步态，做反方向的大幅度摇肩法。

3. 肘关节摇法　受术者取坐位或仰卧位，上肢放松。术者一手手掌托其肘后部，另一手轻轻捏持其腕部，做顺时针或逆时针方向的肘关节环旋摇动。

4. 腕关节摇法　受术者取坐位或仰卧位，上肢放松。术者一手捏住其前臂下段，另一手捏住其手掌或手指，先略做拔伸，然后双手协同用力，在保持一定牵拉力的状态下，引导腕关节做顺时针或逆时针方向的环旋摇动。或术者一手捏住前臂下端，另一手五指分开与受术者五指相扣，双手配合，引导腕关节做双向环旋摇动。

5. 掌指关节摇法　受术者取坐位或仰卧位。术者一手捏住受术者手掌，另一手捏住某一手指，在稍作牵拉的状态下做掌指关节的双向环旋摇动。

6. 腰椎摇法

（1）俯卧位腰推摇法　受术者俯卧，双下肢并拢伸直。术者一手按于其腰部，另一手从其双膝下穿过，将双下肢托起，引导双下肢做双向环旋转动，逐渐加大旋转的幅度（彩图7-31）。

（2）坐位腰椎摇法　受术者取坐位，双手十指相扣并环抱于枕项部。术者站于其侧后方，一手按住其腰部，另一手从其肩前穿过，以手掌扣住其项部，两手协调用力，引导受术者腰部做缓慢的环旋运动，逐渐加大旋转的幅度（彩图7-32）。

7. 髋关节摇法　受术者取仰卧位。术者站于其侧，先一手扶其膝部，另一手握其足踝部或足跟部，先将一侧下肢屈膝屈髋，然后两手协同用力，做髋关节的顺时针或逆时针方向的环旋摇动（彩图 7-33a）。或术者一手前臂从受术者腘窝下穿过，双掌抱住受术者膝部两侧，做髋关节的双向环旋摇动（彩图 7-33b）。

8. 膝关节摇法 受术者仰卧，一侧下肢屈膝屈髋，对侧下肢伸直放松。术者以一手托住腘窝下方，另一手握住其足跟部或足踝部，做小幅度的双向环旋摇动。也可取俯卧位屈膝摇动。

9. 踝关节摇法 受术者取仰卧位或坐位，下肢放松伸直。术者站于其足后，以一手掌心托住足跟，另一手捏住脚掌侧面，在稍用力拔伸的状态下做双向环旋摇动。或受术者取俯卧位，一腿屈膝屈髋。术者站于其侧，一手握住小腿下端近踝关节部，另一手捏住其足趾部，双手配合做踝关节的双向环旋摇动。

（二）要点

1. 摇转的幅度应由小到大，并控制在关节的生理活动范围内，或在受术者能够耐受的范围内操作。

2. 摇转的速度宜慢，尤其是起始操作时速度要缓慢，在受术者逐渐适应后稍微加速。

3. 操作要协调平稳，因势利导，适可而止。

4. 习惯性关节脱位、椎动脉型颈椎病、交感神经型颈椎病以及颈部外伤、颈椎骨折等病证，禁用相应部位的摇法。

（三）应用

摇法具有舒筋活络、滑利关节、松解粘连等功效，适用于颈椎、腰椎、肩关节、肘关节等各关节部位。多用于治疗关节酸痛、各种软组织损伤性疾病及运动功能障碍等病证。如落枕、颈椎病和颈项部软组织损伤，可用颈椎摇法；肩关节周围炎、肩部软组织损伤，可用肩关节摇法；急性腰扭伤或腰肌劳损、腰椎间盘突出症的恢复期，可用腰部摇法；髋部伤筋、中风后遗症髋外旋畸形、股骨头无菌性坏死等，可酌情用髋关节摇法；膝、踝关节扭伤的恢复期、骨折后遗症等，可用膝关节摇法和踝关节摇法。

二、拔伸法

固定关节或肢体的一端，沿纵轴方向牵拉另一端的手法，称为拔伸法。包括脊柱和四肢关节的拔伸。拔伸法又名牵引法。

（一）操作

1. 颈椎拔伸法

（1）坐位颈椎拔伸法之一　受术者取坐位，头部呈中立位或略前倾。术者站于其身后，双手前臂下 1/3 处搁于受术者肩上部，虎口张开，双手拇指抵住枕部两侧的风池处，双手其余手指托住受术者下颌骨两侧，以前臂的压肩点为支点，肘部下压，双手上托,将受术者头部平稳地向上提伸。此法又名虎口托颌拔伸法(彩图7-34)。

(2)坐位颈椎拔伸法之二　受术者取低坐位,头部呈中立位或略前倾。术者站于受术者侧面,略下蹲,两肘屈曲并夹住胸廓,以一手掌心托住受术者下颏部,另一手以张开的虎口托住其枕部,以下肢从下蹲位起立的力量将受术者头部平稳地向上提伸。此法又名掌托拔伸法(彩图7-35)。

(3)坐位颈椎拔伸法之三　受术者取低坐位,头部呈中立位或略前倾。术者站于其侧后方,一手的手掌搭在对侧肩上部,以肘弯部勾住受术者下颏部并向上抬起,另一手以手掌抵住枕部并前推,两手协调,以抬肘和推掌的合力将头部平稳地向上提伸。此法又名肘托拔伸法(彩图7-36)。

(4)仰卧位颈椎拔伸法　受术者仰卧。术者坐或站于其头后方,以一手掌心托住其枕部,另一手掌心勾住其下颏部。上身略后仰,双手协同用力,持续拔伸颈椎(彩图7-37)。

2. 肩关节拔伸法

(1)肩关节上举拔伸法　受术者取坐位。术者站于其身后,双掌握住其上臂近肘部,引导上肢上举至最大限度,并保持向上的牵引力。如凳子较低,术者可握住受术者的前臂近腕部向上拔伸(彩图7-38)。

(2)肩关节对抗拔伸法　受术者取坐位。术者站于其侧,双手分别握住其腕部和肘部,引导肩关节外展,并逐渐用力牵拉;同时受术者身体向另一侧倾斜(或请助手协助,双手抱住其上半身)以对抗拔伸之力(彩图7-39)。此法术者也可坐位操作。

3. 腕关节拔伸法　受术者取坐位。术者站于其对面,一手握住其前臂中段,另一手握住其手掌,双手缓缓做相反方向的用力拔伸。

4. 手指拔伸法　受术者取坐位或卧位。术者以一手握住其腕部或手掌,另一手捏住手指远端,双手缓缓向相反方向用力,持续拔伸掌指关节或指骨间关节。

5. 腰椎拔伸法

(1)俯卧位腰部推拔伸法　受术者取俯卧位,双手抓住床头前沿,或由助手抓住受术者两腋部以对抗牵引。术者站于其足端后方,双手分别握住受术者两踝部,使小腿与床面约成20°夹角,然后身体后倾,借助两足蹬地或两膝顶床头发力,使牵引力作用到腰椎。还可用治疗巾或大毛巾缚住受术者双踝来拔伸,以减轻工作强度(彩图7-40)。

(2)坐位腰椎拔伸法　受术者取低坐位,两臂上下平行交错于胸前。术者站立其后,胸部抵住受术者背部,两手从其两腋下穿过,双掌扣住受术者前臂,向上提拉受术者上半身,并使拔伸之力作用于腰椎,结束前可上下颠几下以加强拔伸效果(彩图7-41)。女性受术者行此术时可在胸前垫枕。

6. 髋关节拔伸法　受术者取仰卧位。术者一手以手掌按住受术者的膝部,一手以上臂夹住受术者足踝部,而前臂从小腿下面穿过,扣住另一手的前臂,双手将下肢交锁住,上身后仰,利用躯干的力量拔伸其下肢(彩图7-42)。

7. 膝关节拔伸法　受术者取俯卧位,屈膝90°。术者站于其患侧,用膝部压住其股后近腘窝部(或请助手按压),双手握住其踝部,向上拔伸膝关节并停留片刻(彩图

7-43）。或受术者取仰卧位，下肢自然伸直。术者双手握住一腿的踝部拔伸之，并用膝部顶住受术者另一侧下肢足底。此法可同时拔伸髋关节。

8. 踝关节拔伸法 受术者取仰卧位。术者以一手托住其患侧足跟部，另一手握住其患侧脚掌或脚趾，双手协同，持续牵引踝关节。

9. 脚趾拔伸法 受术者仰卧位或半靠位。术者一手固定脚掌，另一手捏住其脚趾并拔伸之。可酌情拔伸单个脚趾，或依次拔伸每个脚趾。

（二）要点

1. 一般需要持续拔伸1～2分钟。
2. 按伸时动作要平稳和缓，用力要均匀持续。用力要由小到大逐渐增加，待拔伸力达到一定程度后，则需保持稳定的持续牵引力，并维持足够的拔伸时间。
3. 根据病情的轻重缓急和不同的施术部位，控制好拔伸的力量和方向。如拔伸颈椎时，受术者头部应保持中立位或略前倾位。
4. 拔伸时不可使用蛮力，一般不使用瞬间发力牵引，避免造成牵拉损伤。
5. 关节复位时不可在疼痛、痉挛较重的情况下拔伸，以免手法失败和增加受术者的痛苦。
6. 颈椎、腰椎等部位拔伸前，应先以适当的手法放松局部软组织。
7. 尽量运用大肌肉群用力，以节省体力，减少疲劳。

（三）应用

拔伸法适用于颈椎、腰椎及四肢等全身各关节部位，具有良好的滑利关节、整复错位、舒筋通络、缓解痉挛等作用，多用于治疗椎骨错缝、关节僵硬疼痛、屈伸转侧不利、肌肉痉挛疼痛等证。如颈椎病，宜用颈椎拔伸法；腕关节扭伤，可用腕关节拔伸法；腰椎间盘突出症、腰椎后关节紊乱、腰椎后关节滑膜嵌顿、急性腰扭伤等证，可用腰部拔伸法；骶髂关节、髋关节、膝关节病证，可用髋关节、膝关节拔伸法；陈旧性踝关节扭伤，可采用踝关节拔伸法。

附：勒法

勒法是一种用手指夹住受术者手指或脚趾，做急速滑拉动作的手法。

（一）操作

术者用屈曲的食指、中指第二指节侧面钳夹住受术者手指或足趾根部的上下面，做急速的滑拉动作，迅速滑出指端或趾端，或用"寸劲"发力。也可用中指与环指钳夹（彩图7-44）。

（二）要点

1. 一般每指（趾）可勒 3～5 次。
2. 在最后滑出指（趾）端前，应先将其末节指（趾）骨间关节屈曲再做拉滑动作。
3. 操作时动作应轻快柔和。

（三）应用

勒法具有疏经通络、行气活血、滑利关节的功效，适用于手指及足趾部。常用于治疗手指或足趾部酸胀、麻木、屈伸不利等症。但指、趾关节急性损伤在 24 小时之内者，不宜使用本法。

三、屈伸法

缓慢、反复地屈伸关节，使其关节周围的软组织得到伸展，并使关节活动度增加的手法。

（一）操作

固定关节的一端为支点，握住关节另一端的肢体，将关节做缓慢的反复屈伸动作。

1. 伸肩法 术者半马步，站于受术者侧方或侧后方，将受术者上肢搭于术者肩上，双手合抱受术者肩部，缓慢地站起，根据受术者肩关节可以外展和前屈的功能状态及疼痛程度，控制伸肩的幅度并保持在一定高度，持续 1 分钟左右后放松，反复数次（彩图 7-45）。

2. 伸肘法 受术者与术者相对而坐（或站）。术者用一手托住受术者肘部，另一手握住腕部，在腕关节背伸的状态下，将肘关节缓缓伸直，至限制位后保持数秒钟，反复数次。

3. 伸腕法 术者一手握住受术者前臂近手腕部，一手与受术者五指交叉扣住，在将其掌指关节背伸的状态下，做缓慢的腕关节背伸运动，到位后需保持数秒钟，反复数次。

4. 伸髋法 受术者取健侧卧位，术者站于其身后。一手握住患侧踝部，另一手按于其腰骶部。然后两手协同用力，一手将患肢向后牵拉，而置于腰骶部之手同时向前推按，状似拉弓，如此有弹性地反复一拉一按，重复操作（彩图 7-46）。

5. 屈膝屈髋法 受术者取仰卧位或坐位，术者一手握住其患肢的踝部，另一手按于膝部，然后术者两手协调用力，使其髋、膝同时缓缓屈曲，使受术者大腿尽量靠近其腹部，并保持数秒钟（彩图 7-47）。

6. 双屈髋法 受术者取仰卧位，嘱其两腿屈髋屈膝，双侧踝部交叉，术者一手按住受术者膝部，一手握住其踝部，将两侧髋、膝关节缓缓屈曲，并使其大腿尽量靠近腹部（彩图 7-48）。如在双屈髋法的基础上加大幅度，一手扶住膝部，另一手托其骶骨部，使其腰骶部产生屈曲动作，则演变为屈腰法（彩图 7-49）。

7. 屈膝法 受术者俯卧位。术者一手握住其小腿远端，一手按住股后近腘窝部，然后缓缓屈曲其膝关节，使足跟向大腿靠近，并保持数秒钟。

8. 伸膝法 受术者仰卧位，两下肢伸直放松。术者站于患侧，以一手从患肢小腿下穿过，将其小腿搁于术者前臂，双手合抱膝部，使其屈膝屈髋（彩图7-50a）；继而做伸髋伸膝动作；托扶小腿的手做抬肘动作，使其膝关节伸直，同时使患腿逐渐上抬（彩图7-50b）。直腿抬高的幅度，需根据病情以及受术者能忍受的程度而定。

（二）要点

1. 关节的屈伸法有以伸为主和以屈为主之不同，要求能针对性地作用于欲拉伸的组织。
2. 熟悉各关节的生理活动范围，以免造成损伤。
3. 屈伸幅度应由小到大。
4. 对痉挛性瘫痪肌张力亢进者，在伸展其关节时要小心缓慢，逐步拉开。
5. 对于肌张力下降的受术者，做屈伸关节手法时，动作不宜过快。
6. 将痉挛的肌肉拉长，最好同时伸展两个关节。如在伸腕的状态下伸肘，在伸指的同时伸腕等。
7. 对肩关节周围炎等受术者做肩关节屈伸时，应先以手法放松其局部软组织。

（三）应用

屈伸法主要用于肩、肘、腕、髋、膝、踝等关节，具有舒筋解痉、松解粘连、滑利关节的功能。常用于关节疼痛、屈伸不利、骨折后遗症、中风后遗症等的治疗和康复，如肩关节周围炎功能障碍、腰骶关节劳损、强直性脊柱炎、髋关节酸痛、膝关节滑膜炎、中风后遗症等。

四、背法

将受术者背起，对腰椎进行牵引、摇晃、振动及瞬间后伸的操作方法，称为背法。

（一）操作

术者与受术者背靠背站立，双足分开与肩同宽，两臂从受术者腋下穿过，两肘勾住受术者两肘。然后屈膝、弯腰，以骶部抵住受术者腰部，将受术者反背起，使其双足离地，停留片刻后，小幅度地左右摇晃或上下抖动数次，最后做一突发、快速的伸膝挺臀动作。

（二）要点

1. 术者应以骶部抵住受术者腰部病变节段。
2. 受术者被背起时应自然呼吸，仰靠于术者背上，充分放松身体，两腿自然下垂，利用其自重牵拉腰椎。

3. 背法的关键动作是伸膝挺臀，伸膝挺臀动作的准备姿势是弯腰屈膝。整个动作要协调连贯，一气呵成。

4. 术者如身高明显低于受术者，可站在踏板上操作。

5. 操作时要根据受术者的体质、病情、耐受力调整挺臀的力量、速度，避免暴力。

6. 操作完毕将受术者缓慢放下时，须避免因体位改变而失去平衡。

7. 对于腰部后伸时疼痛剧烈者，应适当减少瞬间后伸的力度和幅度，或不做本法。

（三）应用

背法用于腰部，既可利用下肢重量对腰部进行牵引拔伸，又可增加腰部后伸屈度，具有舒筋解痉、整复错缝的作用。适用于腰部急慢性软组织损伤、腰椎间盘突出症及腰椎退行性病变所出现的腰肌痉挛、腰椎后关节紊乱等症的治疗。

五、扳法

以"寸劲"作用于关节，使之瞬间突然受力，而产生被动的旋转、屈伸、展收等关节运动的手法，称为扳法。扳法可分为旋转扳法、侧扳法、屈伸扳法等，可作用于脊柱和四肢关节。

（一）脊柱扳法

1. 操作

（1）颈椎斜扳法　受术者取坐位，颈部放松并略前屈。术者站于其侧后方，一手扶持其头部，另一手托住下颌部。术者两手相反方向用力，先使受术者颈部向运动受限侧旋转至弹性限制位，稍作停顿后，再做一瞬间的、小幅度的、有控制的旋转扳动（彩图7-51）。临床上可根据颈椎病变的不同节段，在不同的颈椎前屈角度下实施扳法，做一个大致的定位。

（2）颈椎定位旋转扳法　受术者取坐位。术者站立于受术者侧后方，以一手肘弯勾住受术者下颌部，手掌环抱住对侧枕部，另一手拇指抵住偏凸的颈椎棘突；在抱头的上肢引导下，逐渐被动屈曲受术者颈部至偏凸棘突的上位间隙张开，维持这一颈部前屈角度；然后向棘突偏凸侧被动旋转颈部至弹性限制位，略做停顿，做一突发有控制的扳动，扩大旋转幅度3°～5°，同时，另一手拇指用力顶推偏凸的棘突（彩图7-52）。

（3）胸椎旋转定位扳法　受术者坐于凳子上，助手面向受术者站立，双腿夹住受术者健侧大腿以固定骨盆。术者坐（或站）于其侧后方，一手拇指抵住偏凸的胸椎棘突，另一手从患侧腋下穿过，扣住受术者项部，嘱受术者躯干主动前屈至偏凸胸椎棘突的上位间隙张开后，术者两手协调将其脊柱旋转至弹性限制位，做一突发有控制的扳动，扩大旋转幅度3°～5°。同时，拇指用力推顶偏凸的胸椎棘突（彩图7-53）。此法适用于胸8以下节段的椎骨错缝。

（4）胸椎对抗复位扳法　受术者取坐位，身体略前倾，低头，两手指交叉扣于项部。术者站于受术者身后,单足站立,用上提的膝部抵住病变节段的胸椎突下缘;双手分别从受术者腋下伸出,并扣住其前臂下段;双手下压,同时两前臂上抬,将受术者脊柱向后上方牵引至弹性限制位,在受术者呼气期末双手向后上方做短促的扳动(彩图7-54)。

(5)腰椎斜扳法 受术者取健侧卧位,健侧下肢在下,自然伸直;患侧下肢在上,屈膝屈髋,患侧上肢置于身后。术者与受术者相对站立,一手手掌(或前臂上段)按于患侧肩前部并向后推,另一手手掌(或前臂上段)按住受术者臀部外上方并向前扳,双手协调将腰椎旋转至弹性限制位后,做一有控制的、快速的旋转扳动,扩大旋转幅度3°~5°(彩图7-55)。

(6)腰椎坐位定位旋转扳法 受术者以骑马式坐于治疗床上以固定骨盆(如坐在凳子上,须由助手扶住其一侧大腿以固定骨盆)。术者站于其后方,一手拇指抵住偏凸的腰椎棘突,另一手从患侧腋下穿过,扣住其项部,引导受术者腰椎前屈至病变腰椎节段的上位棘突间隙张开,进一步旋转腰椎至弹性限制位,最后双手协调用力,做一突发有控制的扳动,扩大旋转幅度3°~5°,同时,拇指推顶偏凸的棘突(彩图7-56)。

(7)腰椎定位斜扳法 受术者取健侧卧位(以下以右侧卧位为例),术者面对受术者而站,右手拇指置于病变节段的两个棘突之间,左手将受术者上半身向前屈曲,至右手拇指感觉到上下棘突松动、间隙扩大,即停止前屈(彩图7-57a);将左手拇指置于原来右手拇指触摸的棘突间隙中;右手将受术者的右下肢(健肢)伸直后向前屈曲(屈髋),至左手拇指感觉上下棘突间隙进一步张开为止(彩图7-57b);将受术者的左下肢(患肢)尽量屈膝;将右手拇指放回原来的棘突间隙中,并以前臂上段压住受术者臀部以固定其骨盆;然后令受术者先左手抱住右肩,再右手抱住左肩;术者略下蹲,左手屈肘,用左掌托住受术者右肘,将受术者上身向左旋转,至弹性限制位时,做一有控制的、稍增大幅度的突发性扳动(彩图7-57c)。此时,术者可感觉右手拇指所在的棘突间隙有弹动感,手法结束。

(8)腰椎后伸扳法 受术者取俯卧位。术者站于受术者腰椎棘突偏凸侧,一手以掌根豌豆骨部按抵偏凸的棘突,另一手托住对侧大腿远端,向上扳到弹性限制位,扩大腰椎后伸幅度3°~5°,同时以掌根推压棘突。也可用一手按住腰骶部,另一手前臂从大腿远端下方托起两腿,边做摇法边后伸至限制位,再向上做突发有控制的扳动(彩图7-58)。

(9)腰椎后伸杠杆定位扳法 受术者俯卧张口,两臂垂放于床的两侧。术者站其一侧,将受术者屈膝屈髋,交叉双踝,两膝分开。术者一手肘尖定位并着力于受术者腰部患椎正中,另一手前臂勾住交叉的脚踝下方,两手握住患者两踝,通过力臂杠杆用力向上向后缓缓提起,当后伸上提到限制位时,用"寸劲"做一快速扳动。

2. 要点

(1)扳法的操作要控制在关节运动的生理活动范围内,否则可能伤及脊髓,颈、胸部扳法操作时尤当谨慎。

(2)颈椎斜扳法定位性较差,不可强力操作,以免造成损伤。

（3）颈椎旋转定位扳法的节段定位性较斜扳法好，调整颈椎至弹性限制位和双手协调用力是手法操作的要点。

（4）胸椎对抗复位法双手向后的突发扳动不可力量过大，以免造成受术者胸前软组织的损伤。为避免受术者胸椎膝顶处的不适感，可在术者膝部与受术者胸椎之间加一薄垫。

（5）胸椎旋转定位法操作中，受术者躯干前屈为主动运动，旋转则是被动运动。助手与术者动作应协调。本法如单人操作，须令受术者跨坐于治疗床上以自行固定骨盆。

（6）腰椎坐位旋转定位扳法操作时，令受术者腰椎先前屈后旋转，这是锁定目标节段的要点。

（7）腰椎定位斜扳法的定位机制是在扳动前使受术者的腰椎屈折成角，使脊柱上下两段的旋转应力能集中于所定位的节段。因此，最后发力推动受术者上身时，只能使其上身旋转而不可使其伸直，否则准备阶段的所有努力将前功尽弃。最后的托住肘部旋转上身也可改为直接推按肩部。

（8）腰椎后伸杠杆定位扳法借助杠杆原理使用巧力，以尺骨鹰嘴为支点（定位点），手臂为动力臂，双手的握力为动力点，受术者的双下肢为阻力。做杠杆扳动时，令受术者呼气，手法结束时，受术者吸气。操作时术者应根据受术者的体质情况，掌握手法力的大小和方向。

3. 应用 脊柱扳法广泛适用于各脊柱节段，具有滑利关节、整复错缝的功效。颈椎斜扳法和颈椎旋转定位扳法多用于颈椎椎骨错缝。胸椎对抗复位法多用于第4~10胸椎后关节及肋椎关节骨错缝。胸椎旋转定位扳法适合于第8胸椎以下椎骨错缝的调整。腰椎斜扳法和坐位腰椎旋转定位扳法应用于腰段的各椎骨错缝调整。腰椎定位斜扳法适用于腰椎有明确定位的压痛点，或确诊某一腰椎节段椎骨错缝的受术者。腰椎后伸扳法可治疗下腰段椎骨的错缝。腰椎后伸杠杆定位扳法能精确定位于需要整复的腰椎节段，可用于治疗腰椎间盘突出症、腰椎后关节紊乱等，此法如定位于骶髂关节，也可用于治疗骶髂关节紊乱。

4. 提示

（1）脊柱扳法操作者，应该具备良好的脊柱解剖学知识，必须对脊柱关节的结构特征和生理活动范围了然于胸。

（2）扳法的"寸劲"是指短促有力的、目的明确的、有控制的发力，要求随发随收，中病即止。这种功夫，要靠较长时间的训练和临床实践才能获得。在没有把握之前，切忌在人体上试验。

（3）不得使用暴力和蛮力，不可强求关节弹响声。

（4）诊断不明确的脊柱外伤及带有脊髓症状、体征者禁用扳法。

（5）老年人有较严重的骨质增生、骨质疏松者慎用或禁用扳法。对于骨关节结核、骨肿瘤者禁用扳法。

（6）后伸扳腰时可致腰椎管容积变小，若引起受术者神经刺激症状加重，则不宜使用该手法。

（二）四肢关节扳法

1. 操作

（1）肩关节扳法　肩关节基本动作有前屈、后伸、外展、内收、上举等运动，故肩关节扳法有前上举扳法、外展扳法、外展上举扳法、内收扳法、后伸扳法等。

①肩关节外展扳法：受术者取坐位，肩关节放松。术者站于患肩后侧或前面，一手掌按其肩部为支点，另一手用前臂托住（或握住）其肘部，做肩关节外展运动，至90°（或至限制位）时，两手协同用力，一按一抬，做肩关节外展扳动（彩图7-59）。

②肩关节内收扳法：受术者取坐位，屈肘关节，将患肢放于胸前。术者站于其后侧，紧靠其背部，稳定其身体，一手扶住患肩，另一手托住患肢的肘部做肩关节内收，至有阻力时，以"寸劲"做肩关节内收扳动（彩图7-60）。

③肩关节外展上举扳法：受术者取坐位，术者站于受术者侧前方或侧后方。用上臂托起受术者上肢，同时用双掌按住受术者肩部，用抬肘的力量使肩关节外展，待肩关节外展上举到一定限度时，手掌下按，肘部抬起，同时用"寸劲"向上扳动肩部（彩图7-61）。

④肩关节前屈上举扳法：受术者取坐位，术者以半蹲位站于受术者侧前方，受术者上肢伸直，前臂搭在术者肩上。术者用双手按住其患肩，以患肩为支点，慢慢地用肩将患肢抬起，做前屈上举被动运动至限制位，然后以"寸劲"做肩关节前屈上举扳动。此法如术者站于侧方，也可做肩关节外展上举扳动（彩图7-62）。

⑤肩关节后弯扳法：受术者取坐位，一手屈肘，手背置于腰骶部。术者立于其侧方，以一手扶按其患肩以固定，另一手握住其腕部（或手掌）将其前臂沿腰背部缓缓上抬，使其肩关节逐渐内收，至有阻力时，以"寸劲"做一快速的、有控制的上抬其前臂的动作，使受术者肩关节产生旋前位的内收扳动，并使其手背沿着脊背上移1cm左右，迅即放松。可重复3～5次（彩图7-63）。

（2）肘关节扳法　受术者取坐位，上肢放松。术者立于其侧后方，用一手扶住受术者肘后上方，另一手捏住其腕部，先将其肘关节缓慢地伸直到最大限度，随后两手协调做相反方向用力，轻巧地做伸肘扳动。

（3）腕关节扳法　有屈腕扳法、伸腕扳法和腕侧屈扳法3种。

①屈腕扳法：术者与受术者相对而坐，以一手捏住受术者前臂远端，另一手握住其手掌，先反复屈伸其腕关节，然后将腕关节屈曲并加压，至有阻力时以"寸劲"做一突发的、稍增大幅度的屈腕动作。反复数次。

②伸腕扳法：术者与受术者相对而坐。以一手捏住受术者前臂远端，一手五指与受术者五指相叉，先将其腕关节背伸至阻力位，再以"寸劲"做一突发的、稍大幅度的背伸扳动，反复数次。

③腕侧屈扳法：术者与受术者相对而坐。一手握住受术者前臂远端，另一手捏住其手掌，先拔伸腕关节，然后以"寸劲"在保持拔伸力的同时做腕关节的左右侧屈扳动。

（4）踝关节扳法　有跖屈扳法和背伸扳法。

①跖屈扳法：受术者取仰卧位，下肢伸直。术者面向其足底而坐，以一手托住其足跟，另一手握住其脚掌，两手协调用力，在将踝关节跖屈至有明显阻力时，以"寸劲"做一稍增大幅度的跖屈扳动。

②背伸扳法：受术者取仰卧位，下肢伸直。术者面向其足底而坐，以一手托住其足跟，另一手握住其脚掌，两手协调用力，在将踝关节背伸至有明显阻力时，以"寸劲"做一稍增大幅度的背伸扳动。

2. 要点

（1）四肢扳法的操作一般分为三步：第一步是做关节小范围的屈伸活动，令其放松；第二步是将关节极度屈曲或伸展，使其到达明显的阻力位；第三步才是发"寸劲"扳动。

（2）四肢扳法主要是为了伸展关节周围肌肉、分离软组织粘连，所以关节运动只需超过限制位少许，通常没有关节弹响声。

3. 应用　四肢扳法主要用于肩关节、腕关节和踝关节，具有滑利关节、松解粘连的功效。多用于治疗肩关节周围炎、肩关节功能障碍、肩外伤后遗症、腕部伤筋、腕骨错缝、陈旧性踝部扭伤、踝关节骨折后遗症及中风后遗症等各种关节功能障碍。

4. 提示

（1）切忌暴力性操作，避免意外事故。

（2）对于有比较严重的骨质疏松的老年受术者，慎用四肢关节扳法。

（3）骨关节结核、骨肿瘤受术者禁用扳法。

（4）对于病程日久、粘连严重的肩关节周围炎受术者，不能依赖于通过扳法一次性分解粘连，应该循序渐进地进行治疗。

第八章 中药康复疗法

第一节 中药康复疗法简介

中药康复疗法是以辨证康复观为指导，运用中药方剂以减轻和消除患者身体及精神情志的功能障碍，促进其身心康复的方法。中药疗法的治疗途径包括内治和外治两方面，无论内治、外治，均要遵循中医辨证的指导原则，做到辨证施药。

一、中药内治法概述

中药内治法是以中医辨证论治和康复治疗的辨证施治为指导，应用中药方剂，针对病伤残者病情进行调治，从而到达调理阴阳、协调脏腑功能、扶正祛邪、延年益寿，促使身心康复的一种疗法。其中辨证论治是通过理、法、方、药来实现；治法是运用成方或创制新方的依据；方剂则是在辨证论治的基础上，按照组方原则，将药物合理地有机地组合在一起，用于疾病的制剂，是体现和验证治法的主要手段之一。因此方剂与治法二者关系极为密切，是辨证统一、相辅相成。

中国内治法的沿革历史悠久，内容极其丰富。《黄帝内经》中记载了有关治疗原则、治疗方法、遣药组方和配伍禁忌等方面的论述，同时还可以看到养生康复，尤以针灸、按摩、导引等外治法。到了汉代之后，突出了药物内服疗法，极大地丰富了中医药康复学的内容。

（一）中药内治康复注意事项

中药内治康复应注意以下几方面。

1. 因证施宜，补虚疏郁 虚多指脏腑、气血、阴阳的不足。郁指诸种原因引起的气机郁滞不畅。病伤残者多处在疾病的后期，常存在正气亏乏、气机郁滞，或虚郁兼而有之，故补虚疏郁为其基本的治疗法则。遣方用药要辨明主次，虚多则以补虚为主，郁多则以疏郁为先；或先补其虚而疏其郁，或先疏其郁后补其虚，或虚郁并重合方调治，在权衡轻重缓急灵活遣方用药。治疗如单补其虚不治其郁，或以补虚为主，均不仅达不到补虚的目的，反而愈补愈滞，此为康复治疗之大忌。一般情况下，临床上凡虚郁相兼，必以治郁为先。其郁得以疏通，则气顺血和，脏腑功能有望恢复，或其虚迎刃而解；或而后言补，疾病可愈。

辨证论治，即辨别证候，遣方用药，是针对病机治疗，是中医学的理论基础，亦是指导康复临床的重要原则。因证施宜，对病无常法，对证有常方，方随证变，故一病有多方，多方治一病。证候的多样化，反映了个体的差异性。临证当依据病情，以因证施宜为原则。

2. 形神并重，重视体质 "形"是生命活动的物质基础，"神"是生命活动的外在表现，是生命活动的主宰与本质，"形"离不开"神"而生存，"神"也离不开"形"而存在。形为神之舍，形为神之主。有形才有神，有神则形健，形健则神旺，神旺则形安。形与神对立统一，二者直接关系密切而不可分割，形伤必及于神，神伤亦必累于神，即所谓"形神合一"。《素问·上古天真论》云："故能形与神俱，而尽终其天年，度百岁乃去。""形神并重"不仅注意形体的保养，而且还要注意精神的调摄。而在康复治疗方面以养形为先；形体是人体生命存在的基础，有了形体，才有生命才能产生精神活动和具有生理功能。历代传统康复理论极为重视保养形体在康复医疗中的作用，亦可调神为主，辅以治形；如神情异常之证，既要重视精神调治，又须注意形脏虚实，虚者补之，实者泻之。脾为后天之本，中医注重保胃气调饮食以养形体，可以从药食调养方面来增强体质；因形体属阴，治形重在养精血，对于精血不足的患者，以滋阴养血为主。临床用药常用熟地黄、当归、枸杞、菟丝子、山药等之类调之。

形神合一，在形神失调状态的辨治上，应形神兼顾，既调其神，又治其形，即治神以形，治形以神，各种方法综合应用，以达到形神皆调的目的，同时养生康复应重视患者体质的差异。

3. 守法守方，丸散尤宜 康复所治多为久病不愈的慢性疾病，病机变化趋于稳定，基本证候相对固定，只要辨证正确，遣方用药基本不变，久病沉疴，绝非一朝一夕能毕其功，大多数患者需要长期服药。康复治疗多以丸、散、膏剂或酒剂为宜，汤药速效而不便保存和取用，许多方药如系久用，可改为丸散等方便使用。《汤液本草·东垣先生用药心法》记载："丸者，缓也，不能速去之，其用药之舒缓而治之意也。"也就是说，与汤剂相比，丸剂在服用后不是迅速释放，而是延缓释放，这样可以获得平稳持久的疗效，而慢性病的治疗一般需要缓慢释放而逐渐起效，因此丸剂更适合慢性疾病或久病体弱的病人。

（二）中药内治遣方用药用法

早在《黄帝内经》中记载了有关的治法理论，明确提出"阳病治阴，阴病治阳"的根本治则。同时针对病位、病性、病情论述了病变在表者，采用发汗的方法；病在下者，采用疏引的方法；寒证者用温热的方法治疗，热证者采用寒凉的方法治疗；身体虚弱的病人，可用补益的方法治疗；病邪外侵者，用祛邪的方法治疗等。继《黄帝内经》之后，历代医家在长期的医疗实践中制定了众多治法，逐渐形成体系。程国彭的《医学心悟》把内治法概括为"汗、吐、下、和、温、清、消、补"八法，尽管临床治疗方法实际已超出这一范围，但八法仍不失为提纲挈领地掌握中药治疗原则的方法。

1. 汗法 又叫解表法，以解表药为主组成，具有发汗解表作用，以祛在表之邪。根据"因其轻而扬之"，"其在皮者，汗而发之"原则立法。汗法的主要作用是通过发散，祛除外感六淫之邪的目的。主要用于外邪入于肌表，如感冒初起症见发热、恶寒、头痛、身痛、脉浮以及麻疹、疮疡初起，水肿初期兼有表证或风湿在表者。邪在肌表可有风寒、风热之分，因而汗法也有辛温、辛凉不同。如麻黄汤、银翘散等。

运用汗法应注意服药后微微汗出为宜，不可令大汗淋漓以耗伤正气甚至亡阴亡阳。同时邪已入里或疮疡已溃以及盗汗、自汗、吐泻失水者均不宜用汗法。

2. 吐法　是指运用以涌吐药为主组成，具有涌吐作用的方剂，用做涌吐痰涎、宿食、毒物的方法。该法为古代常用的祛邪方法之一。根据"其高者，因而越之"的原则立法，吐法具有引导、促使呕吐之功，适用于停留于咽喉、胸胁、胃脘的痰涎、宿食和毒物等有形实邪。此类疾患的特点是发病部位偏上，邪气多有上逆趋势，治疗宜顺应病势，故常选用呕吐之法，将其从体内排出，以达愈病目的。《金匮要略》记载有宿食积滞，可用瓜蒂散催吐。吐法是一种救急之法，恰当应用，收效迅速；用之不当，易伤正气，用之宜慎。吐法对老弱、幼儿、孕妇、产后及气血不足等均不宜使用。

3. 下法　又称泻下法，是以泻下药为主组成，具有通导大便、荡涤肠道积滞等作用，以治疗胃肠积滞、大便不通或腹水等证的方法。根据"泄可去闭"的原则立法，下法的主要功能为泻下通便，主治宿食、积滞壅结于胃肠，症见大便秘结，脘腹胀满硬痛等。由于积滞有寒、热之分，病情有缓、急之别，因此下法分为寒下、热下、润下、逐水和攻补兼施五类。如大承气汤、麻子仁丸等。

表证未解、里实未成不宜用下法。如表证未解而里实已成可用表里双解之法。下法药多峻烈，孕妇忌用。产后、经期、年老体弱、病后津伤及失血者均应慎用。必要时可攻补兼施或先攻后补。此外，下法易伤胃气，应用时要得效即止，慎勿过用。

4. 和法　又称和解法，是具有疏泄调和作用，以疏泄气机、调和脏腑，用来治疗伤寒少阳病或肝脾、肠胃不和等病证的方法。该法特点为作用缓和，方性平和，通过和解与调和作用，祛除病邪、调整脏腑功能，应用广泛，适应证往往比较复杂。其代表方剂有小柴胡汤、逍遥散、痛泻要方和半夏泻心汤。

和法原为治疗伤寒少阳病而设，由于和解少阳的一些方剂兼有疏肝解郁之功，因而调和肝脾、肠胃之剂也纳入和法。使用和法时应注意，凡表邪未入少阳或邪已入里阳明热盛者不宜用此法。同时，凡劳倦内伤、饮食失调、气血虚弱而见往来寒热者不宜和法。

5. 温法　又称温里法，是用辛热或甘温药物组成，具有温中祛寒、温经散寒、回阳救逆等作用，用以治疗脾胃虚寒、寒凝经脉及肾阳虚衰等里寒证的方法。根据"寒者热之"的原则立法，里寒证的轻重缓急不同，本法有强弱缓峻之别，分为温中祛寒、温经散寒、回阳救逆三类。其中温中祛寒，用于脾胃虚寒证，症见吐泻腹痛，食欲不振，四肢不温等，以理中丸、吴茱萸汤为代表方；温经散寒主治寒凝经脉证，症见四肢厥冷，脉微欲绝，或肢体疼痛麻木；回阳救逆则温法中之峻烈者，临床多用于急救，挽回衰微欲绝的元气，适用于元气极度虚弱之危重症，其发病部位主要在肾，症见恶寒嗜卧，呕吐不渴，腹痛下利，冷汗不止，四肢厥冷，脉微欲绝。

因寒证有表里之分，故表寒证一般用汗法，而里寒证当用温法。温法多用辛味燥热之药，禁用于热证及阴虚证，尤其对真热假寒者更勿误用。于炎热季节及内热体质者，即使是寒证需用温法也要中病即止。不可过用，以免耗伤阴液。

6. 清法 以寒凉药为主组成，具有清热泻火、凉血解毒、生津等作用，用以治疗温热、热毒等里热证的方法。根据"热者寒之""温者清之"的原则立法。里热证多为病毒长期集聚在体内化热或情绪过激化火所致，一般见有发热，口渴，心烦，苔黄，脉数等症。清法的应用范围十分广泛，里热证包括温热证、火毒证、湿热证、暑热证、虚热证等，针对此类疾患的发病阶段、病位及病性，清法相应地分为清热泻火（清气分热）、清热凉血、清热解毒、清脏腑热、清虚热等多种具体治法。代表方剂有白虎汤、黄连解毒汤等。热毒刚侵犯体表还没有进入体内当用汗法；热邪进入体内并形成积滞宜用下法；外邪进入体内引起发热但没有形成积滞时应使用清法。

热为阳邪，易伤阴液，为此治疗热证急症时应注意救阴存津。清法多用寒凉之品，易伤阳气、损胃气，应中病即止，不宜过用，对虚寒体质者更易注意。

7. 消法 以消导、化积药为主组成，具有消食、导滞、化积作用的治疗方法。根据"结者散之""坚者消之""通可去滞"的原则立法，消法含有消导、消散、消磨、消除之意，适用于逐渐形成的有形的积滞，包括食、气、血、痰、湿等积滞而成的积滞痞块，分别称之为食积、气滞、血瘀、痰阻、湿聚。针对上述不同病证，该法分为消食、行气、活血、化痰、祛湿诸法。如血府逐瘀汤、补阳还五汤等。

消法属于削克之剂，一般不宜久用，并多采用丸剂。凡纯属虚无实者，禁用消法。

8. 补法 又称补益法，是以补养、强壮类药物为主组成，用于治疗各种虚证的方法。根据"虚者补之"的原则立法，补法通过补益气血阴阳，以增强机体的脏腑功能，改善机体虚弱状态，提高其抗病能力为目的。补法可分为补气、补血、补阴、补阳，以及气血双补、阴阳并补六类。如四君子汤、四物汤、六味地黄丸等。

一般来说，补气、补阳药多偏温热辛燥，不宜用于阴虚火旺者；补血、补阴药多偏寒凉滋腻，对于阳虚阴盛者忌用。但阴阳互根互用，明代医家张景岳所说"善补阳者，必于阴中求阳""善补阴者，必于阳中求阴"，亦不可不予以注意。

二、中药外治法概述

中药外治法是将中药的各种外治方法介入到疾病康复治疗中，以促进病人更快恢复各种功能的疗法。中药外治具有悠久的历史，追溯中医外治的发展，概括地说萌芽于原始社会，奠基于先秦，发展于汉唐，丰富于宋金元，成熟于明清。《山海经》记载薰草"佩之可以已疠"。另有用硫黄灌洗洗浴治疗疥疾的描述；《周礼·天官》记载了用外敷药物治疗疮疡，记载疡医"掌肿疡、溃疡、金疡、折疡之祝药、劀杀之齐"。马王堆汉墓出土的《五十二病方》是我国现存最早的方书，其中所载的283首方剂中，用于外敷的方剂达110余首，外治法涵盖敷贴法、熏蒸法、熨帖、药浴法、涂敷、烟熏等，剂型包括沐浴剂、糊剂、熏蒸剂、熨剂、烟熏剂等。该书对敷法的用途、敷药的剂型、方法及注意事项也作了较为详细描述，并首次提出外伤预后留有瘢痕及用药物外敷以预防之。清代吴师机在《理瀹骈文》中提出："外治之理，即内治之理，外治之药，亦即内治之药。所异者，法耳。"阐明了内治与外治原理的一致性。吴师机在外治疾病时始终将各种外治法纳之于中医基本理论指导之下。

中药外治法作用迅速、疗效显著、毒副作用少、使用方便、操作简单，对各科疾病的康复疗效显著，尤其对老幼虚弱之体，攻补难施之时，或不能服药之人，更有其他疗法所不及的诸多优点。具体优点如下：

1. 治法多样，给药方便　外治法治疗途径和方法多样，施治部位广泛。如慢性呼吸系统疾病有多种治疗方法，可用穴位贴敷法、发疱疗法、脐疗、中药雾化吸入等；湿疹可用外洗法、外涂法、湿敷法、熏洗法、熏蒸等，均能获得满意的效果。

2. 直达病所，定位用药　中药外治法用药局部的药物浓度显著高于血药浓度，局部疗效明显优于内治法，且起效迅速。如用气雾剂治疗平喘，用锡类散灌肠治疗溃疡性结肠炎，关节疼痛用外敷止痛，效果均优于内服药。

3. 适应证广，禁忌证少　中药外治法适应证广泛，能广泛运用于临床各科的多种病证，且治疗作用迅速，尤其对病情轻或单纯性疾病、疾病初起阶段具有明显的优势。

第二节　中药内治法

一、作用机制

中药内治，重点在于治法。所谓治法，是在辨清症候，审明病因、病机之后，有针对性地采取的治疗法则。治法理论是临床运用成方和创制新方的依据。方剂是治法的具体体现，并能进一步验证治法的正确与否。但当治法已由经验上升为理论之后，就成为遣药组方和运用成方的指导原则。例如，一个感冒患者，经过四诊合参，审证求因，确定其为风寒所致的表寒证后，根据表证当用汗法、治寒当以温法的治疗大法，决定用辛温解表法治疗，选用相应的有效成方加减，或自行选药组成辛温解表剂，使汗出表解，邪去人安。否则，辨证与治法不符，组方与治法脱节，必然治疗无效，甚至使病情恶化。

由此可见，在临床辨证论治的过程中，辨证的目的在于确定病机，论治的关键在于确立治法，治法是针对病机产生，而方剂必须相应地体现治法。治法是指导遣药组方的原则，方剂是体现和完成治法的主要手段。虽然我们常说"方以药成"，却又首先强调"方从法出，法随证立"，方与法二者之间的关系，是相互为用，密不可分的。

二、处方原则

根据中药的性味、归经、升降、补泻理论和方剂配伍组成原则，在辨证基础上，针对康复患者损伤后期、久病体虚、久残多虚、大病初愈或年老患者气血不足、阴阳不足、脏腑亏损、功能失调等，分别施治，以帮助正气复原，恢复生理功能。常用的中药内治法可归纳为补虚、调理、抗衰老。

（一）补虚

"补益"本身是针对"虚损"而言，一般来说，身体虚弱亏损称为虚损，也称虚劳，是大病久病元气大亏，五脏损伤所引起身体虚弱的总称。"虚则补之"是中医康复的主要治疗法则之一。

1. 温补肾阳 年老、久病伤及肾阳，命门火衰，见神疲体弱、畏寒肢冷、腰膝酸软、步履艰难、夜尿增多或尿后余沥不尽，生理功能减退、小便异常和性功能衰退为主的病证。见于脑卒中后运动功能障碍及各种并发症，常用方剂：金匮肾气丸、右归丸。

2. 滋补肾阴 热病初愈，热邪虽衰，肝肾阴伤等久病及肾，肾阴亏虚而出现形体消瘦、腰酸腿软、头晕目眩、遗精盗汗、耳鸣健忘、舌燥口渴等，常见于高血压病。常见方剂：六味地黄丸、左归丸。

3. 养心安神 年老气血亏虚，久病体虚，或思虑劳伤，阴血暗耗，心神失养，出现心悸、失眠、多梦、健忘、口舌生疮、便干尿赤、舌红少苔、脉细数等。常见于神经衰弱及各种精神病证。常用方剂：天王补心丹、酸枣仁汤。

（二）调理

由于正气不足，机体抗病能力低下，往往导致虚实夹杂、寒热互结、内外合邪，而产生气郁、血瘀、食滞、痰阻，引起脏腑功能失调，经络气血不通，治宜调和脏腑功能，疏通经络气血，祛除致病邪气，此即调理法。

1. 疏肝理气、和胃止痛 肝气不舒，横逆犯胃，出现胸脘胀满不适，情志抑郁，嗳气吞酸。可见于脑卒中后抑郁症。常用方剂：舒肝丸、木香顺气丸。

2. 疏肝解郁、行气止痛 胁肋疼痛，胸闷喜太息，情志抑郁易怒，或嗳气，脘腹胀满，脉弦。见于脑卒中后抑郁症。常用方剂：柴胡疏肝散。

3. 补气活血、通络止痛 半身不遂，口眼㖞斜，语言謇涩，口角流涎，小便频数或尿遗不禁，舌黯淡，苔白，脉缓。见于脑卒中及其恢复期运动功能障碍、吞咽功能障碍、语言功能障碍等。常用方剂：补阳还五汤。

4. 舒筋活血、祛风通络 半身不遂，口眼㖞斜，手足拘挛麻木、口齿不清、行走困难，见于脑卒中后遗症因风痰阻络、气血不通所致者。常用方剂：再造散、大活络丹。

5. 镇肝息风、滋阴潜阳 肝肾阴虚，阳亢化风，而成脑卒中，见头晕目眩、面赤耳鸣、心胸烦热、肢体不遂、口眼㖞斜，甚或突然昏倒，不省人事，脉弦而有力。见于脑卒中急性发作。常见方剂：镇肝息风汤。

6. 平肝潜阳、清热安神 肝肾阴虚，肝阳上亢，导致眩晕头痛、眼花耳鸣、心烦易怒、夜寐不安、肢体震颤，甚则半身不遂、舌红、脉弦数。见于高血压、脑卒中。常用方剂：天麻钩藤饮。

7. 涤痰开窍 中风、痰迷心窍，舌强不能言。见于脑卒中急性期意识障碍、语言功能障碍。常用方剂：涤痰汤。

8. 祛风除湿痛痹、养肝益肾补虚 风寒湿邪侵袭，留滞日久，耗伤气血，损及肝肾，而见腰寒膝冷，关节疼痛，活动不利，肢体酸软无力或麻木不仁，畏寒喜暖。多见于关节炎、脑卒中关节活动障碍。常用方剂：独活寄生汤。

9. 通经活络、祛风除湿 风寒湿邪侵袭，经络受阻，气血不通，症见关节肌肉疼痛剧烈，手足拘挛，肢体麻木，步履艰难等。见于各种关节肌肉痛症、脑卒中运动功能障碍。常用方剂：小活络丹。

10. 祛风胜湿、强筋壮骨 痹证患者，因风寒湿邪留滞于经络，反复难愈而形成气血不足，阴阳俱虚，筋骨衰弱。见于各类型关节炎。常用方剂：虎骨酒（虎骨现已禁用，可用狗骨代）。

11. 益气温经、和血通痹 肌肤麻木不仁，脉微紧。见于神经根型颈椎病、腰椎间盘突出症等压迫神经症状。常用方剂：黄芪桂枝五物汤。

12. 温经散寒、养血通脉 手足厥冷，或局部青紫，口不渴，或腰股腿足疼痛，或麻木，舌淡苔白，脉沉细或细而欲绝。见于腰椎间盘突出症。常用方剂：当归四逆汤。

13. 祛风散寒、益气温阳 不省人事，口眼㖞斜，半身不遂，语言謇涩；亦治风湿痹痛。见于脑卒中急性期语言、运动功能障碍。常用方剂：小续命汤。

14. 清热燥湿 湿热走注之筋骨疼痛，或湿热下注，两足痿软无力，或足膝红肿热痛，或湿热带下；或下部湿疮，湿疹，小便短黄，舌苔黄腻。常见于膝关节炎。常用方剂：二妙散、三妙散、四妙散。

15. 祛风除湿、益气和营 身体烦疼，项背拘急，肩背肘痛，举动艰难及手足麻痹。常见于颈椎病、肩周炎、各种腰腿痛症。常用方剂：蠲痹汤。

16. 祛风除湿、温经宣痹、养阴清热 肢体疼痛肿大，脚肿如脱，身体瘦弱，头眩短气，泛泛欲吐，或发热，舌淡苔白，脉沉细。见于通风、各类型关节炎。常用方剂：桂枝芍药知母汤。

（三）抗衰老

衰老是一种自然生理过程，但可以通过服用药物调理脏腑，补益精血，延缓衰老的发生，以达延年益寿的目的。实践证明，许多延年益寿的中医古方，不但有抗衰老作用，同时还具有康复治疗作用。

补肾益精：肾为先天之本，年老肾衰，肾衰精亏，必然引起脏腑形神的活动减退或障碍，从而出现早衰和产生疾病。补肾益精，可以抗衰、祛病、延年。常见于脑卒中后并发脑萎缩，各种精神病证及老年人关节炎、腰腿疼痛等。常用方剂：延寿丹、八仙长寿丸、琼玉膏等。

三、处方配伍

每一首方剂，固然要根据病情，在辨证立法的基础上选择合适的药物，妥善配伍而成，但在组织不同作用和地位的药物时，还应符合严密的组方基本结构，即"君、臣、佐、使"的组方形式。这样才能做到主次分明，全面兼顾，扬长避短，提高疗效。

关于"君、臣、佐、使"组方基本结构的理论，最早见于《黄帝内经》，《素问·至真要大论》:"主病之为君,佐君之为臣,应臣之为使。"李东垣说:"主病之为君……兼见何病,则以佐使药分治之,此制方之要也。"又说:"君药分量最多,臣药次之,佐使药又次之,不可令臣过于君。君臣有序,相与宣摄,则可以御邪除病矣。"明代何伯斋更进一步说:"大抵药之治病,各有所住。主治者,君也。辅治者,臣也。与君药相反而相助者,佐也。引经及治之药至病所者,使也。"可以看出,无论是《黄帝内经》,还是后世医家虽对君、臣、佐、使的涵义作了一定的阐述,但还不够系统全面。今据各家论述及历代名方的组成规律,进一步分析归纳如下。

君药:即针对主病或主证起主要治疗作用的药物。

臣药:在方中的地位仅次于君药,其意义有二:①辅助君药加强治疗主病或主证作用的药物;②针对中药的兼病或兼证起主要治疗作用的药物。

佐药:其意义有三:①佐助药,即配合君、臣药以加强治疗作用,或直接治疗次要兼证的药物;②佐制药,即用以消除或减弱君、臣药的毒性,或能制约君、臣药峻烈之性的药物;③反佐药,即病重邪甚,可能拒药时,配用与君药性味相反而又能在治疗中起相成作用的药物,以防止药病格拒。

使药:其意义有二:①引经药,即能引领方中诸药至特定病所的药物;②调和药,即具有调和方中诸药作用的药物。

综上所述,一个方剂中药物的君、臣、佐、使,主要是以药物在方中所起作用的主次地位为依据。在遣药组方时并没有固定模式,既不是每一种意义的臣、佐、使药都必须具备,也不是每味药只任一职。每一方剂的具体药味多少,以及君、臣、佐、使齐备,全视具体病情及治疗要求的不同,以及所选药物的功能来决定。但是,任何方剂中,君药不可或缺。一般来说,君药的药味较少,而且不论何药在作为君药其用量比作为臣、佐、使药要大。这是一般情况下对组方基本结构的要求。

君药为方剂的核心部分,臣、佐、使药为从属。君药的作用有赖于臣、佐、使药的协助、制约,疗效得以增强,毒副作用得以减轻或消除;而臣、使药又必须在君药的主导下才能更好地发挥其功能,通过煎煮等方法,药物之间发生变化所产生的一个总的作用即为全方的功效。

四、适用范围和注意事项

(一)适用范围

因内服治疗法通过临床辨证才处方用药,故中药内治法适用范围广泛,能经口腔进食者可直接饮用药液;不能经口进食者,可经留置的胃管输入药液。

(二)注意事项

1. 临证八法注意事项

(1)汗法 ①汗法组方用药多属辛散轻扬之品,不宜久煎,以免药性挥发,作用减弱。②服用解表剂后,宜避风寒,或增加衣被以保暖取汗,并应以全身微汗为佳,不宜过汗。若汗出过多，易耗气伤津，严重的可导致损伤元气。③咽喉干燥以及淋、疮、衄、亡血、汗、寒诸家虽有表证亦不可发汗。④因时因地制宜。南方地区或夏季气候炎热，人体腠理疏松，易出汗，使用汗法的方剂，用量不宜过重，亦不宜用较峻烈的发汗剂；冬季或北方寒冷地区，使用汗法的方剂，用量宜重，并选用发汗力较强的方剂，以免汗出不彻。

（2）吐法　①凡病情危笃，年老体弱，诸失血者，诸喘息不安者，妊娠或产后均应慎用。②使用时因个体差异或药物用量不当，可能会造成呕吐不止，对患者身体产生较严重的损害，应及时治疗，一般情况可服姜汁少许，或服用冷粥、冷开水以止之。③服药得吐后，须令患者避风，以防吐后体虚而外感。同时注意调理脾胃，食以稀粥自养。

（3）下法　①表证未解，里未成实者，不宜用下法；表证虽未解，而里实已成，宜先解表，后治里；若是表里皆急，就应表里双解。②若兼瘀血、虫积、痰浊，宜配合活血祛瘀、驱虫、化痰等法。③对年老体弱、孕妇、产后或正值经期、病后伤津或亡血者，均应慎用或禁用。④在服药期间，忌用油腻及不消化食物。⑤下法易伤胃气，中病即止，慎勿过剂。

（4）和法　①凡邪气在表而未入少阳，或邪已入里而阳明热甚者，不宜使用和法。②凡劳倦内伤、饮食失调、气血虚弱而见寒热者，亦非和法所宜。

（5）温法　①温法方剂多是辛温燥热之品，在临床运用时首先要注意辨别寒热之真假，真热假寒证不可用。②注意不同季节等用药。夏季天气炎热，或患者平素火旺者，用量不宜过大，中病即止。③素体阴虚或失血之人慎用温法；阴寒太盛或真寒假热，服药入口即吐者，可反佐少量寒凉药，或热药冷服，避免格拒。

（6）清法　①热邪在表，尚未入里者，宜发汗以解热；热邪入里，大便已结者，宜通便以泻热，均非清法所宜。②体质素虚，脏腑有寒而发热者慎用。③清法中甘寒清热方药多滋腻，易碍消化，宜配健脾化湿药同用；苦寒清热方药多性燥，易耗伤阴液，宜配养阴药同用。

（7）消法　①食积、痞积之证，每多影响气机不利，故消法方剂宜配伍行气之品。②若积滞郁而化热，宜配清热药，以达消积清热之功。③若积滞成实，宜配泻下药，以达泻实消积之功。④若脾胃气虚者，当配伍补益药，以达消不伤正之目的。⑤消法的用药多具有攻伐之性，易伤及正气，故在使用时当固护正气。

（8）补法　①使用补法时首重"补而勿滞"。大多数补益药物使用时如用之过急，用量过大，易使脾胃气机壅滞，故应以补而不滞为度，或佐以行气之品扬其长避其短，补其偏而救其弊，达到补不碍胃，补而不滞之功效。②表邪未解不宜使用补法，会导致"闭门留寇"，使在表之邪反不宜祛除。

2. 内服中药的煎服方法注意事项

（1）煎药法　汤剂是临床最常用的剂型，根据药物性质及作用的差异，应采取不同的煎药方法。煎法是否适宜，对疗效有一定的影响。①煎药用具：以砂锅、瓦罐为好，搪瓷罐次之，忌用铜、铁、铝等金属锅具，以免发生化学变化，影响疗效。②煎药用水：古时曾用长流水、井水、雨水、泉水、米泔水等煎煮。现在多用自来水、井水、蒸馏水等，但总以水质洁净新鲜为好。③煎煮火候：有文火、武火之分。文火，是指温度上升及水液蒸发缓慢的火候；而武火，又称急火，是指使温度上升及水液蒸发迅速的火候。④煎煮方法：先将药材浸泡 30～60 分钟，用水量以高出药面为度。一般中药煎煮两次，第二煎加水量为第一煎的 1/3～1/2。两次煎液去渣滤净混合后分 2 次服用。煎煮的火候和时间，要根据药物性能而定。一般来讲，解表药、清热药宜武火煎煮，时间宜短，煮沸后煎 3～5 分钟即可；补益药需用文火慢煎，时间宜长，煮沸后再续煎 30～60 分钟。某些药物因质地不同，煎法比较特殊，处方上需加以注明，归纳起来包括有先煎、后下、包煎、另煎、烊化、泡服、冲服、煎汤代水等不同煎煮法。

先煎：主要指一些有效成分难溶于水的金石、矿物、介壳类药物，应打碎先煎 20～30 分钟，再下其他药物同煎，以使有效成分充分析出。如磁石、代赭石、生铁落、生石膏、寒水石、紫石英、龙骨、牡蛎、海蛤壳、瓦楞子、珍珠母、石决明、紫贝齿、龟甲、鳖甲等，此外，附子、川乌、草乌等毒性大的药物，宜先煎 45～60 分钟后再下他药，久煎可以降低毒性，保证用药安全。

后下：主要指一些气味芳香的药物，久煎其有效成分易于挥发而降低药效，须在其他药物煎煮 5～10 分钟后放入，如薄荷、青蒿、砂仁、沉香、豆蔻、肉桂等。此外，有些药物虽属芳香药，但久煎能破坏其有效成分，如钩藤、大黄、番泻叶等亦属后下之列。

包煎：某些煎后药液混浊，或对咽喉有刺激作用，或易于黏锅的药物，如赤石脂、旋覆花、车前子等，要用纱布包好，再放入锅内与其他药同煮。

另煎：又称另炖，主要是指某些贵重药材，为了更好地煎出有效成分应单独另煎，即另炖 2～3 小时。煎液可以另服，也可与其他煎液混合服用，如人参、西洋参、羚羊角等。

烊化：又称熔化，胶质、黏性大且容易溶解的药物，如阿胶、蜂蜜等，应单独熔化，趁热与煎好的药液混合均匀，顿服或分服，以免因其性黏而影响其他的煎煮。

冲服：某些芳香或贵重药物，不宜加热煎煮的，应研为细末，用药液或温水冲服，如麝香、牛黄、琥珀等。

煎汤代水：主要指某些药物为了防止与其他药物同煎使煎液混浊，难于服用，宜先煎后取其上清液代水再煎煮其他药物，如灶心土等。此外，某些药物质轻用量多，体积大，吸水量大如玉米须、丝瓜络、金钱草等，也可煎汤代水用。

（2）服药法　服药时间：汤剂一般每日 1 剂，煎 2 次分服，2 次间隔时间为 4～6 小时。

临床用药时可根据病情增减，如急性病、热性病可每日 2 剂。至于饭前还是饭后服则主要取决于病变部位和性质。一般来讲，病在胸膈以上者如眩晕、头痛、目疾、咽痛等宜饭后服；如病在胸膈下，如胃、肝、肾等脏疾患，则宜饭前服。因饭前服用，有利于药物的消化吸收，故多数药都宜饭前服用。某些对胃肠有刺激性的药物及消食药宜饭后服；补益药多滋腻碍胃，宜空腹服；驱虫药、攻下药宜空腹服；峻下逐水药晨起空腹时服；一般药物，无论饭前或饭后服，服药与进食都应间隔 1 小时左右，以免影响药与食物的消化吸收与药效的发挥。

此外，为了使药物能充分发挥作用，有的药物还应在特定的时间服用。如截疟药宜在疟疾发作前2小时服用；安神药治疗失眠多梦时宜在睡前服1次；涩精止遗药也应晚间服1次；缓泻通便药宜睡前服，以便于翌日清晨排便。慢性病定时服，急性病、呕吐、惊厥及石淋、咽喉病须煎汤代茶饮者，均可不定时服。

服药方法：汤剂一般宜温服，但解表药要偏热服，服后还需盖好衣被，或进热粥，以助汗出；寒证用热药宜热服，热证用寒药宜冷服。如出现真热假寒当寒药温服，真寒假热者则当热药冷服，以防格拒药势。丸剂颗粒较小者，可直接用温开水送服；大蜜丸者，可以分成小粒吞服；若水丸质硬者，可用开水溶化后服。散剂、粉剂可用蜂蜜加以调和送服，或装入胶囊中吞服，刺激咽喉。膏剂宜用开水冲服，避免直接倒入口中吞咽，黏喉而引起呕吐。颗粒剂宜用开水冲服；糖浆剂可以直接吞服。

危重患者宜少量频服；呕吐患者可以浓煎药汁，少量频服；对于神志不清或因其他原因不能口服的患者，可以采用鼻饲给药法。在应用发汗、泻法、清热药时，若药力较强，要注意患者个体化差异，一般得汗、泻下、热降即可停药，适可而止，不必尽剂，以免汗、下、清太过，损伤人体的正气。

（3）药后调护　服药后的调养与护理是用法的内容之一，它不仅直接影响着药效，而且关系到病体的康复。一般服解表药，应取微汗，不可大汗，然亦不能汗出不彻底。服泻下剂后，应注意饮食，不宜进食生冷难消化的食物，以免影响脾胃的健运。

服药后的饮食宜忌有两方面：一方面是疾病对饮食的宜忌，如皮肤病患者，应忌咸水鱼类、羊肉、臭豆腐等诱发食物；水肿病患者要禁食腌制食品及盐；消渴病患者宜忌糖；下利患者慎油腻；寒证患者禁生冷等。另一方面药物对饮食的宜忌：如口服清热凉血、解毒消肿、平肝、润肺、明目等药物时，忌酒、蒜、辣椒、羊肉等辛温刺激之品；服用温经、补阳、涩精止泻、祛风湿、止寒痛药物时，忌食冷饮、生梨、螃蟹、柿子、竹笋等寒凉之品；服发汗解表药后，宜多喝热开水或食热稀粥，服后应安卧，以助药力促使汗出，同时忌服酸麻食物及冷水；服人参和其他滋补药时忌萝卜，以免降低或消除滋补效力；服用泻下剂时，如大承气汤、麻子仁丸等，忌油腻及不易消化的食物；服用驱虫药时忌油腻食物，且要空腹服药。

此外，尚有汗后避风寒、慎劳役、戒房事、节恚怒等禁忌，以防复发或影响治疗效果。

第三节　中药外治法

一、作用原理

人体的功能是内外相通的，内可以应于外，外亦可以应于内。内脏疾病，在外部的有关部位上有所反映，这是内应于外；在外部有关部位上进行针灸、按摩等治法能治疗内部脏器的疾病，这是应于内。这种内外关系是通过经络的表里沟通进行的。

1. 运行气血，协调阴阳　经络能够将气血输送到全身各部，"内溉脏腑，外濡腠理"，从而使体内的脏腑和体表的五官七窍、皮肉筋骨，均能紧密配合，协调一致。中药外用能够通过局部的刺激作用，即利用具有一定刺激作用的因子，可使局部血管扩张，促进血液循环，改善周围组织的营养，从而起到行气活血、消炎止肿的作用。

2. 传导感应，调整虚实　经络在正常情况下能运行气血和协调阴阳，在疾病情况下则出现气血不和及阴阳偏胜的虚实证候。中药外治能防病治病是基于经络具有传导感应和调整虚实的功能。中药外治在体表给药，通过经络血脉或信息传递，由经脉入脏腑，输布全身，直达病所，借以发挥补虚泻实、协调阴阳等作用而达到调理全身性疾病的目的。本疗法是利用药物的渗透性和皮肤的吸收功能使药效达到体内，再通过经络、脏腑的调衡、输布作用，或直接作用于局部病灶而起到全身或局部的治疗作用。

二、治疗原则

运用中药外治法，必须根据疾病特点，进行辨证立法、选方用药。临证时，通过中医四诊"望、闻、问、切"，结合八纲辨证，对病情进行分析、归纳、探明病因、病机，按轻重、缓急立法选方，并选择适当的剂型和制法以适应病情需要。归纳起来，中药外治应遵循以下4点原则。

1. 辨证论治　运用中药外治方法必须进行辨证论治，才能取得比较满意的疗效。对于疾病无论是虚证还是实证、寒证还是热证，在表还是在里等，都要先进行辨证。如果乱用中药外治法，不但收不到好的效果，而且还会延误病情。

2. 三因制宜　中药外治和内治一样，都要根据患者的性格、年龄、体质、生活习惯、地域环境和四时气候变化等情况采取适宜的治疗方法，即要"因人制宜""因地制宜""因时制宜"的三因制宜。

3. 标本缓急　《素问·至真要大论》云："急则治其标，缓则治其本。"疾病分标本，病情分缓急，应用中药外治法必须分清标本，辨明缓急。

4. 合理选穴　中药外治在局部用药时，大多选取相关穴位。其治疗要分清寒热虚实，一般可寒者热之，热者寒之，虚者补之，实者泻之，上病下取，下病上取等方法。选穴用方不外乎远近配穴法、俞募配穴法、表里配穴法、左右配穴法等。如利用药贴涌泉穴治疗高血压头痛、头晕、目眩，即为上病下取。

三、外治方法分类

（一）热敷疗法

热敷疗法是将药物和适当的辅料进行加热处理后，敷于患部或所取腧穴，并借助其温热之力，使药性通过皮肤毛孔，循经运行，内达脏腑，可收温中散寒、畅通气机、镇痛消肿、调整脏腑阴阳之效，从而解除疾苦的一种外治方法。热敷疗法来自《黄帝内经》中所载的"熨"法，属于药熨，在我国有两千多年的历史。其治疗原理是在辨证论治的基础上，选择合适的中药药材装入布袋中，加热后置于患处皮肤，体表升温促使皮肤毛孔扩张以及皮下毛细血管扩张，帮助药物渗透至皮下发挥药效，达到促进炎性因子吸收，消除组织肿胀，改善组织局部的血液循环，促进代谢、镇痛、缓解组织粘连及肌肉痉挛的作用。一般选用具有活血化瘀、祛风止痛、舒筋活络等作用的药材，经过加热，常加入黄酒或白醋等有助于药物成分挥发的材料，提高热敷效果。

热敷疗法适用于各种撞击、闪挫等造成的软组织损伤或腰腿疼痛、肌肉劳损、滑膜炎和颈椎病等。注意该疗法对有严重的心肝肾及造血、内分泌系统原发疾患；皮肤疾患和传染性疾病；热敷药物有过敏反应等禁用。

（二）熏蒸疗法

熏蒸疗法是选用有康复治疗作用的药物煎汤，利用热熏汽熏蒸患处，或利用烧烟熏所产生的温热药气，通过皮肤毛窍作用于机体起到祛风除湿、疏通气血、活血化瘀、驱邪扶正的一种治疗方法。熏蒸疗法在我国已有数千年之久，马王堆汉墓出土的《五十二病方》中明确提到用中药加热煎煮后产生的热气熏蒸治疗疾病。我国传统节日端午节用苍术、艾叶焚烧、煎煮来驱除瘟疫和所谓邪恶。

熏蒸疗法的治疗原理：中药煎煮后所形成的"药汽"，可直接作用于人体皮肤表面皮损，借助皮肤吸收和渗透功能，使药物透过皮肤角质层及真皮层转运进入血液循环而发挥驱逐风寒、疏通瘀滞、祛风止痒的作用，同时又可避免长时间口服西药和外用药膏所产生的毒副作用。药汽的温热刺激可使皮肤毛细血管扩张，血液循环加快，加速组织的再生和细胞活力，促使有害物质排出。此外，中药的温热效应还可降低神经末梢兴奋性，消除皮肤紧张，起到镇静止痒、消除疲劳等疗效。对于恶性肿瘤、癫痫、急性炎症、心功能不全、肺心病、孕妇等禁用此法。

（三）熏洗疗法

熏洗疗法是以中医基本理论为指导，用中药煎煮后，先利用蒸汽熏蒸，再用药液淋洗、浸浴全身或局部患处的一种治疗疾病的方法，是中医外治疗法的重要组成部分。熏洗疗法具有温经散寒、疏风通络、行气活血、祛风除湿、清热解毒、杀虫止痒的作用。该疗法历史悠久，早在《五十二病方》中就有中药熏洗的记载。《医宗金鉴》曰："洗有荡涤之功……凡肿在四肢者，溻渍之；在腰腹脊背者，淋之；在下部者，浴之。"熏洗疗法常用于康复科的疾病有落枕、颈椎病、腰肌劳损、腰椎间盘突出症、肩周炎、脑卒中后遗症等。

熏洗疗法治疗原理：熏洗疗法是借温度和药物的作用发挥治疗效能。利用一定温度的药汤在皮肤或患部熏洗，引起皮肤和患部的血管扩张，促进局部和周身的血液循环及淋巴循环，使新陈代谢旺盛，改善局部组织营养；还能疏通经络，促进经络调节，改善全身气血状况；熏洗药物通过皮肤吸收，或在皮肤表面直接起作用，同时刺激皮肤神经末梢感受器，通过神经系统形成新的反射，破坏原有的病理反射联系，达到治愈疾病的目的。由于熏洗方药不同，其药物治疗作用也不一样。

(四) 敷贴疗法

敷贴疗法，亦称外敷法，是以中医基本理论为指导，将中药制成丸、散、膏、糊、饼等剂型，施于皮肤，敷贴于患处、孔窍或腧穴等部位的治病方法。敷贴法作为临床最常用的外治方法之一，中药敷贴除了治疗疮疡和皮肤等传统中医外科疾病，现已广泛应用于内、外、妇、儿科等急慢性疾病，尤其对肺系疾病如哮喘、慢性支气管炎、过敏性鼻炎防治效果显著。敷贴疗法最早源于鲜药的使用，清代《医宗金鉴》记载将洋葱捣末，加入麝香粉末，热敷于脐治疗小便癃闭证。

敷贴疗法治疗原理：敷贴疗法以经络学说为基础，作用机制可能为药物对局部的刺激作用、穴位刺激及经络传导、透皮吸收。实验研究认为药物作用于皮肤，经皮肤吸收，借助血液的运动发挥药物的作用，或通过穴位刺激起到通经舒络、调节气血的作用。从中医整体观、经络学说、腧穴论三方面来看，中药敷贴除经络系统调节外，还涉及了各个系统的联系作用，涵盖了整体和局部的结合作用。通过双向调节，促进改善组织器官和免疫功能，间接发挥了治疗作用。

(五) 脐疗

脐疗是根据中医基础理论，在脐部敷药或运用艾灸、拔罐、按摩、热熨、针刺、物理疗法等方法来预防、治疗疾病的一种方法，也称"脐疗法"。其作用主要是疏经通络、行气活血进而调节人体阴阳与脏腑功能，最终达到防治疾病的目的。脐疗有着悠久的历史，在殷商时期就有彭祖蒸脐和太乙真人熏脐法防病治病的传说。长沙马王堆出土的成书于春秋战国时期的帛书《五十二病方》载有肚脐填药、敷药、涂药及角灸脐法。晋代《肘后备急方》、唐代《备急千金要方》、宋代《太平圣惠方》、明代《本草纲目》、清代《串雅内外编》，以及晚清《理瀹骈文》等古典医著中均有大量的记载。

脐疗治疗原理：脐是胚胎发育过程中腹壁的最终闭合处，角质层薄，无皮下脂肪，筋膜与腹膜直接相连，而脐动脉又无胆固醇堆积，周围有许多小静脉，连于门静脉和脐周。这种结构十分有利于药物透过皮肤吸收，有效药物成分也不经消化道而受到破坏，穴位贴敷还可持续不断地释放、渗透，使血中保持一定药物浓度，充分发挥药效。

(六) 膏药疗法

膏药疗法是将外用药膏敷贴于肌肤，以治疗疾病的一种方法。一般膏药包括膏（基质）和药两个部分，膏比较简单，成分也比较固定，药因人因病而异。中药外治的膏药大致可以分为硬膏和软膏。硬膏，通称为"膏药"，是将药物溶解或混匀于适当基质中，摊涂于纸、布或皮上，贴于患处或人体经络穴位上，药物通过透皮吸收，进入血液循环，产生局部作用或全身作用，发挥其通经走络、行滞祛瘀、开窍透骨、祛风散寒的功能，从而达到治疗疾病的目的。根据基质组成不同可分为铅膏药（包括黑膏药和白膏药）、松香膏、橡胶硬膏、巴布膏剂和透皮贴剂。软膏，称"贴"，是用植物油、蜡腊、凡士林或动物脂肪等作基质，加入药物加热后，提取有效成分；或不经加热，研粉掺入所制成的供皮肤或黏膜应用的半固体剂型，具有保护、湿润、润滑或局部治疗作用，俗称"药膏"，又称"油膏"。

膏药疗法历史悠久，从汉墓出土的东汉简牍中，不仅有膏药治疗疾病的重要记载，还有膏药的制法，东汉张仲景《伤寒杂病论》中对膏药进一步使用，《后汉书·方术传》中记载华佗用于腹部手术缝合后"敷以神膏"。《刘涓子鬼遗方》中有大量的膏药处方、制法及用法。到了清代，膏药已成为民间普遍用药之一，《医宗金鉴》《外科全生集》载有许多膏药方剂。《理瀹骈文》成为我国第一部膏药专书，详细论述了膏药治病机理、膏药的制配方法和应用方法，对膏药的发展起着承前启后的作用。

膏药疗法治疗原理：作为现代剂型的膏药，包括膏与药两部分，膏的成分比较固定，由食用植物油与红丹（铅丹）或官粉（铅粉）两种原料按一定比例熬制而成。药的部分比较复杂，建立在中医理论基础上，结合中医辨证论治和三因制宜特点，所选药味、药量不尽相同。《理瀹骈文》论及膏药的作用时指出，膏药不但应用于外科，而且也可以应用于内、妇、儿科等疾病的治疗。《中国膏敷疗法》认为膏药的作用方式有两个：一是皮肤用药对内脏的作用方式，可能通过神经引起内分泌系统、酶系统、免疫系统的活动而起到治疗作用，也可能是药物在皮下淋巴腔、毛细血管、动静脉。到达病变脏器；二是皮肤用药对局部的作用方式，直接对皮肤病变组织起作用。

（七）芳香疗法

芳香疗法是指将气味芳香的天然之物制成适当的剂型，作用于全身或局部以防治疾病、促进健康的医疗保健方法。尽管在我国很早就有了使用芳香之物进行预防、治疗疾病的习俗，但并无"芳香疗法"的称谓。中医药理论认为，有芳香气味的中药往往具有"辛香之气"，芳香药物除了"能散、能行"的药性特点外，还包含了芳香辟秽、芳香化湿、芳香开窍等作用。芳香疗法历史悠久，属于中医外治法的中药组成部分，其常见的剂型包括植物精油、熏香制品、香包等，通过按摩、沐浴、呼吸、敷涂、室内设香、闻香等多种方式，促使人体神经系统受良性激发，诱导人体身心朝着健康方向发展，实现调节新陈代谢，加快体内毒素排出、消炎杀菌、保养皮肤等保健和祛病功能。

古人使用芳香草药，燃烧芳香树木和熏香以达到治病祛邪的目的。《神农本草经》中记载菖蒲"气味辛、温。主风寒湿痹，咳逆上气，开心孔，补五脏，通九窍，明耳目，出声音，久服轻身，不忘，不迷惑，延年。"《备急千金要方》一书专门记录了使用芳香药物用来预防和治疗外感温热病传染的，如用太乙流金散烟熏、用赤散搐鼻、用辟瘟杀鬼丸香佩、用粉身散作粉剂扑身、用桃枝洗方外浴等。《本草纲目》更是广搜博采，丰富了芳香药物的记录，记载"香木"类35种、"芳草"类56种，除此之外，还介绍了涂法、擦法、敷法、扑法、吹法、含漱法、浴法等芳香疗法的给药方式，详细记载了各种香料在芳香治病和芳香养生方面的应用。

芳香疗法的治疗原理：利用芳香药物对人体神经系统的双向调节以及内分泌系统产生的积极调节作用，收到预防和治疗的目的。利用具有挥发油的芳香药物大多淡而不薄，散而不走，释放持久的特性，经与人体鼻腔内嗅觉细胞接触后，通过肺的呼吸作用布散于全身。药施于窍，通过孔窍途径作用于相关的脏腑，再由脏腑之间的联络而作用于全身。芳香萜类含氧衍生物或挥发油，产生游离于空气中的特殊香味，这些挥发油分子在空气中扩散力强，由嗅觉器官的嗅觉细胞产生感觉，在中枢呈现出与其他感觉不同的传导途径，不经丘脑直接投射大脑皮质，然后引起人体内各方面的改变。

四、外治方药及适应证

(一) 敷贴类

1. 腰痛膏

主治：祛风散寒止痛。适用于腰肌劳损。

组成：生川乌 15g，食盐少许。

制法：上药混合捣融成膏。

选穴：肾俞、命门、腰眼穴等。

用法：将药膏涂于穴处，纱布、胶布固定，每日 1 次。

2. 生散

主治：祛风逐痰，散寒解毒，通络止痛。适用于跌打损伤肿痛，关节痹痛。

组成：生川乌 1 份，生南星 1 份，生白附子 4 份，生半夏 4 份。

用法：共为细末存放待用，用时以蜜糖适量调成糊状外敷患处。用醋调煮外敷亦可。

3. 定痛膏

主治：祛风消肿止痛。适用于跌打损伤肿痛。

组成：芙蓉叶 4 份，紫荆皮 1 份，独活 1 份，生南星 1 份，白芷 1 份。

用法：共研细末。用姜汁、水酒调煮热敷；或用凡士林调煮成软膏外敷。

4. 丁桂散

主治：一切阴证肿疡。

组成：丁香 9g，肉桂 30g。

用法：掺膏药或油膏上，敷贴患处。

5. 风火软膏

主治：急慢性期痛风。

组成：防风、大葱、白芷、川乌各 60g，共捣为膏。

用法：外敷患处。

(二) 熏洗类

1. 蠲痹汤

主治：活血通络，祛风除湿。适用于风寒乘虚而入者。

组成：羌活 6g，姜黄 6g，赤芍 9g，当归 12g，黄芪 12g，防风 6g，炙甘草 3g，生姜 5 片。

用法：水煎外洗。

2. 五加皮汤

主治：和血定痛舒筋。适用于伤患后期。

组成：当归 10g（酒洗），没药 10g，五加皮 10g，芒硝 10g，青皮 10g，川椒 10g，香附子 10g，丁香 3g，地骨皮 3g，牡丹皮 6g，老葱 3 根，麝香 0.3g。

用法：水煎外洗（可去麝香）。

3. 八仙逍遥汤

主治：祛风散瘀，活血通络。适用于软组织损伤后瘀肿疼痛，或风寒湿邪浸注，筋骨酸痛。

组成：防风 3g，荆芥 3g，川芎 3g，甘草 3g，当归 6g，苍术 10g，牡丹皮 10g，川椒 10g，苦参 15g，黄柏 6g。

用法：水煎熏洗患处。

4. 疗骨折方

主治：骨关节炎疼痛，活动受限者。

组成：海桐皮、透骨草、乳香、没药各 6g，当归 5g（酒洗），川椒 10g，川芎、红花、威灵仙、白芷、甘草、防风各 3g。

用法：共为细末，布袋装，煎水熏洗患处。

5. 疗痔疮方

主治：用于痔疮、脱肛等肛门病。

组成：五倍子 30g，芒硝 30g，桑寄生 30g，莲房 30g，荆芥 30g。

用法：煎汤熏洗患处。

（三）膏药类

1. 风湿镇痛膏

主治：镇痛，除寒湿。用于关节肌肉受风寒湿引起的疼痛，以及风湿痹痛。关节痛、肩痛、腰酸背痛，神经痛和骨质增生引起的各部位痛等。

组成：生川乌、防己等。

常用部位：阿是穴。

2. 风湿膏

主治：肌肉关节疼痛，肿大，或重着，或游走不定，或痛有定处，关节屈伸不便。

组成：生姜汁 24mL，牛皮胶 12g，乳香 12g，没药 12g，延胡索 0.3g（另研）。先将前两味药，放锅内，加热熔化后，再将乳香、没药末加入捣匀、离火、待稍温时，将药末拌入收膏。

用法：取胶布约 8cm×8cm 数块，将药膏摊涂于中间，分别贴敷外膝眼、阳陵泉、风市、环跳，1 日或 2 日一换，消肿止痛甚速。

3. 正骨膏

主治：舒筋接骨，活血止痛，用于筋骨疼痛，跌打损伤，接骨续筋，以及椎间盘突出，软组织损伤，外伤性截瘫，股骨头坏死，陈旧性骨折，静脉炎，静脉曲张等。

组成：当归、红花、党参、黄芪、三七、川乌、冰片等。

常用部位：受伤局部或痛处。

4. 舒筋止痛膏

主治：舒筋活络止痛。适用于各种颈椎病。

组成：三七10g，川芎、血竭、乳香、姜黄、没药、杜仲、天麻、白芷各15g，川椒5g，麝香2g。

用法：前10味药共研细粉，放入150mL白酒微火煎成糊状，或用米醋拌成糊状，摊在纱布上，并将麝香搽在上面，敷于患处。

常用部位：颈部。

5. 太乙膏

主治：消肿清火，解毒生肌。适用于一切疮疡已溃或未溃者。

组成：玄参、白芷、肉桂、当归、赤芍、大黄、生地黄、土木鳖各60g，阿魏9g，轻粉12g，柳槐枝各100段，血余炭30g，铅丹1200g，乳香15g，没药9g，麻油2500g。

用法：隔火炖烊，摊于纸上，随疮口大小敷贴患处。

（四）脐疗类

1. 降压散填脐法

主治：原发性高血压。

组成：吴茱萸、川芎、白芷各30g。

用法：取药末15g以脱脂棉薄裹如小球状，填入患者脐孔窝内，以手往下压紧，外以纱布覆盖，胶布固定。每天换药一次，10天为1个疗程。

2. 千金封脐法

主治：男子梦遗，滑精，阳痿，阴虚盗汗，劳淋，膏淋，白浊；妇人子宫寒冷，久不受孕，赤白带下，产后肠风；并治单腹臌胀，腰腿疼痛，四肢关节痹痛，小肠疝气，夜尿频数。

组成：肉桂、熟地黄、川附子、金樱子、当归、巴戟天、海马各9g，干姜、胡椒、独活、荜茇各10g，杜仲12g，淫羊藿、鹿茸各6g，甘草3g，香油900mL，黄丹360g。

用法：先取以上制备的膏药摊于一块厚布或5层纱布中间，药膏约厚1.5cm，以膏药对准患者脐孔贴敷之，贴后外加胶布固定。3天换药1次，连贴30天为1个疗程。

3. 肌痉散填脐法

主治：面肌痉挛。

组成：天麻、防风、白芷、荆芥穗、羌活、辛夷、细辛、全蝎、僵蚕、白附子各等量。

用法：每次施治时取药末（肌痉散）15～30g填塞入脐中，外用胶布固定，每天换药1次，坚持常贴之，治面肌痉挛有效。

4. 长生延寿丹灸脐法

主治：诸虚百疾，强身保健，延年益寿。妇人宫寒，腹冷无孕等。

组成：人参、附子、胡椒各21g，夜明砂、没药、虎骨、龙骨、五灵脂、白附子、朱砂、麝香各9g，麦面粉适量（另用）。

用法：先取面粉调温开水搓成面条，用此面条绕脐周围一环形，旋取药末1料3份，把1份药末填入面条周围内脐中，以手按紧，外铺槐树皮在药末面上，上扎数孔。继之以艾炷置槐树皮上点燃灸之（艾炷如黄豆），艾炷燃尽换之再灸，灸至热气透身，倦沉如醉，灸至50～60壮遍身大汗，若不出汗者则病未除，过3～5天，再灸，以灸至汗出为度。

5. 朱砂纳脐定啼法

主治：小儿夜啼。

组成：朱砂适量。

用法：于每晚临睡前1～2小时取朱砂3～5g纳入患儿脐中（神阙穴），外以胶布贴紧固定。连贴至病愈为度。

五、适用范围和注意事项

（一）适用范围

适用于肢体麻木、疼痛、屈伸不利等全身或局部疾病。

（二）禁忌证

严重心、脑、肺病患者或极度衰弱者，如严重心功能不全、脑出血急性期、癌症患者出现恶病质者；有出血倾向和血液病患者，如坏血病、白血病，中药外治疗法易导致局部组织内出血；局部有严重皮肤损伤及皮肤病患者，如湿疹、癣、皮疹、脓肿、皮肤冻伤、烫伤等；骨关节病如骨关节结核、骨肿瘤、严重骨质疏松、骨折患者；诊断不明的急性脊柱损伤，或伴有脊髓症状患者；妊娠3个月以下的孕妇腰腹部，及肩井、合谷、三阴交等穴位，应用时应防止流产；精神疾病不合作者；剧烈运动后、过度疲劳者；其他可疑症状、诊断未明者。

（三）注意事项

1. 热敷疗法

（1）要严格掌握热熨的温度和熨引手法力量的大小。热熨温度以患者能够耐受为度，熨剂温度过高易烫伤皮肤，过低则影响药效的渗透。熨引手法有推、揉、擦、按等，力度应恰当，温度高时手法宜轻快；温度稍降，手法可稍重一些。

（2）操作过程中要经常检查熨剂的温度，询问患者的反应。如果出现头晕、头痛、心悸、呕恶等不适及皮肤烫伤、擦伤、过敏等现象，应及时停止治疗。

（3）皮肤感染、破损处，不得施以本法，以防感染。

（4）由于治疗时要充分暴露患处或治疗部位，寒冷季节应有取暖设备，以免着凉感冒。热熨治疗后宜避风保暖，静卧休息。

2. 熏蒸疗法

（1）全身熏蒸者要注意通风，以调节室内的空气温度，随时观察患者情况，尤其是在炎热季节，以防汗出过多，室内窒闷而晕厥。可在熏蒸时适当饮水，治疗后应适当休息。

（2）患者接受中药熏蒸时应取卧位，坐、立位熏蒸时因大汗出、头部缺血缺氧可能会出现晕厥的情况。

（3）中药熏蒸直接刺激机体，故对心血管疾病、体质虚弱者宜慎用；妇女怀孕、经期者禁用；皮肤过敏反应明显者应根据情况，或停或用。

3. 熏洗疗法

（1）熏洗前应保持室内温暖、避风，以防感冒，局部熏洗时室温最好控制在20～22℃，全身药浴时则应保持在25～28℃。

（2）坐浴及全身药浴前，应排空大小便；熏洗过程中应注意水温，避免温度过高发生烫伤，或温度过低影响疗效。

（3）对糖尿病患者、婴幼儿、老年患者，则需要适当降低药液温度；熏洗过程中密切监测患者生命体征，以防出现虚脱、休克、过敏等其他不良反应。

（4）熏洗宜在饭后1～2小时进行，禁止空腹或餐前、餐后30分钟内熏洗；在治疗过程中禁食生冷食物。

（5）过敏体质、皮肤有破损、伤口未愈合的患者，不宜选用熏洗疗法；女性患者月经期、妊娠期、产褥期、盆腔器官急性炎症期不宜坐浴；跌打损伤出血期、高血压患者不稳定或偏高均不宜采用熏洗疗法；眼部新鲜出血性疾患，或已化脓成局限病灶及恶性肿瘤者禁用眼部熏洗。

4. 贴敷疗法

（1）注意穴位贴药时，选穴不宜过多，每穴药量宜少，敷贴面积不宜过大。

（2）对敷药有过敏者，应停止使用，严重过敏者可用抗过敏药治疗。

（3）小儿皮肤娇嫩，不宜使用刺激性过强的药物，敷药时间不可过长；孕妇禁用芳香走窜类药物外敷，以防流产或影响胎儿；年老体虚者不宜过分使用峻猛之品，以防耗伤正气。

（4）发疱疗法要严格消毒，局部避免沾水，防止感染。

5. 脐疗

（1）本法施药之前，宜详细了解患者全身情况，并询问药物过敏史，孕妇及胎产史，避免药物过敏反应，或引起堕胎流产等医疗事故发生。

（2）注意将脐部擦拭干净，如脐部有感染者，禁止使用敷脐法。如出现敷脐部位红肿痛痒或其他不适，应将敷药去掉，并停止使用敷脐法。

（3）本法运用于小儿时，应护理好小孩，嘱其不能用手抓挠，或拭擦，以防治敷药脱落。同时小儿肌肤娇嫩，不宜使用剧性药物，贴药时间也不宜过久，一般控制在

1～2小时内为宜。

（4）本法常用有刺激性或辛热性药物敷贴于脐上，贴药之后可有局部皮肤发痒、灼辣，甚至发生疱疹等现象，故用药剂量不宜过大、疗程不应太长，提倡间歇用药，每个疗程之间休息3～5天。

6. 膏药疗法

（1）膏药所贴患处要严格消毒，并按时更换。

（2）贴前应先将患处用温水擦净或用生姜切片擦洗皮肤。贴膏药后，若发生患处皮肤瘙痒，可在膏药外面按摩；或将膏药取下，用酒精涂擦瘙痒患处后，再将膏药加温贴上。

（3）患部因贴膏药发生水疱、溃烂，应将膏药取下，用酒精消毒后，再以红汞药水涂擦，纱布包扎，待伤口愈合后还可再贴膏药。

（4）有过敏者忌用，皮肤破溃处忌用，皮肤病患者慎用。

7. 芳香疗法

（1）注意药物剂量，防止毒性及过敏反应。

（2）心肝肾功能不全、肺心病、高血压、青光眼、活动性肺结核患者、癫痫、孕妇等禁用此法。

第九章 传统运动康复疗法

传统运动康复疗法属于"导引"类传统健身锻炼方法的范畴,也可以称之为"传统功法"。传统运动康复疗法是中华民族数千年来在生产生活和与疾病作斗争中总结的强身健体经验,是我国文化宝库中的瑰宝,对中华民族的繁衍昌盛起到了重大作用。传统运动康复疗法在发展过程中受到阴阳五行及精、气、神等古代朴素哲学观念的影响,构筑了独特的运动康复方式和理论体系,成为中医康复的重要组成部分。传统运动康复疗法有以动态锻炼为主和静态锻炼为主两大体系,本章内容主要介绍具有动态特点的传统运动康复疗法。

近年来,随着国际康复医学界对传统运动康复疗法关注的不断增多,针对中医气功导引等传统运动康复疗法的基础与临床研究成果也大量涌现,为传统运动康复疗法在康复医学领域的运用提供了重要证据。如有"四两拨千斤"之妙的太极拳,千余年来不仅是抗敌自卫的有效手段,而且是人们健身祛病和延年益寿的重要方法。现代研究发现太极拳能协调脏腑、调畅气机、调理阴阳、强壮身体,可以广泛应用于高血压、低血压、心肌梗死、认知障碍、慢性阻塞性肺疾病、消化系统疾病、糖尿病、关节疼痛等慢性病患者的康复过程中。

第一节 传统运动康复疗法锻炼的基本原则

一、松静自然

放松、入静与自然是传统运动康复疗法锻炼过程中的最基本要求。松静自然不仅是确保练功取得功效的重要法则,也是防止练功出现偏差的重要保障。松是指形体而言,静是指精神而言,而自然则是针对功法锻炼中的各个环节,如姿势、呼吸、意守和精神状态都要自然。

松是指整个形体和精神放松,功法锻炼要从消除精神紧张状态入手,只有精神不紧张,才能做到形体的真正放松。但身体放松,并不是完全松弛或松散无力,而是松而不懈、紧而不僵。每一种功法对姿势都有一定要求,要保持某一姿势就必须有一定肌肉群处于紧张状态,这似乎与少林内功的霸力相矛盾。其实,这时的肌肉紧张是在保持姿势的前提下,使各部肌肉达到最大限度的放松,将矛盾统一起来。这在开始锻炼时不容易做到,但经一段时间锻炼后,就会逐渐做到松而不懈、紧而不僵。

入静是指在传统运动康复疗法锻炼过程中的思想杂念相对减少,处于高度宁静、轻松、舒适的状态。入静程度的深浅反映着功法锻炼放松状态的好坏，直接关系到锻炼效果。所以，放松与入静是互相促进的，放松有助入静，入静有助放松。

自然是指传统运动康复疗法锻炼时的心情自然、姿势动作自然和呼吸自然。传统运动康复疗法锻炼中不要用意过强，主观追求境界和功夫，要勿忘勿助，似有意似无意，法归自然，所以有"练功贵乎自然"之说，可见"自然"这一原则的重要性。功法锻炼中的自然原则要贯彻到练功各方面和全过程，不论坐、卧、站、行都应做到自然舒适，毫无勉强；呼吸时也应在自然的前提下宁神静息，达到柔、细、匀、长；意念活动更应自然，要自然过渡到似有似无，绵绵若存。如易筋经锻炼中的三盘落地势，上托如千斤、下按如浮球，都是锻炼到一定程度自然而成。

二、灵活准确

灵活，指传统运动康复疗法锻炼中动作姿势、呼吸与意念的运用并非死板模仿，而是保证在形式上不走样的前提下，做到不僵、不滞、举止灵活，故在功法锻炼时必须结合锻炼者的自身生理与心理特点，针对功法锻炼的不同阶段，因人、因时、因地制宜，灵活地调整功法的难度与强度，使形神自然放松；反之，容易产生紧张、疲劳的感觉。另外，应根据自身的健康状况和功夫的深浅程度，灵活调整锻炼时间，对练功时间不勉强，全身无不适，练功后头脑清晰，精神愉快为最佳功时。动作上应从简单逐步到复杂，女性月经期应停练等。

准确，指传统运动康复疗法锻炼时要遵循一定的身形、步法和动作姿势，呼吸与意念的方法要准确理解并应用。在学习初始阶段，基本身形的锻炼最为重要。传统运动康复疗法的基本身形及动作的路线、方位、角度、虚实、松紧应分辨清楚，做到姿势工整，方法准确。俗语"学拳容易改拳难"，指的就是开始锻炼时动作不正确，当形成习惯以后，再想纠正就比较困难。

三、圆软柔和

圆，指功法锻炼时动作要保持圆润而不僵直，动作有弧形，不起棱角，符合人体各关节自然弯曲的状态。软，是指功法锻炼时全身动作要松软而不僵硬，动作虚实与姿势转换衔接无停顿断续。柔和，是指功法锻炼时动作不僵不拘，轻松自如，柔和舒展，身体重心平稳，虚实分明，轻柔徐缓。如易筋经中的每一势动作，无论是上肢、躯干，还是下肢都要求有较充分的屈伸、外展内收、扭转等圆软柔和的运动，从而使人体的骨关节在定势动作的基础上，尽可能地呈现多方位和广角度的活动。其目的就是要通过圆软柔和的"拔骨"运动而达到"抻筋"的作用，牵伸人体各部位的关节及其周围软组织，提高关节的灵活性与软组织的柔韧性。

四、意气合一

意，是指传统运动康复疗法锻炼时的意念运用，大脑活动的生理过程与意识过程是密不可分的，前者是后者的物质基础，后者是前者的活动产物。气，这里指锻炼内气，它是在功法锻炼中、在意念入静后、在内劲不断作用下逐渐形成的。心到意到，意到气到，气到力到，练气离不开意，练意又离不开气，意气相随，心息相依，使姿势、意念、调息达到协调统一，从而增添内气，即为意气合一。

必须指出，对气的运行不可过于专注，意念引导动作也不能过于集中，否则易致气机僵滞。气和意要有张有弛，时隐时现，轻轻引导。如易筋经的掌托天门下落时应先吸气，意念也应由微渐著至丹田，意气与运动配合，既使内外得到全面锻炼，也可提高锻炼效果。但对气感不明显者，不必过于追求"气感"，采用"以意导体"的锻炼方法同样可收到良好效果。

五、树立三心

三心，指信心、决心和恒心。所谓信心，是指对功法不疑惑、不动摇。功法锻炼者，首先要从思想上坚信选定功法对身体的强健作用，树立好对功法锻炼的信心。有了锻炼功法的坚定信心，锻炼者便不断地向自己加强这方面的意念，坚持锻炼就有动力。功法锻炼不能犹豫不决，举棋不定，要有坚定不移的意志，这就是决心。决心易下，但没有恒心，等于没有决心，因为锻炼功法没有恒心，难以坚持，三天打鱼、两天晒网是不会产生效果的。功法锻炼效应的取得需要人体在生理上有一个从量变到质变的转化过程，这种量变过程不是一朝一夕所能形成的，需要相当长的时间积累。只有长期坚持锻炼，才能达到内劲功夫，取得良好效应。纵观古今锻炼有素的练功家，无一不是坚定不移，持之以恒的自我修炼者。大量实践经验告诉我们，只要坚定信心，矢志不移，诚心诚意地坚持功法锻炼，就一定能收到预期的效果。

六、循序渐进

循序渐进是指传统运动康复疗法需要按照一定的锻炼方法与步骤逐渐深入和提高。任何事物都有自己的发展规律，功法锻炼也一样，先浅后深，最后达到炉火纯青的地步。在练功过程中，容易出现两种情况：一种是急于求成，锻炼过多过猛；另一种是松懈散漫，一曝十寒，这都是违背功法锻炼的客观规律的。功法效应的获得都是由小到大，由微到著，但每个人的体质和掌握功法的快慢不同，其收效时间也有差异。所以，动作由简单到复杂、锻炼时间由短到长、锻炼要求由浅入深、运动强度逐渐递加的原则是遵循"循序渐进"客观规律的具体体现。尤其是体弱多病者，欲通过传统运动康复疗法来增强体质，更不能急于求成。

第二节 传统运动康复疗法的作用

一、增力添劲，强筋壮骨

传统运动康复疗法既能练力又能添劲。以气催力，以力贯劲，意到气到，力到劲到，使全身肌肉收缩力增强，当气运行于身体某部位时，就能产生高度爆发力与耐受力。功法练的是内气，也称真气。而锻炼呼吸之法是功法的内容之一，通过呼吸的调节，使内气在体内循环，达到内气"按摩"的目的，从而使内气生力添劲。通过意念与姿势配合的方法，以意领气，真气流注于体内四肢百骸，使全身气血流畅，以达神清气爽、气力倍增之效。

通过练力与练气相结合，使气力结合，内力倍增，以意运气，长期锻炼会产生内劲。练功中只注重练力而不注重练气，或只注重练气而不注重练力，均难以产生效用。故传统运动康复疗法锻炼只有通过姿势、呼吸、意念相结合，才能达到增强内气、以气催劲、强筋壮骨的目的。

二、调和气血，疏通经络

气血是维持人体正常生理活动的基本物质，气是一种由水谷之精气和自然之清气相互结合而成的一种营养物质，而血除了具有一定的营养作用外，还具有载体的作用。没有血这个载体，气就不能在经脉中运行。同样，没有营卫之气，血得不到充分的营养补充，机体很难维持正常的生理活动。因此，气血之间是相互依赖、相互制约的关系。

传统运动康复疗法强调姿势的锻炼、呼吸的调节、意念的应用，通过功法的锻炼来导引气的运行及呼吸的变化。如锻炼易筋经时，随着形体动作的变化，呼吸主动配合动作导引，采取自然呼吸的方法，使意气相随，气贯全身；习练五禽戏时，通过"外导内引"，在动作升降开合作用下，导引内气运行，达到气贯周身。又如锻炼六字诀时，运用呼吸吐纳，分别调理肝、心、脾、肺、肾、三焦的气机，起到气行周身，协调脏腑的功能。

功法锻炼又可改善脾胃功能，对脾胃起到较好的按摩作用，强化脾主运化、统血及胃之受纳水谷的功能；同时随着形体运动的导引，可使营气经过脾胃转输于肺中，进入脉道，成为血液的组成部分而营养全身。可见，功法锻炼能加强血液运行，通过气的推动，为人体提供丰富的营养物质。故《灵枢·本脏》说："血和则经脉流行，营复阴阳，筋骨劲强，关节清利矣。"另一方面，功法还有疏通经络、祛病强身的作用。李时珍《奇经八脉考》曰："内景隧道，惟返观者能照察之。""内景隧道"是指人体的经络，"返观"可以理解为一种静功的锻炼方法，人体的经络变化在进行某种静功锻炼过程中是能够觉察出来的。

三、协调脏腑，平衡阴阳

脏腑是人体生命活动的根本，脏腑功能协调，则精气血津液充足。因此，脏腑形神得养是健康的基本保障。脏腑协调是通过相互依赖，相互制约，生克制化的关系来实现的。通过功法锻炼，既可协调脏腑，增强脏腑新陈代谢的活力；又可调整脏腑间的失调，纠正其偏差。如易筋经、六字诀、五禽戏等功法，都是以增强脏腑功能为目的。

阴阳平衡是维持人体正常生理活动的基础，而阴阳平衡的破坏就意味着疾病的发生。易筋经、少林内功、八段锦都是以形体活动为主的功法，都属动功，也都属阳。但在每个功法开始的预备势和结束的收势则以静为主，也都属阴。因此，动中有静，静中有动，动静相合，动以练形，静以养神，练养相兼，这是功法平衡阴阳的基本作用。如在功法的姿势锻炼中，以形体的上下、左右、前后、俯仰、屈伸等动作也都包含着阴阳的变化。呼吸中以吸气为阴，呼气为阳，通过呼吸的配合就能帮助习练者起到平衡阴阳的作用。如对具有阳盛阴衰或阴虚阳亢体质的人，宜采用偏重于泄出体内阳热浊气的功法进行锻炼，可选以呼吸吐纳为主的功法；如对阴盛阳衰或阳虚阴亢体质的人，宜采用偏重于益阳消阴的功法进行锻炼，可选练八段锦功法；如对阴阳偏盛偏衰不太明显体质的人，宜采用调和阴阳的功法进行锻炼，可选练易筋经、五禽戏等功法。这是以阴阳学说中阴阳平衡原理来辨证练功的。

四、扶正祛邪，培育元气

扶正是扶助人体对疾病的抵抗力和增强体内的正气，祛邪是祛除致病因素，即所谓"正气存内，邪不可干"。传统运动康复疗法锻炼就是从扶助正气入手，如"体松、入静、调息"的主要锻炼内容都属于整体锻炼方法，就是在内部力量逐渐充实的基础上增强体质，提高自身抵抗力。通过功法锻炼达到扶正及培育元气的目的，其本身就是一种有效的祛邪方法。所以，培育元气，增强人体抵抗疾病的能力，是练功的本质所在。《素问·上古天真论》曰："恬淡虚无，真气从之，精神内守，病安从来。"这即是功法培补元气的精辟阐述与概括。

功法锻炼对健康者来说也不失为一种较好的锻炼项目。凡坚持正确锻炼并达到一定功力者，都可体验到练功对改善人体消化、呼吸、心血管和神经系统的功能是明显的，同时能加深睡眠，消除疲劳，增强体力和耐力，提高工作效率。

五、养生益智，延年益寿

人到老年，阴精虚衰，真元渐亏，身体各种功能都逐步衰退，是人类生命过程的必然规律。衰老是一个多环节的生物学过程，受到多种因素的综合影响，具有不可逆性，但延缓衰老的进程也是完全可以实现的。

自古以来，人们把功法锻炼作为一种防止衰老、益智增寿的重要手段。实践证明，功法锻炼能够调动和发挥机体内在潜力，延缓衰老，防治老年智力减退，增进老人身心健康，达到延年益寿的目的。练功是一种综合锻炼，既包括精神调养，稳定情绪，使人积极乐观；又包括生活规律，合理饮食，使人劳逸结合。其本身既是一种延年益寿的方法，又是各种抗衰措施的纽带。正如《养生肤语》曰："保精、练气、养神，益长寿之法"。

除此之外，功法锻炼还可开发人的智力，这一点在古代典籍中有很多明确的记述。研究表明，通过功法锻炼，能使大脑的疲劳较快地消除，使精力旺盛，注意力集中，感知觉敏锐，记忆力增强，思维能力提高，从而能提高智力水平。

第三节　四种常见传统运动康复疗法

一、六字诀

（一）概述

六字诀，即六字气诀养生法，是我国古代流传下来的一种养生方法，为吐纳法。最早见于南北朝陶弘景的《养性延命录》，书中记载："凡行气，以鼻纳气，以口吐气，微而引之，名曰长息。纳气有一，吐气有六。纳气一者，谓吸也；吐气六者，谓吹、呼、嘻、呵、嘘、呬，皆出气也。凡人之息，一呼一吸元有此数。欲为长息吐气之法。时寒可吹，时温可呼。委曲治病，吹以去风，呼以去热，嘻以去烦，呵以下气，嘘以散滞，呬以解极。"此后，历代医家也均有论述，见仁见智，各有侧重。如唐代孙思邈的《千金方》、汪昂《医方集解》、龚廷贤《寿世保元》、冷谦《修龄要旨》中都有功理功法的说明。

（二）作用机理

六字诀的操作核心内容是呼气吐字，并有六种变化，就是在呼气时分别用"嘘、呵、呼、呬、吹、嘻"六个字的不同发音口型，唇齿喉舌的用力不同，以牵动不同的脏腑经络气血的运行，并辅以相应的肢体动作和意念，来调整肝、心、脾、肺、肾等人体五大系统，以及三焦乃至全身的气脉运行，进而达到柔筋健骨、强壮脏腑、调节心理等强身健体、养生康复的目的。

现代研究发现，通过练习六字诀可以使大脑不同区域的脑电波产生影响，有利于调整大脑活动。通过呼吸吐纳和功法动作，还能很好地改善肺功能和运动耐力。临床多应用于卒中后偏瘫、认知功能障碍、慢性阻塞性肺疾病、慢性心力衰竭等疾病的综合康复过程中。

（三）临床应用

1. 适应证　呼吸吐纳是六字诀的基本特点，它是通过特定的吐音来调整和控制体内气息的升降出入，进而达到脏腑阴阳平衡的目的。功法在吐音时，配合动作导引，具有内壮脏腑，外健筋骨的作用。

（1）嘘字诀　与五脏之肝脏相应，具有泻肝脏浊气，调理肝脏功能，疏通肝经的作用。可用于肝火旺、肝阴虚、食欲不振、消化不良、眼疾、头晕目眩等的治疗。

（2）呵字诀　与五脏之心脏相应，具有泻心脏浊气，调理心脏功能，疏通心经的作用。可用于心悸、心绞痛、失眠、健忘、出汗过多、舌体糜烂、舌强语謇等的治疗。

（3）呼字诀　与五脏之脾脏相应，具有泻脾胃浊气，调理脾胃功能，疏通脾经的作用。可用于脾虚、腹泻、腹胀、皮肤水肿、肌肉萎缩、脾胃不和、消化不良、食欲不振、便血、女子月经病、四肢乏力等的治疗。

（4）呬字诀　与五脏之肺脏相应，具有泻肺脏浊气，调理肺脏功能，疏通肺经的作用。可用于外感伤风、发热咳嗽、痰涎上涌、背痛怕冷、呼吸急促、气短、尿频而量少等的治疗。

（5）吹字诀　与五脏之肾脏相应，具有泻肾脏浊气，调理肾脏功能，疏通肾经的作用。可用于腰腿无力或冷痛、目涩健忘、潮热盗汗、头晕耳鸣、男子遗精或阳痿早泄、女子梦交或子宫虚寒、齿动摇、发脱落等的治疗。

（6）嘻字诀　与三焦相应，起到疏通少阳经脉，调理上、中、下三焦，畅通全身气机的作用。适用于三焦不畅引起的耳鸣、眩晕、喉痛、咽肿、胸腹胀闷、小便不利等的治疗。

2. 注意事项

（1）动作要舒展大方、缓慢柔和、圆活自如，动中有静，静中有动，好似行云流水，婉转连绵，如人在气中，气在人中，体现功法独特的宁静、庄重与柔和之美。

（2）习练顺序是根据中医学理论中五行与脏腑对应关系理论，按五行相生次序排列。"嘘、呵、呼、呬、吹、嘻"六个字分别与肝、心、脾、肺、肾、三焦相对应。肝属木，相应于春，四季春为首，故先练嘘字诀；心属火，木生火，故次练呵字诀；再练呼字诀以健脾，是因脾属土，为火所生；再练呬字诀调肺，肺属金，为土所生；肾属水，金又生水，再练吹字诀以补肾。这样，人体五脏之气都得以补养。三焦主司一身之气，最后练嘻字诀，调理三焦，使全身气血畅通，达到健康长寿的目的。可以按顺序习练，也可以有针对性地练一个或两个字；既可以长期坚持连续练习六字诀，又可以按季节单独练习某一个字。1～3个月就可以见到明显的功效。

（3）六字诀的功法要领在于掌握正确的吐音，体会气息流畅，寓意于气，寓气于意，渐渐做到吐惟细细，纳惟绵绵，配合松柔舒缓的动作，产生柔和的内脏按摩作用，从而改善内脏功能，改善全身的血液循环。

（4）功法要求所有动作特别是肘关节和膝关节要尽量放松，尤其不能影响呼吸吐纳和吐气发声匀、细、柔、长的基本要求。

（5）宜用校正读音的方法来达到初步规范口型的目的，然后用规范的口型来控制体内气息的出入。

（6）初学者宜出声练习，且先大声，后小声；熟练后，则逐渐转为轻声练习。练习日久，功法纯熟之后，可以转为吐气不发声的"无声"练习方法。

（7）循序渐进，持之以恒。练功时宜选择空气清新、环境幽静的地方，最好穿运动服或比较宽松的服装，以利于动作的完成与身体气血的流通。同时，要始终保持全身放松、心情舒畅、思想安静，以专心练功。

附：功法口诀

春嘘明目木扶肝，夏至呵心火自闲。
秋呬定收金肺润，冬吹水旺坎宫安。

三焦长宫嘻除热，四季呼脾上化餐。
切忌出声闻两耳，其功自能保神丹。

二、八段锦

（一）概述

八段锦是由八种不同动作组成的传统运动康复疗法，故名"八段"。因为这种健身动作可以强身益寿，祛病除疾，效果甚佳，犹如展示给人们一幅绚丽多彩的锦缎，其动作似锦之柔和优美，故称为"锦"。

八段锦是我国民间广泛流传的一种功法，究竟为何人、何时所创，尚无定论，根据有关文献记载已有八百多年历史。八段锦之名，最早见于南宋时期洪迈所著的《夷坚志》一书中。明代以后，在养生专著中多有记载。到清朝末年，《新出保身图说·八段锦》首次以"八段锦"为名，并绘有图像，注有歌诀，形成了较完整的套路。从此，传统八段锦动作被固定下来。由于八段锦不受环境场地限制，随时随地可做，术式简单，易记易学，运动量适中，老少皆宜，而强身益寿作用显著，故一直流传至今，是广大群众所喜爱的健身方法。八段锦有坐势和立势之分。本节讲述的是流传甚广、便于习练的立势八段锦。

（二）作用机理

八段锦属于古代养生导引法的一种，是形体活动与呼吸运动相结合的健身法。活动肢体可以舒展筋骨、疏通经络，与呼吸结合则可行气活血、周流营卫、斡旋气机。经常练习八段锦可起到防病治病的作用。

八段锦对人体的养生康复作用，从其歌诀中即可看出。例如"双手托天理三焦"，即说明双手托天的动作，对于调理三焦功能是有益的。两手托天，全身伸展，又伴随深呼吸，一则有助于三焦气机运化，二则对内脏亦有按摩、调节作用，起到通经络、调气血、养脏腑的效果。同时，对腰背、骨骼也有良好的作用。其他诸如"调理脾胃须单举""摇头摆尾去心火"等均是通过宣畅气血、舒展筋骸而达到健身的目的。八段锦的每一段都有锻炼的重点，综合起来，是对五官、头颈、躯干、四肢、腰、腹等全身各部位进行了锻炼，对相应的内脏以及气血经络起到了保健调理作用，是机体全身调养的健身功法。

现代研究证实，八段锦功法能加强血液循环，改善神经体液调节机能，对腹腔脏器有柔和的按摩作用，对神经系统、心血管系统、消化系统、呼吸系统及运动器官都有良好的调节作用，是一种较好的强身健体的功法。

（三）临床应用

1.适应证　八段锦能改善神经体液调节功能，加强血液循环，对腹腔脏器有柔和的按摩作用，对神经系统、心血管系统、消化系统、呼吸系统及运动器官都有良好的调节作用。适用于各种慢性病患者的治疗与康复，凡体质尚可、活动无明显障碍者，都可采用。对头痛、神经衰弱、冠心病、慢性气管炎、内脏下垂、脾胃虚弱、肩周炎、慢性腰背痛等病证尤为适用，还能矫正和预防两肩内收、圆背和脊柱后突等不良姿势。

2. 禁忌证　严重心脑血管病、重症高血压、哮喘发作期、妇女妊娠期及术后患者不宜进行此项运动。饭后一小时内不宜演练。

3. 注意事项

（1）八段锦功法的特点：柔和缓慢、圆活连贯、松紧结合、动静相兼、神与形合、气寓其中。

（2）眩晕症发作期，不宜采用"往后瞧"及"摇头摆尾"等动作。

（3）直立性低血压者，慎用"托天""单举""背后七颠"等式。

（4）每式动作的重复次数，应按体质强弱灵活掌握，一般宜渐次增多，不可突然做超负荷锻炼。

附：功法口诀

两手托天理三焦，左右开弓似射雕。
调理脾胃须单举，五劳七伤往后瞧。
摇头摆尾去心火，双手攀足固肾腰。
攒拳怒目增气力，背后七颠百病消。

三、五禽戏

（一）概述

五禽戏是汉代名医华佗模仿了虎、鹿、熊、猿、鸟五种禽兽的动作创编而成的传统运动康复疗法，整套动作形象生动活泼、兴趣盎然，具有一定的强壮身体和医疗保健作用。它体现了华佗"人身常动摇，则谷气消，血脉流通，病不得生，譬如户枢终不朽也"的健身防病的理论。五禽戏的出现，标志着导引发展到一个新的阶段，为以后其他运动康复功法的出现开辟了广阔的前景。可惜原套路早已失传，今传本为南北朝梁陶弘景所辑，载入《养性延命录》中。目前流传的五禽戏，属后人托名编制，种类较多，有以健身强体为主的外功型和以内气运行为主的内功型。本节讲述的是外功型五禽戏。传统的五禽戏，五戏共有动作54个；由国家体育总局新编的简化五禽戏，每戏分两个动作，分别为：虎举、虎扑，鹿抵、鹿奔，熊运、熊晃，猿提、猿摘，鸟伸、鸟飞。每种动作都是左右对称地各做一次，并配合气息调理。

（二）作用机理

五禽戏运动能"摇筋骨，动肢节""导气令和，引体令柔"。五禽戏是在中医的五行、脏腑、经络学说基础上，参照当时古人锻炼身体的"导引术"，结合五禽的秉性特点，使之既有整体的健身作用，又有每一戏的特定功效，即效仿虎之威猛、鹿之安舒、熊之沉稳、猿之灵巧、鸟之轻盈的动作。五禽戏要求意守、调息和动形协调配合，意守可以使精神宁静，神静则可以培育真气，调息可以行气、通调经脉，动形可以强筋骨、利关节。如果经常练习而不间断，则具有养精神、调气血、益脏腑、通经络、活筋骨、利关节的作用，神静而气足，气足而生精，精足而化气动形，达到三元合一，则可以收到祛病健身的效果。正如华佗所说："亦以除疾，兼利蹄足。"

现代研究证明，作为一种医疗体操，五禽戏可以使人体肌肉和关节充分舒展，有益于提高心肺功能，改善心肌供氧量，促进组织器官功能，能使人动作灵敏，协调平衡，从而改善关节功能及身体素质。经常练五禽戏，会感到精神爽快，食欲增进，手脚灵活，步履矫健，能改善患者的异常步态和行走姿势，防止肌肉萎缩，提高人体的平衡能力。还能调畅情志，缓解不良情绪。

（三）临床应用

1. 适应证　广泛用于各类人群的健身和保健，如神经衰弱、消化不良、高血压、冠心病、高脂血症、中风后遗症、肌肉萎缩，以及中老年人常见的病证如失眠、多梦、头晕、头痛等都有明显的康复和保健作用。近年来五禽戏作为康复医疗的一种手段，已广泛应用于偏瘫、截瘫、痹证、痿证、骨质疏松、帕金森病等患者的康复期治疗，而且对癌症患者的康复有较好的作用。

2. 禁忌证　年老体弱者，患有严重高血压、青光眼、严重心脑血管病、急性疾病、严重器质性疾病患者及孕妇不宜进行此项运动。

3. 注意事项

（1）五禽戏的动作要领：一是全身放松，情绪轻松乐观；二是呼吸均匀，用腹式呼吸；三是要专注意守，保证意气相随；四是动作自然，力求形象。

（2）五禽戏运动量较大，练习要因人而异，动作的速度、步姿的高低、幅度的大小、锻炼的时间、习练的遍数、运动量的大小，都应根据自身情况把握。

（3）学习五禽戏要由浅入深，初学者应先掌握动作的姿势变化和运行路线，搞清来龙去脉。

附：功法口诀

预备势
左脚开步略宽肩，两膝微屈松静站。双手前托胸前翻，按到丹田目视前。

虎举
撑掌屈指拧双拳，提举拉按握力增。卧虎伸腰三焦畅，清升浊降精气生。
一张一弛文武道，深吸长呼肺量添。含胸收腹伸脊柱，肾水滋阴如清泉。

虎扑
握拳上提身前俯，挺胸引腰紧收腹。伸膝送髋体后仰，两爪生威向前扑。
虎视眈眈神威猛，动如雷霆无挡阻。扑食犹如猫戏鼠，刚中有柔憨态掬。

鹿抵
迈步转腰看脚跟，两臂划圆摆头前。挺身眺望左右盼，脊柱侧屈往回旋。
嬉闹抵角对顶劲，健内助外意腰间。自由奔放强腰肾，恬淡虚无真气现。

鹿奔
跨步向前手握拳，低头躬背肩臂旋。头髋前伸腹后顶，横竖两弓如绷弦。
命门后凸督脉通，尾闾运转阳气添。奔跑跳跃经脉畅，体态安舒气自闲。

熊运
两掌外导划立圆，腰腹内引摇晃颠。导气引体气血和，形正意宁神不乱。
运腰摩腹谷气消，中焦运化脏腑暖。户枢常动蠹不侵，脾胃健运病莫生。

熊晃
提髋屈膝握空拳，落步震髋臂内旋。晃肩拧腰意两胁，前靠后坐调脾肝。
摇摆颠足步履稳，润肠化结脾胃安。熊经本是祖传法，笨中生灵贵自然。

猿提
屈腕撮钩耸双肩，团胛缩颈目光闪。百会上引提脚踵，抓胸挠痒永不倦。
收腹裹臀摩肠胃，蹠脚直立练平衡。灵猴自由健身术，减肥何须服药丸。

猿摘
猿钩贴腰脚丁步，摆掌护面频盼顾。枝头蜜桃鲜欲滴，攀树摘果如探物。
猿心静时若处子，敏捷灵动赛脱兔。喜看硕果不忍食，献给寿星西王母。

鸟伸
两掌上举叠劳宫，提肩缩项挺前胸。抬头伸颈掌后摆，塌腰翘尾身反弓。
丹顶铁爪昂然立，一身正气顺而通。高洁优雅称仙禽，潇洒飘逸道家风。

鸟飞
一腿独立一腿起，手成鸟翅往上举。屈腿合掌再奋力，展翅高飞志千里。
悠悠鹤步翩翩舞，抖翎亮翅比健美。抻筋拔骨体舒展，松鹤延年登寿域。

引气归元
两掌侧举头顶悬，掌心向下按腹前。腹前拢气交虎口，闭目静养守丹田。

四、易筋经

（一）概述

易筋经是中国古代流传下来的一种疏通筋骨、强身健体的传统气功方法。易筋经为何人所创，历来众说纷纭。易筋经的典籍最早见于宋代，多托名达摩，故有"达摩易筋经"之说。目前流传最早的十二势易筋经刻本是清中期来章氏辑本《易筋经》。易筋经功法包括内功和外功两种锻炼方法，各有十二势，主要特点是以动为主，动静结合，内静以收心调息，外动以易筋壮骨。易筋经内经采用站式，以一定的姿势，借呼吸诱导，逐步加强筋脉和脏腑的功能。大多数采取静止性用力，呼吸以舒适自然为宜，不可屏气。易筋经外经注重外壮。本节讲述的是广为流传的易筋经内功功法。

（二）作用机理

易筋经的"易"是变通、改换、变换之意，"筋"指筋骨、筋膜、肌肉，"经"则带有指南、法典之意。因此，"易筋经"从字面上理解即为活动筋骨、强身健体、祛病延年的方法。按原来的功法要求，须先练一年左右内功，达到内壮后，方可练易筋经，进而再练洗髓经。此功使神、体、气三者，即人的精神、形体和气息有效地结合起来，经过循序渐进、持之以恒的认真锻炼，从而使五脏六腑、十二经脉、奇经八脉及全身经脉得到充分的调理，气血流通，关窍通利，进而达到保健强身、防病治病、延年益寿的目的。

在古书十二势易筋经中，所设动作都是模仿古代的各种劳动姿势而演化成的，例如春谷、载运、进仓、收囤和珍惜谷物等动作，均以劳动的各种动作为基础形态，活动以形体屈伸、俯仰、扭转为特点，以达到"抻筋拔骨"的锻炼效果。其独特的运动形式，可使肌肉、筋骨在动势柔、缓、轻、慢的活动中，得到有意识地抻、拉、收、伸，长期锻炼，会使肌肉、韧带富有弹性，收缩和舒张能力增强，从而使其营养得到改善，使全身经络气血通畅，五脏六腑调和，精力充沛，生命力旺盛。

现代科学研究证明，易筋经对于人的生理机能、身体形态、心理状态、运动系统疾病等各方面均有促进作用，是理想的锻炼方式。易筋经发挥防病治病的作用与其呼吸自然、精神内守、变易筋骨的功法特点相关。

（三）临床应用

1. 适应证　易筋经功法可广泛用于各类人群的健身和保健康复。对呼吸系统、消化系统、运动系统、神经系统疾病作用较强，对于中老年人常见的病证如失眠、多梦、头晕、头痛等有明显的康复作用。对青少年来说，这种方法可以纠正身体的不良姿势，促进肌肉骨骼的生长发育。对于年老体弱者来说，经常练此功法，可以防止老年性肌肉萎缩，促进血液循环。调整和加强全身的营养和吸收，对于慢性疾病的恢复以及延缓衰老，都很有益处。对于女性则有养颜、美容、瘦身的作用。尤其对于强直性脊柱炎患者，更是有利于纠正体形，对恢复关节受限有着巨大的帮助作用。

2. 禁忌证　严重心脑血管病、重症高血压、哮喘发作期、妇女妊娠期及术后患者不宜进行此项运动。

3. 注意事项

（1）练功时要做到精神清静，意守丹田，形意合一。

（2）练功时要注意舌抵上颚，呼吸匀缓，用腹式呼吸。

（3）练功时要松静结合、刚柔相济，身体自然放松，动随意行，意随气行，不要紧张。

（4）体质虚弱者在练功时，可量力而行，有选择地操练其中几式或减少每式操练次数及幅度。

附：功法口诀

第一式　韦陀献杵势
立身期正直，环拱手当胸，气定神皆敛，心澄貌亦恭。

第二式　横胆降魔杵势
足趾挂地，两手平开，心平气静，目瞪口呆。

第三式　掌托天门势
掌托天门目上观，足尖着地立身端。力周腿胁浑如植，咬紧牙关不放宽。
舌可生津将颚舐，鼻能调息觉心安。两拳缓缓收回处，用力还将挟重看。

第四式　摘星换斗势
只手擎天掌覆头，更从掌内注双眸。鼻端吸气频调息，用力回收左右侔。

第五式　倒拽九牛尾势
两腿后伸前屈，小腹运气空松。用力在于两膀，观拳须注双瞳。

第六式　出爪亮翅势
挺身兼怒目，推手向当前。用力收回处，功须七次全。

第七式　九鬼拔马刀势
侧首弯肱，抱顶及颈。自头收回，弗嫌力猛。左右相轮，身直气静。

第八式　三盘落地势
上颚坚撑舌，张眸意注牙。足开蹲似踞，手按猛如拿。
两掌翻齐起，千斤重有加。瞪目兼闭口，起立足无斜。

第九式　青龙探爪势
青龙探爪，左从右出。修士效之，掌气平实。
力周肩背，围收过膝。两目平注，息调心谧。

第十式　卧虎扑食势
两足分蹲身似倾，屈伸左右腿相更。昂头胸作探前势，偃背腰还似砥平。
鼻息调元均出入，指尖著地赖支撑。降龙伏虎神仙事，学得真形也卫生。

第十一式　打躬击鼓势
两手齐持脑，垂腰至膝间。头惟探胯下，口更齿牙关。
掩耳聪教塞，调元气自闲。舌尖还抵颚，力在肘双弯。

第十二式　掉尾摇头势
膝直膀伸，推手自地。瞪目昂头，凝神一志。起而顿足，二十一次。
左右伸肱，以七为志。更作坐功，盘膝垂眦。口注于心，息调于鼻。
定静乃起，厥功维备。

第十章 其他传统康复疗法

其他传统的康复治疗方法包括穴位埋线、穴位注射、火针疗法、中医饮食疗法、情志疗法和五行音乐疗法等。

第一节 穴位埋线

穴位埋线是将羊肠线埋入穴位，利用羊肠线对穴位的持续刺激作用防治疾病的方法。穴位埋线疗法适应广泛，一般来说，凡能用针刺疗法治疗的疾病，均可应用穴位埋线法治疗，尤其对疼痛性疾患、功能性疾患、慢性疾病疗效显著。

一、治疗原理

穴位埋线是将医用羊肠线埋植于皮损处或身体某些特定穴位，利用线体对穴位的持续刺激作用治疗疾病的一种临床技术。它包括了穴位封闭疗法、针刺疗法、刺血疗法、组织疗法、割治疗法，同时也包含了埋针效应及后作用效应。这多种方法和效应集中和整合起来，形成了穴位埋线独特的治疗作用和效果。起到了疏通经络，调和气血，补虚泻实的作用，而最终达到治疗疾病的目的。

二、治疗特点

1. 以线代针、针药双效 穴位埋线是集多种方法（如针刺、埋针、穴注等）、多种效应于一体的复合性治疗方法，其机制为多种刺激同时发挥作用。肠线作为一种异性蛋白埋入穴位后可提高机体营养代谢和应激、抗炎、抗过敏、抗病毒的能力，以达到治病的目的。

2. 刺激持久、疗效巩固 《灵枢·终始》曰："久病者，邪气深，刺此病者，深内而久留之。"肠线在组织中被分解吸收时，对穴位起到"长效针感"效应，延长了对经穴有效刺激时间。对于神经系统、消化系统、呼吸系统等慢性、顽固性疾病疗效显著。

3. 就诊次数少 埋线疗法一般15～20天治疗一次，对于慢性疾病，就诊次数减少，可以大大提高患者的依从性。

三、器材和穴位选择

皮肤消毒用品、洞巾、注射器、镊子、埋线针或经改制的9～12号腰椎穿刺针（将针芯前段磨平）、持针器、0～1号铬制羊肠线，0.5%～1%盐酸普鲁卡因或1%的利多卡因、剪刀、消毒纱布及敷料等。埋线针是坚韧特制的金属钩针，长约12～15cm，针尖呈三角形，底部有一缺口。如用切开法需备尖头手术刀片、手术刀柄、三角缝针等；埋线多选择肌肉比较丰满的部位的穴位，以背腰部及腹部穴最常用。如哮喘取肺俞，胃病取脾俞、胃俞、中脘等。选穴原则与针刺疗法相同。但取穴要精简，每次埋线1～3穴，可间隔2～4周治疗一次。

四、注意事项

1. 严格无菌操作，防止感染。三角针埋线时操作要轻、准，防止断针。
2. 埋线最好埋在皮下组织与肌肉之间，肌肉丰满的地方可埋入肌层，羊肠线不可暴露在皮肤外面。
3. 根据不同的部位，掌握埋线的深度，不要伤及内脏、大血管和神经干（不要直接结扎神经和血管），以免造成功能障碍和疼痛。
4. 皮肤局部有感染或有溃疡时不宜埋线。肺结核活动期、骨结核、严重心脏病或妊娠期等均不宜使用本法。
5. 在一个穴位上多次治疗时应偏离前次治疗的部位。注意术后反应，有异常现象及时处理。

五、术后反应

（一）正常反应

由于针刺及羊肠线刺激，在1～5天内，局部可出现红、肿、热、痛等无菌性炎症反应。少数病例反应较重，切口处有少量渗出液，亦属正常现象，一般不需要处理。若渗液较多凸出于皮肤表面时，可将乳白色渗液挤出，用70%酒精棉球擦去，覆盖消毒纱布。施术后患肢局部温度也会升高，可持续3～7天。少数病人可有全身反应，即埋线后4～24小时内体温上升，一般不超过38℃，局部无感染现象，持续2～4天后体温恢复正常，一般无需特殊处理。

（二）异常反应

1. 治疗中无菌管理不严或术后伤口无菌保护不好，易造成感染。一般治疗后3～4天出现局部红肿、疼痛加剧，并可能伴有发烧，应及时给消炎抗菌治疗。
2. 个别患者对羊肠线过敏，治疗后出现局部红肿、瘙痒、发热等反应，甚至针口处脂肪液化，羊肠线溢出，应适当作抗过敏处理。
3. 神经损伤，如感觉神经损伤，会出现神经分布区皮肤感觉障碍；运动神经损伤，会出现所支配的肌肉群瘫痪，如损伤了坐骨神经、腓神经，会引起足下垂和足拇指不能背屈。如发生此种现象，应及时抽出羊肠线，解除神经卡压，必要时行神经松解术，营养神经药物应用等处理。

第二节 穴位注射

穴位注射法,又称"水针",是以中西医理论为指导,依据穴位作用和药物性能,在穴位内注入药物以防治疾病的方法。该方法将针刺和药物的双重刺激作用有机结合起来,具有操作简便、用药量小、适应证广、作用迅速等特点。

一、操作方法

1. 针具选择 针具多使用一次性注射器。根据使用药物剂量大小以及针刺深浅,选用不同规格的注射器和针头,一般可使用1mL、2mL、5mL注射器,若肌肉肥厚部位可使用5mL或10mL注射器。针头可选用5～7号普通注射针头、牙科用5号长针头等。

2. 选穴处方 一般根据针灸治疗的选穴原则辨证选穴,亦可选取阳性反应点,如在背俞穴、募穴和四肢部特定穴出现的条索、结节、压痛,以及皮肤凹陷、隆起、色泽变异等,软组织损伤可选取最明显的压痛点。在阳性反应点进行穴位注射,效果更好。选穴以精为要,一般每次2～4穴。

3. 药物剂量 药物剂量取决于药物种类、浓度和注射部位。根据药物说明书规定的肌肉注射剂量,可以少用,不得过量。5%～10%葡萄糖每次可注射1～2mL,而刺激性较大的药物(如乙醇)和特异性药物(如激素、阿托品等)只宜小剂量注射,每次用量多为常规的1/10～1/3。中药注射液的穴位注射常规剂量为0.5～2mL。依穴位部位来分,耳穴每穴注射0.1mL,头面部每穴0.3～0.5mL,四肢部每穴1～2mL,胸背部每穴0.5～1mL,腰臀部每穴2～5mL。

4. 操作程序 患者取舒适体位。根据所选穴位、用药剂量选择合适的注射器及针头。局部皮肤常规消毒,快速将注射针头刺入腧穴或阳性反应点,然后慢慢推进或上下提插,针下得气后回抽,若无回血,即可将药液注入(图10-1)。

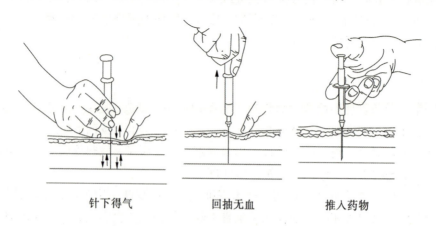

图10-1 穴位注射程序

根据穴位所在部位及病变组织确定针刺深度,一般轻压即痛、病变在浅表的注射宜浅；用力按压出现疼痛、病变在深层的注射宜深。通常使用中等速度推入药物；慢性病、体弱者用轻刺激，将药物缓慢推入；急性病、体壮者用强刺激，将药物快速推入。如果注射药量较多，可由深至浅，边退针边推药，或将注射器变换不同的方向进行注射。

5. 治疗周期 急症患者每日 1～2 次，慢性病一般每日或隔日 1 次，6～10 次为 1 疗程。同一穴位两次注射宜间隔 1～3 天。每个疗程间可休息 3～5 天。

二、适用范围

穴位注射法的适用范围很广泛，针灸疗法的适应证大部分可用本法治疗。

三、常用药物

常用中药注射剂包括复方当归注射液、丹参注射液、川芎嗪注射液、银黄注射液、柴胡注射液等；常用西药注射剂包括维生素 B_1、维生素 B_6、维生素 B_{12} 等维生素类制剂，以及 5%～10% 葡萄糖、生理盐水、注射用水、三磷酸腺苷、辅酶 A、神经生长因子、胎盘组织液、硫酸阿托品、山莨菪碱、加兰他敏、泼尼松、盐酸普鲁卡因、利多卡因、氯丙嗪等。

四、注意事项

除遵循针灸施术的注意事项外，运用穴位注射法还应注意：

1. 治疗前应对患者说明治疗的特点和可能出现的反应。如注射后局部可能有酸胀感，4～8 小时内局部有轻度不适，有时持续时间较长，但一般不超过 2 日。

2. 注意药物的性能、药理作用、剂量、配伍禁忌、副作用及过敏反应，并检查药物的有效期、药液有无沉淀变质等情况。凡能引起过敏反应的药物，如青霉素、链霉素、普鲁卡因等，均应在药敏试验结束并合格的前提下方可使用。副作用较强的药物，亦当慎用。

3. 初次治疗及小儿、老人、体弱、敏感者，药物剂量应酌减。体质过分虚弱或有晕针史的患者不宜采用本法。

4. 严格消毒，防止感染，如注射后局部红肿、发热等，应及时处理。

5. 禁止将药物注射入血管内，一般也不宜注射入关节腔或脊髓腔，以免产生不良后果。此外，应注意避开神经干，以免损伤神经。

6. 回抽针芯见血或积液时应立即出针，用无菌棉签或干棉球按压针孔 0.5～2 分钟，更换注射器和药液后重新注射。

7. 耳穴注射宜选用易于吸收、无刺激性的药物。注射深度以达皮下为宜，不可过深，以免注入软骨膜内。

第三节　火针疗法

将特制针具的针身用火烧红后，迅速刺入一定部位，给身体局部以灼热性刺激，以治疗疾病的方法，称为火针法。《灵枢·官针》曰："焠刺者，刺燔针则取痹也。"

火针古称"燔针"，以耐受高温且高温下不易折、硬度高、对人体无害的金属为材料。常用火针有单头火针、平头火针、三头火针、三棱火针等。其中，单头火针外观形似毫针但比毫针粗，根据粗细不同，又可分为细火针（针身直径约 0.5mm）、中火针（针身直径约 0.75mm）和粗火针（针身直径约 1.2mm）三种规格。

一、操作方法

（一）烧针

一手持点燃的酒精灯，另一手持针烧灼。烧针时应靠近施治部位，一般先烧针身，后烧针尖。火针烧灼的程度，可根据针刺深浅来把握：若针刺较深，需烧至白亮；若针刺较浅，可烧至通红；若仅使针身在表皮部位轻而稍慢地烙熨，则烧至微红即可。

（二）针刺方法

烧针完毕后，应立即垂直点刺已消毒的腧穴，疾进疾退，也可刺入后留 5～15 分钟再出针。出针后用无菌干棉球按压针孔，以减少疼痛并防止出血。根据治疗需要，又可分为以下 5 种刺法。

1. 点刺法　在腧穴上施以单针点刺。
2. 密刺法　在体表病灶上施以多针密集刺激，每针间隔不超过 1cm。
3. 散刺法　在体表病灶上施以多针疏散刺激，每针间隔 2cm 左右。
4. 围刺法　围绕体表病灶周围施以多针刺激，针刺点在病灶与正常组织的交界处。
5. 刺络法　用火针刺入体表瘀滞的血络，放出适量的血液。

（三）针刺深度

应根据病情、体质和针刺部位等情况而定。一般而言，四肢、腰腹部针刺稍深，可刺入 5～12mm；胸背部针刺宜浅，可刺入 1.5～5mm；痣、疣的针刺深度应以达其基底的深度为宜。每次针数的多少，根据病变局部面积大小而定，一般 1～3 针。

（四）针刺间隔

1～2 周针刺 1 次为宜。

二、适用范围

本法具有温经散寒、活血化瘀、软坚散结、祛腐生肌等作用。主要用于痹证、网球肘、颈椎病、漏肩风、肉刺、腱鞘囊肿、慢性结肠炎、癫痫、阳痿、淋证、痛经、痈疽、痔疮、瘰疬、蛇串疮、浸淫疮、腋臭、丹毒、牛皮癣、象皮腿、静脉曲张、历节风、疣和痣等。

三、注意事项

除遵循针灸施术的注意事项外，运用火针法还应注意：

1. 用本治疗方法之前，要做好患者思想工作，解除思想顾虑，消除紧张心理，取得患者配合，然后方可进行治疗。

2. 施术时应注意安全，防止烧伤或火灾等事故的发生。

3. 使用火针时，必须细心慎重，动作敏捷、准确，避开血管、肌腱、神经干及内脏器官，以防损伤。

4. 火针必须把针烧红，速刺速起，不能停留，深浅适中。

5. 施行火针后，针孔要用消毒纱布包敷，以防感染。

6. 医者应向患者说明术后针刺部位的护理事项，针孔局部若出现微红、灼热、轻度疼痛、瘙痒等症状属正常现象，可不做处理；应注意针孔局部清洁，忌用手搔抓，不宜用油、膏类药物涂抹；当天避免针孔着水。

7. 火热证候和局部红肿者不宜用。糖尿病患者、瘢痕体质或过敏体质者慎用。孕妇、年老体弱者、高血压、心脏病、大失血、凝血机制障碍的患者，以及不明原因的肿块部位禁用。

第四节　中医饮食疗法

中医饮食疗法，习称"食治""食疗"，是中国传统康复技能的重要组成部分，它是在中医药理论指导下，根据实物的性味归经及其功能作用，合理地调配膳食，从而利用饮食来治疗或辅助治疗疾病的活动。药食一体，养疗结合是中医饮食疗法的显著特点，临床中利用食物性味的偏性、归经的属性，能够针对性地用于某些病证的治疗或辅助治疗，调整阴阳，使之趋于平衡，从而达到防治疾病、促进机体康复、保持健康的目的。但食物偏性远小于药物，饮食治疗大多作用平和，施用于人体，作用缓慢，且安全性高。正如张锡纯在《医学衷中参西录》中所言："病人服之，不但疗病，并可充饥，不但充饥，更可适口。用之对症，病自渐愈，即不对症，亦无他患。"因此，中医饮食疗法是中国传统康复技能中重要的组成部分，是广大人民群众最为喜闻乐见的治疗方法。

一、作用机制

要保持身体健康、祛除疾病，就必须增强机体免疫力，增强体质。中医饮食疗法根据人们不同的体质、年龄、所处地域、患病情况等制定适宜的膳食，以维护人体正气，祛病强身，其作用主要通过滋养五脏、补益气血、平衡阴阳、补虚泻实等方面体现。

（一）滋养五脏

饮食进入人体后，通过胃的吸收、脾的运化，输布全身，化生水谷精微，滋养人体。五脏功能正常，才能够维持机体的正常功能；同时，五脏自身也需要水谷精微的滋养，一方面维持自身气血阴阳的平衡和谐，另一方面通过食物滋养对于脏器功能的调节，促进疾病的康复。饮食疗法对于五脏的滋养作用主要通过归经和性味来实现。

食物归经是指食物对脏腑经络的选择作用。各种不同的食物具有不同的归经，进而与五脏六腑相联系，从而滋养脏腑、经脉、四肢百骸等。例如：梨、桑葚、猕猴桃都具有生津清热的功效；梨甘、微酸、凉，归肺、胃经，侧重于清肺热；桑葚甘、寒，归肝、肾经，侧重于清肝之虚热；猕猴桃甘、酸、寒，归脾、胃经，侧重清脾胃之热。三者在具体的作用脏腑上各有侧重，这与药物的归经作用是一致的。

广义的五味常泛指各种食物，因此"谨和五味"包含了调和五味、平衡膳食二层含义。狭义的五味是指酸、苦、甘、辛、咸五种味道，这五种味道对于人体的五脏有不同的亲和力，正如《素问·至真要大论》所指："五味入胃，各归其所喜，酸先入肝，苦先入心，甘先入脾，辛先入肺，咸先入肾。久而增气，物化之常也。"说明五味和五脏之间具有特定的联系和亲和作用。酸入肝，苦入心，甘入脾，辛入肺，咸入肾，通常来讲，某味入某脏即对某脏产生有益的作用。从日常养生康复的角度来讲，应当做到五味调和，即在饮食时五味不能偏嗜。五味调和才能对五脏起到全面的滋养作用，从而使五脏功能保持正常，维持机体各种功能的协调。如果五味过于偏嗜，可能导致某脏功能活动失调，从五脏五行生克制化的角度讲，也必然会影响到他脏的功能，造成机体的不适甚至产生疾病。正如《素问·五脏生成》所说："味过于酸，肝气以津，脾气乃绝；味过于咸，大骨气劳，短肌，心气抑；味过于甘，心气喘满，色黑，肾气不衡；味过于苦，脾气不濡，胃气乃厚；味过于辛，筋脉沮弛，精神乃央。"

（二）补益气血

气是构成人体、维持人体生命活动的最基本的物质，"精、气、津、液、血、脉，无非气之所化也"（《类经·脏象类》）。气来源于先天之精气和后天之精气。其中，后天之精气包括饮食物中的水谷精气和存在于自然界的清气。气在人体具有温煦、推动、防御、固摄、气化等作用。血是循行于脉中的富有营养的红色液态物质，是构成人体和维持人体生命活动的基本物质之一。血液生成的物质基础包括水谷精微、营气、津液、精髓等，其中水谷精微是血液生成的关键物质。血液对人体主要具有濡养滋润周身及脏腑组织经络的作用。

饮食的滋养是机体赖以生存的基础，水谷精微是产生气血的物质基础。《黄帝内经》有"五谷为养，五果为助，五畜为益，五菜为充，气味合而服之，以补益精气"。明确提出了五谷、五果、五畜、五菜这四大类食物是我们主要的膳食构成，是人体不可缺少的营养物质。合理膳食是世界卫生组织提出的健康四大基石之一，只有饮食多样化，饮食均衡，才能保证机体气血生化有源，满足每天人体的能量需求，维持机体正常的新陈代谢。

食物不仅是保证人体正常功能的必需物质，也是人体在气血阴阳失调的时候，促进机体恢复健康的关键物质。通过饮食疗法，可以针对人体不同的功能状态，发挥食物的滋养和治疗作用，如妇女有经孕产乳，血偏不足而气偏有余，平时宜用补血为主的膳食；老人生机减退，气血不足，阴阳渐衰，膳食宜选用易消化而补益之品；儿童生机旺盛，稚阴稚阳，易伤食罹虫，饮食宜选用性质平和，易于消化，又能健脾开胃的膳食，通过食物的滋养，调补气血，促进生长发育。

（三）平衡阴阳

人体阴阳平衡，身体健康，即"阴平阳秘，精神乃至"。如果阴阳失调，造成或阴或阳的偏胜偏衰，人体就会发为疾病，此时，应当采取各种有效措施，"调其阴阳，不足则补，有余则泻"（《素问·骨空论》），以平为期。在食物配伍和饮食调剂方面，中医亦注重调和阴阳，使食物无寒热升降之偏颇。

药食一体，药物有寒热温凉的药性，食物亦有食性。食性主要有五，即寒、凉、温、热与平性。寒凉食物大多具有清热除烦的作用，适合于热证、炎热的气候环境及阳热体质等；温热食物大多具有助阳散寒的作用，无论寒实证还是虚寒证均可应用，另外，在寒冷的环境及对阳虚和阴寒体质均有调整作用；平性食物四季皆宜，可供各种体质和各种病证的人常年食用。而机体的不同状态，也应有意识地注意食物的搭配，如阳盛阴虚之体，饮食宜凉，宜食养阴之品，慎食辛辣燥烈之食物；阴盛阳虚之体，饮食宜温，宜食补阳之品，慎食寒凉食物。在经期失血或在妊娠期内脏腑经络之血皆下注于冲任以养胎，此时全身处于阴血偏虚，阳气偏亢的状态，宜食用滋阴养血之品而不宜食用助阳动血的食物。这些都是食物平衡机体阴阳的体现。

（四）补虚泻实

人体各种脏器、组织和整体的功能低下是导致疾病的重要原因，即通常所说的"正气不足"，其所导致的病证被称作"虚证"，包括脏腑、气血津液、阴阳等的虚损。中医饮食疗法针对这类虚损性疾病，采取的是滋补的方法，临床常采用血肉有情之品，如鸡汤、羊肉汤、牛乳饮等。米面蔬果也有补益作用，如粳米可以补脾胃；荔枝能养血，体虚及病后津液受损等均可应用；银耳可用于阴虚诸证等。当外部致病因素侵犯人体，或者机体内部功能紊乱或亢进，可以导致疾病的发生。在病邪较盛的时候，称为"邪气实"，其导致的病证称为"实证"。针对实证，需要采取措施泻其邪气。如山楂用于消食积、大蒜可杀菌用于治疗痢疾、薏米祛湿、白萝卜可以化痰理气治疗气滞痰阻等。总之，在饮食治疗中要积极祛邪而不忘顾护机体正气，将扶正与祛邪并重。

二、注意事项

1.以日常养生保健、预防疾病为目的，或者用于治疗某些病情较轻的疾病，可以饮食调养为主，通过调节机体阴阳平衡，扶正祛邪而取效。如针对起病急、传变快、病情重、病势凶险的疾病，单纯饮食治疗恐难达到预期的治疗效果，此时，应当以临床药物治疗为主，或者采取其他专业处理，食疗只可作为辅助方法，切勿本末倒置，以致贻误病机。

2. 不要将饮食疗法和药膳混为一谈。药膳因涉及药物的使用，应当在专业人士指导下进行，应用的时间、频率、剂量、配伍等均比传统饮食疗法更严格。

3. 在应用饮食疗法的过程中，不要迷信某些奇异食物、山珍海味的功效，食材守常、缓缓调养是进行食养食疗的重要原则。

4. 药食同源物品亦有其偏性，某些物品偏性较大，不宜长时间使用，应根据患者具体情况来决定应用时间、剂量、频率等，以防长时间应用造成体质偏颇。

第五节 情志疗法

中国古代情志法主要是用五行相克理论来表述情绪之间相互制约关系的经典疗法，其基本原理是脏腑情志论和五行相克论的结合，将人体归纳为五个体系并按五行配五脏五志，然后利用情志之间相互制约的关系来进行治疗的心理疗法，即运用一种情志纠正相应所胜的另一种失常情志。因此，它在心理治疗方法上独具特性。

五行相克理论认为，五行之间存在着一种相互制约的相胜关系，即金胜木，木胜土，土胜水，水胜火，火胜金。《内经》具体论述了情志相胜心理疗法的基本程序：喜伤心，恐胜喜；怒伤肝，悲胜怒；思伤脾，怒胜思；忧伤肺，喜胜忧；恐伤肾，思胜恐。

一、喜伤心，恐胜喜

喜为心志，喜甚伤心气，可致喜笑不止或疯癫之症。治之以"祸起仓卒之言"或其他方法使之产生恐惧心理，抑其过喜而病愈。

二、怒伤肝，悲胜怒

怒为肝的情志表达，但过怒因肝阳上亢，肝失疏泄而表现出肢体拘急，握持失常，高声呼叫等症状。治之以"恻怆苦楚之言"诱使患者产生悲伤的情绪，有效地抑制过怒的病态心理。

三、思伤脾，怒胜思

正常的思虑为生理心理现象。但"过思则气结"，可使人脾气郁滞，运化失常，出现神情怠倦、胸膈满闷、食纳不旺等症。治之以"污辱斯罔之言"，激患者盛怒以冲破郁思，使患者重新改变心理状态以达到治疗的目的。

四、忧伤肺，喜胜忧

悲忧皆为肺志，太过则使人肺气耗散而见咳喘短气，意志消沉等症状，还可由肺累及心脾致神呆痴癫，脘腹痞块疼痛食少而呕等，治之可设法使患者欢快喜悦而病愈。

五、恐伤肾，思胜恐

过度或突然的惊恐会使人肾气不固，气陷于下，惶惶不安，提心吊胆，神气涣散，二便失禁，意志不定等病理变化。可以用各种方法引导患者对有关事物进行思考，以制约患者过度恐惧，或由恐惧引起的躯体障碍。其实这就是一种认知疗法，通过树立正确的认知来治疗心理疾患。

情志疗法在中国古代治疗心理疾病方面的确显示出了巨大的功效，作为根植于中国固有文化传统和民族心理的这一疗法，我们应超出直观的感性水平来进一步认识它，并发扬它的长处，使之成为真正适合中国人的科学心理治疗方法。

第六节　五行音乐疗法

一、作用机制

《黄帝内经》中以五行学说为基础，将五音与五脏、五志相结合，形成了五行音乐疗法。《灵枢·邪客》曰："天有五音，人有五脏，天有六律，人有六腑。"《素问·阴阳应象大论》载："肝属木，在音为角，在志为怒；心属火，在音为徵，在志为喜；脾属土，在音为宫，在志为思；肺属金，在音为商，在志为悲；肾属水，在音为羽，在志为恐。"由此可知角为木音，通于肝，在志为怒；徵为火音，通于心，在志为喜；宫为土音，通于脾，在志为思；商为金音，通于肺，在志为忧（悲）；羽为水音，通于肾，在志为恐。五音中角、徵、宫、商、羽分属五行中木、火、土、金、水，故五音中每一音应分别具有其相属的五行的特性，产生的效果应与其对应的五志相吻合。

五行音乐疗法主要以五行理论为基础，通过五音分别影响相对应的五脏，从而达到治疗疾病的目的。

根据五行相生的原理，即"虚则补其母"，当一脏为虚证时，选择其母脏相对应的乐曲，达到相生的目的。如肝血亏虚者，选择羽调乐曲以达水生木之意；心气虚者，选择角调乐曲以达木生火之意；脾胃虚弱者，选择徵调乐曲，以达火生土之意；肺气亏虚者，选择宫调乐曲，以达土生金之意；肾气亏虚者，选择商调乐曲，以达金生水之意。

根据五志相胜的原理，即以情胜情法，属"正治"范畴。《医方考·情志门》曰："情志过极，非药可愈，须以情胜。"采用与患者情绪相反的乐曲改变其情志。《素问·阴阳应象大论》言"怒伤肝，悲胜怒""喜伤心，恐胜喜""思伤脾，怒胜思""忧伤肺，喜胜忧""恐伤肾，思胜恐"。如情志为怒者，选择商调乐曲以克制怒；情志为喜者，选择羽调乐曲以克制喜；情志为思者，选择角调乐曲以克制思；情志为悲（忧）者，选择徵调乐曲以克悲（忧）；情志为恐者，选择宫调乐曲以克制恐。

而在其具体运用中，主要作用在生理和心理两个方面：在生理方面，音乐作为一种特殊的声波，可使人体各器官节奏协调一致，有利于器官功能的协调稳定性；在心理方面，通过意识情感的作用进而调畅情志，减轻临床症状，甚至能消除致病因素（七情所致疾病）。

二、适用范围

（一）调节情绪

五行音乐疗法广泛应用于肿瘤患者抑郁、围绝经期抑郁、产后抑郁、卒中后抑郁等，能改善抑郁状态，促进恢复，提高生活质量。另外对缓解焦虑情绪也有较好的疗效，可明显缓解脑卒中后患者的焦虑、抑郁情绪。

（二）改善失眠

五行音乐疗法可放松患者脑神经，唤起睡眠欲望，加快入睡，并且副作用小，减轻了口服药物带来的不良反应。

（三）改善认知

五行音乐疗法可改善脑卒中、阿尔茨海默病等引起的认知障碍，提高患者的总体认知功能和执行功能，有着显著的治疗效果。

另外，五行音乐疗法对缓解疼痛、治疗功能性消化不良等也有较好的效果。

三、注意事项

中医五行音乐疗法在临床应用应注意以下问题。

（一）辨证施乐的客观性

传统的音乐治疗通常选用的是节奏轻缓柔和的乐曲，或者根据患者个人喜好来选择音乐。而中医五行音乐治疗选曲须在中医理论指导下，遵循五行生克制化的规律，因季、因时、因人、因症辨证施乐。要求医师必须掌握客观旁证的能力，再结合患者的个人喜好来选择五行音乐，达到最佳的治疗效果。例如宫调为长夏音，以宫音（哆音）为主音，属土，主化，通于脾，能促进全身气机稳定，调节脾胃之气的升降。脾胃病者可选用宫调式乐曲，如《十面埋伏》《春江花月夜》。

（二）辨证施乐的意境感

中医理论体系强调整体观：人与自然、社会相联系，这也是五行音乐疗法的理论之一；音乐的产生也正是源于人的身心对自然万物的感悟。人易受外界环境所影响，故音乐疗法中环境的设计对心境的变化也有着至关重要的作用。治疗时不同的治疗对象，根据其中医辨证选取五行音乐时，要使音乐与治疗对象的身心具有共同性或互补性，介绍乐曲的内涵和背景，引导患者进入意境，合理的情境设计方能使人与音乐水乳交融。

（三）辨证施乐的多元性与综合性

五行音乐疗法在临床运用上的组方形式多样，不应拘泥于一音一脏、一曲一证的形式，亦可结合针刺、电针、药物或导引按摩、气功等辅助方法来达到调动机体的生理功能，达到扶正祛邪的目的。如在治疗心脾两虚型的失眠患者，可通过五行音乐联合口服中药等其他治疗方法更好地提高疗效。

主要参考书目

[1] 梁繁荣，王华.针灸学[M].第5版.北京：中国中医药出版社，2021.
[2] 梁繁荣.针灸推拿学[M].第2版.北京：中国中医药出版社，2016.
[3] 赵毅，季远.推拿手法学[M].第4版.北京：中国中医药出版社，2016.
[4] 房敏，宋柏林.推拿学[M].第4版.北京：中国中医药出版社，2016.
[5] 沈雪勇.经络腧穴学[M].第4版.北京：中国中医药出版社，2016.
[6] 李丽，章文春.中国传统康复技能[M].第2版.北京：人民卫生出版社，2018.